Springer-Lehrbuch

R. Autschbach
M. Jacobs
U. P. Neumann

Chirurgie
IN 5 TAGEN

Band 1

Allgemeine Chirurgie
Thorax, Lunge und Mediastinum
Herzchirurgie
Gefäßchirurgie
Viszeralchirurgie

Unter Mitarbeit von
A. Amerini, M. Binnebösel, G. Böhm, J. Conze, E. L. Franzen,
S. Göbner, A. Greiner, J. Grommes, C. Heidenhain, M. Jansen,
K. Junge, D. Kämmer, J. Kalder, S. Kalverkamp, C. Klink,
A. Mossdorf, J. Otto, A. Röth, R. Rosch, M. Schmeding,
M. Schneider, J. Spillner, G. Steinau, K. von Trotha, F. Ulmer

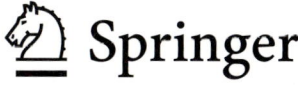 Springer

Univ.-Prof. Dr. med. Rüdiger Autschbach
Klinik für Thorax-, Herz- und Gefäßchirurgie
RWTH Aachen
Pauwelsstr. 30
52074 Aachen

Univ.-Prof. Dr. med. Michael Jacobs
Klinik für Gefäßchirurgie
RWTH Aachen
Pauwelsstr. 30
52074 Aachen

Univ.-Prof. Dr. med. Ulf Peter Neumann
Chirurgische Klinik
RWTH Aachen
Pauwelsstr. 30
52074 Aachen

ISBN 978-3-642-20472-2 Springer Medizin Verlag Heidelberg

Bibliografische Information der Deutschen Nationalbibliothek

Die Deutsche Nationalbibliothek verzeichnet diese Publikation in der Deutschen Nationalbibliografie;
detaillierte bibliografische Daten sind im Internet über http://dnb.d-nb.de abrufbar.

Springer Medizin Verlag
springer.com

© Springer Medizin Verlag Heidelberg 2012

Planung: Christine Ströhla, Heidelberg
Projektmanagement: Axel Treiber, Heidelberg
Lektorat: Ingrid Fritz, Bad Füssing
Titelbild: Sonja Werner, Köln
Layout und Umschlaggestaltung: deblik Berlin
Satz: Fotosatz-Service Köhler GmbH – Reinhold Schöberl, Würzburg

SPIN 80023515

Gedruckt auf säurefreiem Papier   15/2117 – 5 4 3 2 1 0

Vorwort

Alle chirurgischen Fächer in zweimal 5 Tagen für das Examen zu lernen, stellt eine durchaus große, aber lösbare Herausforderung dar. Die beiden vorliegenden chirurgischen Bände sollen Medizinstudierende dabei unterstützen, ihre Prüfungsvorbereitung so effizient wie möglich zu gestalten. In 9 Kapiteln haben wir den prüfungsrelevanten Stoff der Fächer so aufgearbeitet, dass Sie nach intensiver Lektüre und Lernen den Anforderungen des Staatsexamens mehr als genügen sollten.

Dieses Buch kann und will Lehrbücher und den Unterricht vor Ort nicht ersetzen; es erhebt keinen Anspruch, das jeweilige Fach vollständig und in der Tiefe darzustellen. Manche Themen, über die man jeweils ganze Bücher verfassen könnte, werden nur kurz angerissen. Das »5-Tage-Buch« konzentriert sich vielmehr auf die prüfungsrelevanten Inhalte und versteht sich als Intensivrepetitorium oder kommentierten Index der jeweiligen Fächer.

Bei den in diesen Bänden gemeinsam auftretenden Disziplinen finden sich neben dem »großen Fach« Chirurgie auch die anderen Disziplinen des chirurgischen Fächerkanon Gefäßchirurgie, Herz- und Thoraxchirurgie, Neurochirurgie, Orthopädie, Plastische Chirurgie, Unfallchirurgie und Urologie. Letztere werden im Vergleich zur Inneren Medizin oder Chirurgie im Staatsexamen mit einer kleineren Zahl von Fragen bedacht; der Umfang des Repetitoriums trägt dieser Situation Rechnung. In der klinischen Realität der Aus- und Weiterbildung werden jedoch diejenigen von Ihnen, die sich nach dem Examen in einem dieser Fächer weiterbilden, feststellen, dass auch vermeintlich kleinere Fächer inhaltsreich sind und oft Subdisziplinen existieren.

Die Autoren und Mitarbeiter dieses Repetitoriums wünschen Ihnen für die Prüfungsvorbereitung das notwendige Durchhaltevermögen, klar strukturiertes und fokussiertes Denken sowie eine zielsichere und ruhige Hand bei der Beantwortung Ihrer Examensfragen und, bei aller Lernerei, trotzdem etwas Spaß.

Für die Prüfung wünschen wir Ihnen viel Erfolg!

Aachen, im Januar 2012

Rüdiger Autschbach
Hans Clusmann
Axel Heidenreich
Michael Jacobs
Ulf Peter Neumann
Norbert Pallua
Hans-Christoph Pape
Markus Tingart

Sagen Sie uns die Meinung!

Liebe Leserin und lieber Leser,

Sie wollen gute Lehrbücher lesen,
wir wollen gute Lehrbücher machen:
dabei können Sie uns helfen!

Lob und Kritik, Verbesserungsvorschläge und neue Ideen
können Sie auf unserem Feedback-Fragebogen unter
www.lehrbuch-medizin.de gleich online loswerden.

Als Dankeschön verlosen wir jedes Jahr Buchgutscheine
für unsere Lehrbücher im Gesamtwert von 500 Euro.

Wir sind gespannt auf Ihre Antworten!

Ihr Lektorat Lehrbuch Medizin

Die Autoren

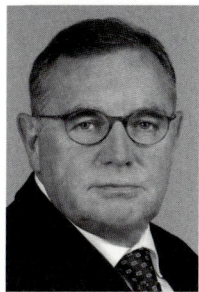

Univ.-Prof. Dr. med. Rüdiger Autschbach
Klinik für Thorax-, Herz- und Gefäßchirurgie
RWTH Aachen

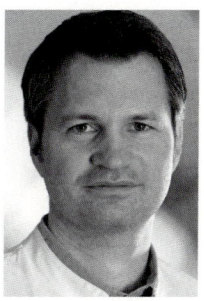

Univ.-Prof. Dr. med. Ulf Peter Neumann
Chirurgische Klinik
RWTH Aachen

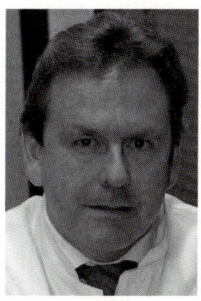

Univ.-Prof. Dr. med. Michael Jacobs
Klinik für Gefäßchirurgie
RWTH Aachen

Inhaltsverzeichnis

Autorenverzeichnis

Univ.-Prof. Dr. med. Rüdiger Autschbach
Klinik für Thorax-, Herz- und Gefäßchirurgie
RWTH Aachen
Pauwelsstr. 30
52074 Aachen

Dr. med. Andrea Amerini
Klinik für Thorax-, Herz- und Gefäßchirurgie
RWTH Aachen
Pauwelsstr. 30
52074 Aachen

Dr. med. Marcel Binnebösel
Chirurgische Klinik
RWTH Aachen
Pauwelsstr. 30
52074 Aachen

Dr. med. Gabi Böhm
Chirurgische Klinik
RWTH Aachen
Pauwelsstr. 30
52074 Aachen

Dr. med. Joachim Conze
Chirurgische Klinik
RWTH Aachen
Pauwelsstr. 30
52074 Aachen

Dr. med. Erik L. Franzen
Klinik für Gefäßchirurgie
RWTH Aachen
Pauwelsstr. 30
52074 Aachen

Dr. med. Sonja Göbner
Chirurgische Klinik
RWTH Aachen
Pauwelsstr. 30
52074 Aachen

PD Dr. med. Andreas Greiner
Klinik für Gefäßchirurgie
RWTH Aachen
Pauwelsstr. 30
52074 Aachen

Dr. med. Jochen Grommes
Klinik für Gefäßchirurgie
RWTH Aachen
Pauwelsstr. 30
52074 Aachen

Dr. med. Christoph Heidenhain
Chirurgische Klinik
RWTH Aachen
Pauwelsstr. 30
52074 Aachen

Univ.-Prof. Dr. med. Michael Jacobs
Klinik für Gefäßchirurgie
RWTH Aachen
Pauwelsstr. 30
52074 Aachen

PD Dr. med. Marc Jansen
Chirurgische Klinik
RWTH Aachen
Pauwelsstr. 30
52074 Aachen

PD Dr. med. Karsten Junge
Chirurgische Klinik
RWTH Aachen
Pauwelsstr. 30
52074 Aachen

Dr. med. Daniel Kämmer
Chirurgische Klinik
RWTH Aachen
Pauwelsstr. 30
52074 Aachen

Dr. med. Johannes Kalder
Klinik für Gefäßchirurgie
RWTH Aachen
Pauwelsstr. 30
52074 Aachen

Dr. med. Sebasian Kalverkamp
Chirurgische Klinik
RWTH Aachen
Pauwelsstr. 30
52074 Aachen

Dr. med. Christian Klink
Chirurgische Klinik
RWTH Aachen
Pauwelsstr. 30
52074 Aachen

Dr. med. Anne Mossdorf
Chirurgische Klinik
RWTH Aachen
Pauwelsstr. 30
52074 Aachen

Univ.-Prof. Dr. med. Ulf Peter Neumann
Chirurgische Klinik
RWTH Aachen
Pauwelsstr. 30
52074 Aachen

Dr. med. Jens Otto
Chirurgische Klinik
RWTH Aachen
Pauwelsstr. 30
52074 Aachen

Dr. med. Dipl. phys. Anjali Röth
Chirurgische Klinik
RWTH Aachen
Pauwelsstr. 30
52074 Aachen

PD Dr. med. Raphael Rosch
Chirurgische Klinik
RWTH Aachen
Pauwelsstr. 30
52074 Aachen

PD Dr. med. Maximilian Schmeding
Chirurgische Klinik
RWTH Aachen
Pauwelsstr. 30
52074 Aachen

Dr. med. Mark Schneider
Chirurgische Klinik
RWTH Aachen
Pauwelsstr. 30
52074 Aachen

Dr. med. Jan Spillner
Klinik für Thorax-, Herz- und Gefäßchirurgie
RWTH Aachen
Pauwelsstr. 30
52074 Aachen

Dr. med. Gerhard Steinau
Chirurgische Klinik
RWTH Aachen
Pauwelsstr. 30
52074 Aachen

Dr. med. Klaus von Trotha
Chirurgische Klinik
RWTH Aachen
Pauwelsstr. 30
52074 Aachen

Dr. med. Florian Ulmer
Chirurgische Klinik
RWTH Aachen
Pauwelsstr. 30
52074 Aachen

Tag 1 – Allgemeine Chirurgie, Thorax, Lunge, Mediastinum

1 Allgemeine Chirurgie

1

1.1 Operativer Eingriff

K. von Trotha

1.1.1 Voraussetzung und Indikationsstellung

- Voraussetzung und Indikationsstellung zur Operation:
  - Grundlage ist die klinische Erfahrung
  - Abwägung der operativen und nichtoperativen Behandlungsmöglichkeiten
  - Abwägung des Behandlungsrisikos in Bezug auf die zu therapierende Erkrankung und auf die Vorerkrankungen des Patienten
- **Operationsindikation**:
  - Unterteilung nach Dringlichkeit:
    - Notfall (z.B. Milz-/Leberruptur)
    - dringlich (z.B. akute Appendizitis)
    - elektiv (z.B. unkomplizierte Leistenhernie)
  - ergänzend nach therapeutischen Gesichtspunkten:
    - absolute (z.B. gesichertes Kolonkarzinom)
    - relative (z.B. Sigmaresektion nach 1. Schub einer Sigmadivertikulitis)
    - kosmetische (z.B. Rhinoplastik)
    - prophylaktische (z.B. bei Risikofaktoren in Verbindung mit Mammakarzinom)
- **Kontraindikation:** ein beliebiger Grund spricht gegen eine Operation, z.B.
  - absolute (gerinnungshemmende Medikation bei elektiven Eingriffen)
  - relative (in Notfallsituation liegt die Behandlungsschwelle niedrig)
- **Inoperabilität**:
  - ist ein Eingriff nicht durchführbar, wird dies als **inoperabel** bezeichnet
  - Unterteilung in:
    - **funktionelle** Inoperabilität (Leberresektion bei zu geringer Restmenge des verbleibenden Lebergewebes)
    - **lokale** Inoperabilität (Infiltration eines Tumors in Nachbargewebe, in dem aus technischen Gründen eine Entfernung nicht möglich ist)
    - **prognostische** Inoperabilität (nicht bestehende Indikation zur Operation = absolute Kontraindikation)

1.1.2 Rechtliche Rahmenbedingungen

- Der Arzt hat eine **berufliche Fürsorgepflicht** gegenüber dem Patienten.
- Der Patient besitzt ein **Selbstbestimmungsrecht**.
- An diesen rechtlichen Grundlagen muss sich der Arzt orientieren.
- Die **präoperative Aufklärung** erfolgt entsprechend der Kunstregeln, d.h. gewissenhaft und mit den für diesen Patienten geeigneten Untersuchungs- und Behandlungsmethoden.

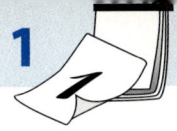

- Ein ärztlicher Eingriff unterliegt **rechtliche Leitlinien:**
  - Jeder ärztliche Eingriff in die körperliche Unversehrtheit ohne Einwilligung des Patienten wird **als tatbestandsmäßige Körperverletzung** angesehen.
  - Ein geistig zurechnungsfähiger, erwachsener Patient hat das Recht, in jedes diagnostische Verfahren oder jede Therapie einzuwilligen oder diese abzulehnen.
- Ein Eingriff gilt als **rechtmäßig,** wenn:
  - der Patient ausführlich und für ihn verständlich informiert ist und sein Einverständnis (»informed consent«) zur Operation gibt
  - der Patient frei und ohne psychischen Druck über die Zustimmung zur Operation einwilligt, der Zeitpunkt der Aufklärung hängt von der Dringlichkeit und Indikation der Operation ab
  - der Eingriff leitlinienkonform durchgeführt wird
  - die Aufklärung durch einen Arzt erfolgt ist, eine Aufklärung ist ärztliche Pflicht und kann nicht delegiert werden
- **❯ Memo** Die Beweispflicht für eine hinreichende Aufklärung des Patienten liegt beim Arzt. Eine nicht hinreichende Aufklärung ist mit einer fehlenden Einwilligung gleichzusetzen. Steht der Vorwurf eines Aufklärungsfehlers im Raum, muss der Arzt die rechtmäßige Aufklärung nachweisen.

1.1.3 Vorbereitung

- der am meisten gefährdete Patient ist
  - der Unbekannte
  - der schlecht Vorbereitete oder
  - der »Routinefall«

Präoperative Abklärung
- zwingende Vorbereitung für einen chirurgischen Eingriff:
  - Umfang und Inhalt der Abklärung hängt vom zu **erwartenden Risiko** ab, ist also patienten- und eingriffsspezifisch (Notfall ↔ Elektiveingriff)
  - der Operateur muss mögliche perioperative Risiken erkennen und diese in die **Beurteilung der Patientensituation** einfließen lassen
  - Art und Ausprägung der Vorerkrankungen beeinflussen maßgeblich das Operationsergebnis
- Ziel der präoperativen Diagnostik:
  - Risikofaktoren und die zu behandelnde Erkrankung gegeneinander abzuwägen, um das bestmögliche Verfahren zu selektieren
- das Ausmaß der präoperativen Diagnostik wird diktiert von:
  - der Dringlichkeit
  - dem Umfang des anstehenden Eingriffs
  - dem Patienten

Eigene Notizen

Basisdiagnostik und spezifische Diagnostik

- zur Erkennung und Vermeidung von Operations- und Anästhesierisiken
- Basisdiagnostik und spezifische Diagnostik sind abhängig von:
  - den Operationsbedingungen (Notfall/elektiv)
  - dem operationsspezifischen Risiko
  - dem patientenbezogenen Risiko
- diagnostische Verfahren:
  - Anamnese (allgemeine Krankenanamnese, spezifische Anamnese)
  - körperliche Untersuchung
    - Vitalfunktionen (Puls, Blutdruck, Atemfrequenz, Köpertemperatur)
    - Einschätzung des Allgemein-, Ernährungszustandes sowie der Schwere der Erkrankung
    - Beurteilung sichtbarer Krankheitszeichen (Farbe/Beschaffenheit der Haut und sichtbare Schleimhäute, Augen, Nase, Ohren, Hals, Gelenke)
    - Untersuchung auf tastbare Veränderungen (Tumore, Lymphknoten, Resistenzen, Deformationen, Druckschmerzhaftigkeit, Abwehrspannung, Pulsationen, fehlende Pulse)
    - Beobachtung und Auskultation von Atemstörungen (Obstruktion, Hyperventilation, Rasselgeräusche)
    - Auskultation des Herzens (zusätzliche Herztöne, pathologische Geräusche, Reiben) und des Abdomens (Darmgeräusche)
    - Prüfung auf neurologische Ausfälle
  - Labordiagnostik
  - Hausmedikation
  - Organfunktion (Herz, Lunge, Niere, Leber, Schilddrüse, etc.)

Risikoeinschätzung

- Mit Hilfe des **ASA-Score** kann die Risikoeinschätzung klassifiziert und standardisiert werden (▶ Tabelle)

ASA (American Society of Anesthesiologists) als Standard der Risikoeinschätzung	
ASA-Score	**Einschätzung**
I	normaler, sonst gesunder Patient
II	Patient mit leichter Allgemeinerkrankung
III	Patient mit schwerer Allgemeinerkrankung und Leistungseinschränkung
IV	Patient mit schwerster, konstant lebensbedrohlicher Allgemeinerkrankung
V	moribunder Patient, Tod innerhalb von 24 h (mit oder ohne Operation) zu erwarten
E	Notfalleingriff (unabhängig von I–V)

Erweiterte Diagnostik

- Ziel: Abklärung von spezifischen Komorbiditäten (patientenbezogen), hierzu zählen u.a.
  - kardiale Risikofaktoren:
    - Belastungs-EKG
    - Echokardiographie
    - Langzeit-EKG
    - Herzkatheter
  - pulmonale Risikofaktoren:
    - Lungenfunktionstest
    - Blutgasanalyse
    - Pulsoxymetrie
    - Röntgen-Thorax/CT-Thorax
    - Bronchoskopie
    - zytologische und bakteriologische Sputumdianostik
    - transbronchiale oder perkutane Lungenbiopsie)
  - hepatische und gastrointestinale Risiken:
    - spezifische Laboruntersuchungen
    - ggf. Funktionsuntersuchungen

Präoperative Notfalldiagnostik

- problembezogenen Anamnese
- klinische Untersuchung
- problembezogene Bildgebung:
  - Sonographie
  - Echokardiographie
  - Röntgen-Thorax
  - ggf. CT
- Notfall-Labor

1.1.4 Durchführung des operativen Eingriffs

- vor einem chirurgischen Eingriff muss sich der Operateur versichern über:
  - richtige Identität des Patienten
  - Vollständigkeit der Befunde, aktuelle Labordiagnostik, rechtmäßige Aufklärung
  - korrekte Indikation/Lokalisation
  - korrekte Lagerung des Patienten zur Vermeidung von bleibenden Schäden (Nervenschäden, Plexusschaden durch Druck oder Überstreckung)
- der Operateur muss während einer Operation folgendes gewährleisten:
  - Ruhe, Ordnung und Sorgfalt im Operationssaal
  - Sterilität des OP-Gebiets
  - Sterilität des Operateurs und Assistenten (Kittel, Handschuh, Instrumente)
  - korrekte Durchführung des Operationseingriffs

Eigene Notizen

- Vollzähligkeit der verwendeten Teile am Ende der OP (Instrumente, Streifen, Bauchtücher, etc.)
- **standardisiertes Vorgehen** gewährleistet die Vermeidung von Fehlern, Wahrung von Sterilität und dadurch Vermeidung von Infektionen und postoperativen Komplikationen:
  - Säuberung der Haut
  - chirurgisches Einwaschen und Handdesinfektion
  - sterile Handschuhe und Kittel
  - Hautdesinfektion
  - steriles Abdecken
  - sterile Instrumente
  - steriler Verband

1.1.5   OP-Zugang, Zugangswege, Drainagen, Punktionen

OP-Zugang

- So klein wie möglich, so groß wie nötig:
  - Schnitt im Verlauf der Hautspaltlinien ergeben bessere Wundheilung und feinere Narben
  - Schnittführung unter Beachtung der Anatomie (Muskulatur, Gefäße, Nerven) sowie Lokalisation des OP-Gebiets

Zugangswege

  - Längsschnitte (Paramedian-, Transrektal-, Medianschnitte)
  - Querschnitte (Ober-, Unterbauch)
  - Rippenbogenrandschnitt (rechts/links)
  - Thorakotomie (im Verlauf der Rippen/Interkostalräume)
  - Wechselschnitt

Drainagen

- Drainagen dienen:
  - als **Indikator** (Nachblutung, Anastomoseninsuffizienz)
  - zum **Ausleiten von Flüssigkeit** (Sekret, Blut, Eiter)
- übliche **Drainagematerialien** sind:
  - Silikon
  - Latex
  - Polyurethane
- **intraabdominelle Regionen mit Neigung zur Flüssigkeitssammlung:**
  - Douglas-Raum
  - parakolisch (links)
  - subphrenisch (links)
  - subhepatisch (rechts)
- **Funktion der Drainage abhängig von Lokalisation:**
  - subkutan: Saugdrainage
  - Bauchhöhle: Ablaufdrainage
  - Thoraxhöhle: Saugdrainage

- **häufige Drainageformen nach Lokalisation:**
  - Magensonde/Duodenalsonde
    - weiche/harte Drainagen
    - mehrlumige Drainagen
  - Dünndarmsonden
    - Dennis-Sonde
    - Miller-Abbot-Sonde
  - Abdominaldrainage
    - Jackson-Pratt-Drainage
    - Rohr-Drainage
    - Silikonfolien-Drainage
    - Völkerdrainage
  - Thoraxdrainage
    - Monaldi (ventral, medioklavikulär)
    - Bülau (lateral, vordere Axillarlinie)
  - Harnblasenkatheter
    - transurethral
    - suprapubisch

Punktionen

- Einsatz von Punktionen:
  - therapeutisch
  - diagnostisch
- Zugangswege müssen unter Vermeidung von Kollateralschäden ausge-wählt werden, z.B.
  - Thoraxdrainage oberhalb des Rippenbogens
  - intraabdominelle Abszessdrainage ohne Hohlorganverletzung
- Beispiele für Punktionen und Drainagen sind:
  - Pleurapunktion/-drainage
  - Aszitespunktion/-drainage
  - Harnblasenpunktion
  - Liquorpunktion/-drainage
  - Verhaltpunktion/-drainage
  - Gefäßpunktion (arteriell, venös)

1.2 Wunde, Wundbehandlung, chirurgische Infektionen

S. Göbner

1.2.1 Wunde

Definition

- **Wunde:** Durchtrennung von Gewebe
  - **offene Wunde:** mit Durchtrennung der Haut oder Schleimhaut
    - Schürfwunde: Erosion = oberflächlich, Exkoriation = tief
    - Platzwunde

1

- Schnittwunde
- Riss-Quetsch-Wunde
- Stichwunde
- Bisswunde
- Schusswunde
- Décollement
- penetrierende Wunde
— **geschlossene Wunde:** ohne Durchtrennung der Haut oder Schleimhaut
- Prellung
- Quetschung
- Distorsion

Ätiologie
— thermisch
— chemisch
— mechanisch
— aktinisch

1.2.2   Wundheilung

— Wundheilung erfolgt als:
  — **Regeneration** im Sinne einer Heilung ohne Defekt (gewebespezifischer Ersatz durch funktionell gleichartige Zellen)
  — **Reparation** im Sinne einer Abheilung unter Bildung von funktionell minderwertigem Ersatzgewebe (Narbenbildung)
  — ❯ **Memo** Die höchste Stabilität einer Narbe ist nach 3 Monaten erreicht, liegt aber lediglich bei 80% der Reißfestigkeit des ursprünglichen Gewebes.
— Formen der Wundheilung:
  — **primäre Wundheilung:**
    - chirurgisch verschlossene Wunden
    - keine Wundheilungsstörung
    - Residuen sind eine feine, kaum sichtbare Narbe
  — **sekundäre Wundheilung:**
    - es liegt ein nicht gedeckter Gewebedefekt vor, der durch Bildung von Granulationsgewebe und Wundkontraktur sowie Epithelialisierung verschlossen wird
    - Residuen sind breite, verzogene, kosmetisch und funktionell störende Narben
  — **epitheliale Wundheilung:**
    - Wundheilung unter dem Schorf
    - findet bei oberflächlichen Hautläsionen ohne Mitbeteiligung der Subkutis statt, z.B. Schürfwunden
    - die Abheilung erfolgt ohne Narbenbildung

1.2.3 Wundbehandlung

- Ziel der Wundbehandlung:
  - **Förderung der primären Wundheilung:**
    - Abheilung der Wunde ohne Wundheilungsstörung
    - mit minimaler Narbenbildung

Primärer Wundverschluss (Primärnaht)

- Zeitfenster 6–8 Stunden nach Entstehung der Wunde
- Reinigung und Inspektion der Wunde unter sterilen Kautelen
- Durchführung unter Lokal- oder Regionalanästhesie möglich
- Beurteilung von neurologischen Defiziten vor Einbringen von Lokalanästhesie
- Entfernung von nekrotischem oder schlecht durchblutetem Gewebe
- Beachtung der Indikation und Kontraindikation für Primärnaht
- Wundverschluss, d.h. möglichst spannungsfreie Adaptation der Wundränder
- Vorteil: gutes kosmetisches Ergebnis, schnellere Abheilung
- **Indikationen** für den primären Wundverschluss sind:
  - frische Wunden (6–8 h alt)
  - unkomplizierte Wunden
  - gut durchblutete akzidentelle Wunden
- **Kontraindikation** für den primären Wundverschluss sind:
  - Bisswunden (hohes Risiko der Keimkontamination, Wundinfektion)
  - tiefe Stichwunden (Risiko der Keimverschleppung in die Tiefe, Wundinfektion)
  - stark verschmutze Wunden (Risiko der Wundinfektion)
  - infizierte/nekrotische Wunden (Grundlage für komplikationslose Heilung nicht gegeben)
  - Wunden mit Fremdkörper
- **Vorgehen bei der Wundversorgung:**
  - Voraussetzung für die primäre chirurgische Wundversorgung sind streng aseptische Bedingungen:
    - sterile Handschuhe
    - sterile Instrumente
    - sterile Abdeckung
    - entsprechende Räume
  - **Untersuchung der Wundsituation:**
    - notfallmäßig angelegte Verbände erst unmittelbar vor Versorgung der Wunde entfernen, um das Infektionsrisiko zu minimieren
    - Entnahme eines Abstriches bei fraglich infizierten Wunden
    - Überprüfung von peripherer Durchblutung, Motorik und Sensibilität (pDMS)
    - Inspektion von Ausdehnung und Tiefe
  - **Vorbereitung der Wunde:**
    - Reinigung und Desinfektion mit einem für die Wunde entsprechend geeignetem Antiseptikum

Eigene Notizen

- sterile Abdeckung
- ggf. weitere Exploration unter sterilen Kautelen
- **Anästhesie:**
  - Infiltrationsanästhesie für kleine Wunden (Medikamentenallergie ausgeschlossen?)
  - Leitungsanästhesie/Allgemeinnarkose für große Wunden
  - Finger: Leitungsanästhesie nach Oberst
- **Wundausschneidung:**
  - Exzision bzw. Débridement, d.h. Entfernung von nekrotischem, schlecht durchblutetem und verschmutztem Gewebe
  - Darstellung der tiefen Wundareale, Ausschluss von Verletzungen von in der Tiefe liegenden Strukturen (Sehnen, Gefäße, Muskeln, etc.)
- **Wundverschluss:**
  - spannungsfreie Adaptation der Wundränder nach sorgfältiger Spülung mit physiologischer Kochsalzlösung und Sicherung der Bluttrockenheit
  - Adaption mittels Hautnaht (nichtresorbierbares, monofiles Nahtmaterial), Gewebekleber, sterilen Pflasterstreifen, Klammerapparat
  - je nach Tiefe der Wunde zusätzlich Adaptation der tiefen Wundschichten mit resorbierbarem Nahtmaterial
  - ggf. Drainageeinlage
- **Verlauf:**
  - regelmäßige Wundkontrolle
  - für das entsprechende Körperteil gilt: Schonung, Waschverbot, Ruhigstellung bis Wundheilung abgeschlossen ist
  - zeitgerechte Fadenentfernung (► Tabelle)
  - bei Anzeichen für Wundinfektion (Rubor, Calor, Dolor, Tumor) frühzeitige Wunderöffnung

Zeitpunkte der Hautnahtentfernung bei unterschiedlichen Lokalisationen	
Lokalisation	**Tag**
Kocher-Kragenschnitt (Schilddrüse)	3.–5.
Kopf	6.–9.
Leistenregion (Hernie)	5.
Wechselschnitt (Appendektomie)	5.–7.
Mediane Laparotomie	10.–12.
Rippenbogenrandschnitt	8.–10.
Thorakotomie	12.
Extremitäten gelenknah	12.–14.
Hand	8.–12.

Offene Wundbehandlung

- bei allen Wunden, bei denen ein primärer Wundverschluss kontraindiziert ist:
  - infizierte oder nekrotische Wunden
  - Wunden mit Fremdkörper
  - Bisswunden
  - Stichwunden
  - Schusswunden
  - potenziell infizierte Wunden (Schnittverletzung mit Fisch-/Fleischmesser »Metzgerverletzung«)
  - Schürfwunden
  - chronische Wunden
- **Vorgehen bei der Wundversorgung:**
  - entsprechend der Grundvoraussetzung der Primärnaht gelten für die offene Wundversorgung ebenfalls als Voraussetzung streng aseptische Bedingungen:
    - sterile Handschuhe
    - sterile Instrumente
    - sterile Abdeckung sowie entsprechende Räume
  - **Untersuchung der Wundsituation:**
    - notfallmäßig angelegte Verbände erst unmittelbar vor Versorgung der Wunde entfernen, um das Infektionsrisiko zu minimieren
    - Entnahme eines Abstriches bei fraglich infizierten Wunden
    - Überprüfung von peripherer Durchblutung, Motorik und Sensibilität (pDMS)
    - Inspektion von Ausdehnung und Tiefe
  - **Vorbereitung der Wunde:**
    - Reinigung und Desinfektion mit einem für die Wunde entsprechend geeignetem Antiseptikum
    - sterile Abdeckung
    - ggf. weitere Exploration unter sterilen Kautelen
  - **Wundreinigung:**
    - Exzision bzw. Débridement, d.h. Entfernung von nekrotischem, schlecht durchblutetem und verschmutztem Gewebe
    - ausgiebige Spülung der Wunde
    - Darstellung der tiefen Wundareale, Ausschluss von Verletzungen von in der Tiefe liegenden Strukturen (Sehnen, Gefäße, Muskeln, etc.)
  - **Wundversorgung:**
    - regelmäßige Wundversorgung durch mechanische Spülung mit physiologischer Kochsalzlösung oder antiseptischen Flüssigkeiten
    - ggf. intensiveres Wundmanagement mit Vakuumverbänden, wundreinigungsfördernden Verbände und Salben (z.B. Hydrogele)
    - **Ziel:** Keimreduktion, Reinigung des Wundgrundes und Förderung der Ausbildung von sauberem Granulationsgewebe

Eigene Notizen

- in Abhängigkeit von Größe und Lokalisation, Infektionssituation der Wunde ggf. sekundäre Wundnaht/Sekundärnaht, wenn diese sauber ist und Granulationsgewebe ausbildet

1.2.4 Infektionsprophylaxe

Tetanusschutzimpfung

- jede verschmutzte Wunde, auch Bagatellverletzungen, ist mit dem Risiko einer Tetanusinfektion behaftet
- **Grundimmunisierung** besteht unabhängig vom Lebensalter:
  - nach 3 intramuskuläre (i.m.) Injektionen nach 0, 2–6 Wochen und 6–12 Monaten
  - nach regelrechter Grundimmunisierung theoretisch lebenslanger Schutz
- **Indikation zur Impfung** besteht nach offener Verletzung für alle Patienten, bei denen:
  - eine Grundimmunisierung fehlt
  - eine Grundimmunisierung unvollständig ist
  - die letzte Grundimmunisierung länger als 10 Jahre zurück liegt
  - bei denen die Situation der Grundimmunisierung unklar ist
- **Kontraindikation** zur prophylaktischen Grundimmunisierung:
  - Allergie gegen Tetanustoxoid
  - akute Infektionskrankheit
  - vorausgegangene Impfung (Pocken, Polio, Gelbfieber) ist weniger als 4 Wochen her
- **Vorgehen:**
  - begonnen Grundimmunisierung wird entsprechend der Impfempfehlung mit Durchführung einer aktiven Impfung (Totimpfstoff, Tetanol®) aufgefrischt und vervollständigt
  - bei fehlender Grundimmunisierung wird mit dieser entsprechend der Impfempfehlung mit Durchführung einer passiven Impfung (Tetanushyperimmunglobulin, Tetagam®) begonnen
  - Impfung i.m., bei Antikoagulation (Marcumar) subkutane (s.c.) Applikation der Impfdosis
- **❯ Memo** Grundlage für jegliche Impf-/Infektionsprophylaxe sind die Empfehlungen der ständigen Impfkommission (STIKO) am Robert-Koch-Institut (http://www.rki.de).

Gasbrandprophylaxe

- Gasbrand = infektionstoxischer Gasbrand = Gasödem
- Auslöser sind:
- ubiquitäre, Sporen bildende, grampositive anaerobe Stäbchenbakterien, v.a.
  - Clostridium perfringens
  - Clostridium septicum
  - Clostridium oedematens

- **beste Prophylaxe:**
  - sachgerecht ausgeführte offene Wundbehandlung mit Verhinderung der Absiedlung anaerober Keime
- **Risikofaktoren:**
  - anaerobes Milieu
  - nekrotische Muskulatur
  - starke Wundverschmutzung
  - vermindertes Redoxpotenzial im Wundgebiet
- **Therapie:**
  - bei klinischem Verdacht sofortige chirurgische Intervention mit breiter Eröffnung der Wunde und Nekrosektomie, ggf. Amputation der entsprechenden Extremität
  - offene Wundbehandlung
  - hyperbare Oxygenierung
  - Antibiotikatherapie (z.B. Penicillin G 40 Mio. IE/Tag + Metronidazol + Tetrazyklin)

1.3 Chirurgische Diagnostik

M. Schneider

1.3.1 Chirurgische Sonographie

- Sonographie ist ein nichtinvasives, ohne Gesundheitsrisiken wiederholbares und zudem kostengünstiges Verfahren
- Anwendung:
  - Notfalldiagnostik
  - präoperative Diagnostik
  - postoperative Überwachung
  - Verlaufskontrolle
  - (Tumor-)Nachsorge

Notfallsonographie
Stumpfes Bauchtrauma
- **Flankenschnitt rechts:**
  - Darstellung von freier Flüssigkeit im Recessus hepatorenalis
  - Darstellung eines Pleuraergusses rechts, ggf. einer Leberruptur
  - Nachweis einer Verletzung der rechten Niere
- **Flankenschnitt links:**
  - Darstellung von freier Flüssigkeit subphrenisch links bzw. in der Milzloge
  - Darstellung einer Milzruptur
  - Verletzung der linken Niere
- **Längsschnitt im medianen Unterbauch:**
  - Darstellung von freier Flüssigkeit im Douglas-Raum

1

Eigene Notizen

■ **Querschnitt im Epigastrium:**
  ━ Durchfächern des linken Leberlappens
  ━ Ausschluss eines Perikardergusses
  ━ Untersuchung des Pankreas

Akutes Abdomen

■ **akute Cholezystitis**
  ━ Diagnose durch Flankenschnitt, Subkostalschnitt
    ● typische sonographische Zeichen: Gallenblasenwandverdickung >4 mm mit einem echoarmen Saum in Projektion auf das benachbarte Leberparenchym (perivesikuläres Ödem)
    ● Dreischichtung der Gallenblasenwand
■ **Gallenblasenempyem**
  ━ reflexreiches Material in der Gallenblase (Zelldetritus, Eiter, Cholesterinkristalle)
■ **akute Pankreatitis**
  ━ Transversal-, Longitudinalschnitt im medialen Oberbauch
    ● Leitstruktur V. lienalis
    ● ödematöse Schwellung, Größenzunahme des Pankreas, Echoarmut durch Ödembildung, unscharfe Abgrenzung
    ● Binnenstruktur heterogen ggf. partielle Nekrosen
■ **Ileus**
  ━ Darmdilatation (Luft und flüssigkeitsgefüllte Darmschlingen), Pendelperistaltik
  ━ ggf. Stenose, distal kollabiertes Darmlumen (Hungerdarm)
  ━ im weiteren Verlauf seltenere Kontraktionen, Wandverdickung, Klaviertastenphänomen durch ödematöse Kerckring-Falten
  ━ Spätphase: mechanischer Ileus nicht mehr von paralytischem Ileus zu unterscheiden
    ● extreme Darmdilatation, keine Peristaltik
    ● pharmakologischer Test auf Prostigmin negativ
■ **Appendizitis**
  ━ Querschnitt:
    ● pathologische Kokarde: das echoarme Lumen wird abgegrenzt durch einen echoreichen Reflex, der von einer echoarmen äußeren Schicht (Wandödem) umgeben ist
  ━ Längsschnitt:
    ● blindes Ende: Durchmesser der normalen Appendix 6 mm, ab 9 mm sicher vergrößert
  ━ freie Flüssigkeit im rechten Unterbauch
  ━ Fehlen peristaltischer Bewegungen
■ **Sigmadivertikulitis**
  ━ Querschnitt:
    ● Kokarde
  ━ Längsschnitt:
    ● pathologische Darmwandverdickung mit Übergang zu normalen Dickdarm

- **Bauchaortenaneurysma**
  - Längsschnitt links der Linea alba
  - Transversalschnitte in unterschiedlicher Höhe
  - Aortenlumen >3 cm ggf. mit echogenen Thromben
- **Bauchdeckenhämatom**
  - **frische Hämatome:**
    - echoarme Raumforderungen, die den Bauchdeckenschichten zugeordnet werden können
  - **diffuse Einblutungen:**
    - nur unscharf abgrenzbar mit fließenden Übergängen zu den Nachbarstrukturen
  - Bauchdeckenhämatome können solitär oder zusammen mit intraperitonealen Blutungen auftreten
- **inkarzerierte Hernie**
  - Unterbrechung der Faszienschicht
  - Inkarzeration verhindert beim Pressen das vollständige Zurückgleiten unter Faszienniveau

Präoperative Sonographie

- **Tumorerkrankungen**
  - Raumforderungen in den parenchymatösen Organen
  - Darmtumor (Darmwandverdickung, pathologische Kokarde)
  - Nachweis hepatischer Filiae
  - Aszites
  - Nierenstau
  - Lymphknotenvergrößerung: paraaortal inguinal, parailiakal
  - Leber oder Milzhilus
- **Cholezysto- und Choledocholithiasis**
  - Gallenblase mit schattengebenden Konkrementen (Sludge, Gries)
  - ggf. erweiterter Ductus hepatocholedochus
  - ggf. Gallenblasenhydrops
- **Hernien**
  - **Narbenhernie:**
    - Größe des Fasziendefekts
    - Bruchinhalt (Omentum majus, Darm)
  - **Leistenhernie:**
    - Größe der Bruchpforte
    - Bruchinhalt (Omentum majus, Darm)
- **Schilddrüsen- und Nebenschilddrüsenerkrankungen**
  - **Schilddrüse:**
    - Untersuchung im Quer- und Längsschnitt, Volumetrie (V = 0,5 × Breite × Länge × Tiefe)
    - echogleiche Knoten selten maligne
    - echoarme Knoten: Adenom, Schilddrüsenkarzinom, Einblutung, Abszess
    - echogene Raumforderungen: Fibrose, Verkalkung
    - Lymphknotenvergrößerung: längliche Form (physiologisch), verplumpte Form (pathologisch)

Eigene Notizen

— **Nebenschilddrüse:** normale NSD sonographisch nicht nachweisbar, echoarme Raumforderung bei NSD-Adenom

Intraoperative Sonographie

- Anwendung bei offenen, laparoskopischen und thorakoskopischen Eingriffen:
  - Tumornachweis bzw. -lokalisation
  - intraoperatives Tumorstaging
  - Festlegung von Resektionsgrenzen
- **Pankreas:**
  - Differenzierung zwischen Pankreasneoplasien und chronischer Pankreatitis
  - Aufsuchen endokriner Pankreasneoplasien
  - Lokalisation des Ductus pancreaticus für Drainageoperationen
  - Beurteilung der Resektabilität von Karzinomen
- **Gallengänge:**
  - Choledocholithiasis
  - cholangioläre Zyste
  - Gallengangskarzinom
- Qualität von Gefäßanastomosen
- **Lunge:**
  - Nachweis thorakoskopisch okkulter Metastasen
- **Leber:**
  - Lokalisation von primären/sekundären Tumoren bzw. benigne/malignen Prozessen

Postoperative Sonographie

- **postoperative Blutung:**
  - FF subhepatisch, subphrenisch, perisplenisch, Douglasraum
- **intraabdominaler Abszess:**
  - umschriebene flüssigkeitsgefüllte extraparenchymatös liegende Raumforderung
  - frische Abszesse echoarm
  - länger bestehende Abszesse mit Binnenechos
  - Lufteinschlüsse
  - ❶ **Cave** Schlingenabszesse bei Darmgasüberlagerung selten nachweisbar
- **akute Pankreatitis:**
  - nach Eingriffen im Oberbauch
  - häufig Luftüberlagerung bei Meteorismus und Darmparalyse
- **postoperativer Ileus:** siehe Notfallsonographie
- **postoperativer Pleuraerguss:**
  - nach Splenektomie
  - Lebereingriffen
  - Lungenteilresektionen
  - Mediastinaleingriffen
  - Ösophaguschirurgie

- **Wundheilungsstörungen:**
  - subfasziale oder subkutane Sekretansammlung
  - Hämatom
  - Serom
- **postoperative Nachsorge**
  - Tumornachsorge:
    - Auftreten von Filiae
    - LK-Vergrößerungen
    - Tumorrezidive
    - Aszites
  - Cholestase nach Eingriffen am pankreatikobiliären System
  - Flüssigkeitsansammlung
  - Verhalt, Größenkontrolle eines Verhaltes
  - Serom (insbesondere nach Narbenhernienreparationen, ggf. mit anschließender Punktion)

Gelenk-, Weichteil-, Knochensonographie

- Ultraschallwellen werden am Knochen komplett reflektiert
- Darstellung von Knorpel (echoarm) und Bandstrukturen möglich
- Anwendung bei folgenden Gelenken:
  - Schulter
  - Hüfte
  - Knie
- Weichteilhämatom
- Muskelfaserriss
- Achillessehnenruptur

Interventionelle Sonographie

- Diagnostische Punktionen können je nach Fragestellung ohne Führung erfolgen.
- Es empfiehlt sich jedoch bei Biopsien und zur Drainageanlage ein Punktionsschallkopf mit entsprechender Führung und Einstellung des Punktionswinkels zu verwenden.
- Einsendung des Sekretes zur mikrobiologische Untersuchung mit Resistenztestung, zytologischen Untersuchung, pathologischen Untersuchung oder Laboruntersuchung (je nach Fragestellung, Hb, Kreatinin, Harnstoff, Amylase, Lipase, Chylomikronen).
- Abszessdrainagen, z.B. bei Morbus Crohn (mit Konglomerattumor und Abszess) sind oft nur vorrübergehende Maßnahmen vor einer operativen Sanierung nach Abklingen der Entzündung.
- Komplikationen sind:
  - Perforation oder Punktion von Hohlorganen
  - Verletzung des Sinus phrenicocostalis (Pleuraempyem)
  - Pneumothorax
- **diagnostische Punktion:**
  - Aszites
  - freie Flüssigkeit
  - Verhalt
  - Pleuraerguss

Eigene Notizen

- **Biopsie:**
  - Raumforderung in der Leber unklarer Dignität (True-cut-Biopsie zur histologischen Aufarbeitung)
  - bei Z.n. Lebertransplantation bei V.a. Abstoßungsreaktion
- **Drainageanlage unter sonographischer Kontrolle** bei:
  - Hämatomen
  - Abszessen
  - Aszites
  - großen Seromen
  - Pleuraergüssen
- **sonographisch gesteuerte PTCD-Anlage:**
  - wenn eine ERCP z.B. bei Z.n. B-II-Resektion nicht möglich ist

Kontrastmittelsonographie

- i.v. Injektion von Substanzen, die das Echosignal verstärken:
  - bessere Beurteilbarkeit und Dignitätsabwägung von Tumoren
  - Strömungsdarstellung

1.3.2 Chirurgische Endoskopie

Anwendung

- Endoskopie:
  - Diagnostik von Hohlorganen: (Speiseröhre, Magen, Duodenum, Kolon, terminales Ileum und Rektum)
  - direkte Therapie (Blutstillung, Polypabtragung, Mukosektomie, Sklerosierung von Ösophagus- oder Fundusvarizen)
- Doppelballonendoskopie und die Kapselendoskopie:
  - intraluminale Darstellung des Jejunums und Ileums
- nach Intubation der Papilla Vateri kann nach Applikation von Kontrastmittel unter Durchleuchtung das Gallengangsystem und der Pankreasgang dargestellt werden
- über ein spezielles Endoskopsystem (Motherscope-Babyscope) kann eine endoskopische Untersuchung des Gallengangsystems (Cholangiopankreatikoskopie) erfolgen

Endoskopische Verfahren
Ösophagogastroduodenoskopie

- Endoskopie des Ösophagus, Magens und Duodenums bis zum Treitz-Band mit folgenden Möglichkeiten:
  - Polypektomie
  - Biopsie
  - Mukosektomie
  - Unterspritzung
  - Clippung
  - Fibrinverklebung
  - Ernährungssondeneinlage
  - Bougierung von Stenose

- ━ Argon-Plasmakoagulation und Laserabtragung von Narben- oder Tumorgewebe
- ━ Stenteinlage (Ösophagus)

ERCP

- ━ Duodenoskopie
- ━ Sondierung der Papilla Vateri
- ━ KM-Darstellung des Gallengangsystems und des Pankreasgangs unter Durchleuchtung
- ━ Interventionsmöglichkeiten:
  - ━ Papillotomie zum besseren Galleabfluss
  - ━ Steinentfernung mittels Steinextraktion, Dormiakörbchen, Ballon
  - ━ Stenteinlage (Stenose, Tumor)
  - ━ Bougierung
  - ━ Einlage einer nasobiliären Sonde

Enteroskopie

- ━ Spiegelung des Dünndarms von oral bzw. anal
- ━ Doppelballonendoskopie

Koloskopie

- ━ Endoskopie des Dickdarms, ggf. der Ileozökalklappe, z.B. bei V.a. Morbus Crohn
- ━ Interventionsmöglichkeiten:
  - ━ Polypektomie
  - ━ Probeentnahme (PE)
  - ━ Stufenbiopsien
  - ━ Bougierung
  - ━ Blutstillung
  - ━ Clippen

Sigmoidoskopie

- ━ Endoskopie bis einschließlich des Colon sigmoideum:
  - ━ bei Sigmadivertikulitis nach antibiotischer Behandlung
  - ━ Darstellung der Anastomose z.B. bei Z.n. tiefer anteriorer Rektumresektion bei V.a. Anastomosenstenose

Rektoskopie

- ━ starre Endoskopie des Rektums
- ━ Interventionsmöglichkeiten:
  - ━ Probeentnahme (PE)
  - ━ Bougierung
  - ━ Sklerosierung
  - ━ transanale OP bis zur Vollwandresektion

Eigene Notizen

Proktoskopie

- Inspektion des Analkanals bei:
  - Fisteln
  - Fissuren
  - Polypen
  - Hämorrhoiden

Bronchoskopie

- Endoskopie der Trachea bis zu den Segmentbronchien zur:
  - PE, ggf. transbronchial in Kombination mit der Endosonographie
  - Bronchiallavage (Zytologie, Mikrobiologie)
  - Biopsie
  - Laserabtragung

1.3.3 Endosonographie

- die endoluminale Sonographie ist eine ideale Ergänzung zur Endoskopie
- Befunde im Bereich der Wand oder im Nahbereich eines endoskopisch zugänglichen Hohlorgans können erfasst werden
- **Radialscanner:**
  - zirkuläres sonographische Blickfeld von 360°, das quer zur Achse des Endoskops liegt
  - Nachteil: Störanfälligkeit, ultraschallgesteuerte Punktion schlecht möglich
- **Konvex- oder Linearscanner:**
  - parallel zu Längsachse des Endoskops
  - Nachteil: eingeschränktes Blickfeld, geringere Übersichtlichkeit

Endosonographie im oberen GI-Trakt

- **Indikationen:**
  - Tumorstaging von Ösophagus-, Magen- und Pankreas- sowie Papillentumoren
  - Beurteilung submuköser Tumore
  - Suche nach kleinen (neuroendokrinen) Pankreastumoren
  - postoperative Nachsorge: extraluminäre Rezidive
  - Pankreaspseudozysten können bei guter endoskopischer Zugänglichkeit transgastral punktiert werden, die Endosonographie dient zur Lokalisation der Punktionsstelle
- **Kontraindikationen:**
  - stenosierende Tumore, die nicht passiert werden können
  - blutungsgefährdete Läsionen bei gerinnungskompromitierten Patienten
  - starke unruhige bzw. aggressive Patienten

- **endosonographische Kriterien der Wandinfiltration des Ösophagus in Anlehnung an die TNM-Klassifikation:**
  - T1: Tumor ist auf die Submukosa beschränkt (mittlere echoreiche Linie intakt)
  - T2: Tumor ist auf die Muscularis propria beschränkt (äußere echoreiche Schicht nicht durchbrochen)
  - T3: Tumor durchbricht die Ösophaguswand (äußere echoreich Schicht durchbrochen)
  - T4: Tumor infiltriert Nachbarstrukturen
- **Darstellung des Magens:**
  - Entlüftung und Füllung des Magens mit 300–500 ml Wasser
  - exakt senkrecht, parallel zur Tumorachse verlaufende Ausrichtung des Schallkopfes
  - die endosonographischen Kriterien der Wandinfiltration sind analog zu den o.g. für den Ösophagus
- **Pankreas:**
  - **Pankreaskarzinom:**
    - meist unregelmäßig bis polyzyklisch begrenzte echoarme bis echoinhomogene Raumforderung, seltener echoreich
    - auch nur wenige Millimeter große, scharf begrenzte Raumforderungen können dargestellt werden (hochfrequente Sonde), neuroendokrine Tumore des oberen GI-Traktes sind meistens kleiner als 2 cm
  - **chronische Pankreatitis:**
    - unregelmäßiger Umbau des Parenchyms mit kleinen Pseudozysten
    - lakunäre Aussackung des Ductus wirsungianus
    - Dilatation des Ductus wirsungianus
    - intraduktale Konkremente
    - Pankreaspseudozysten

Endoluminale Kolonsonographie

- **Nachteile:**
  - bei Endoskopie eingeschränkter Blickwinkel
  - Untersuchung selten therapierelevant, da Adenome und Dickdarmmalignome einer operativen Resektion zugeführt werden
- **Indikation:** Malignome der Nachbarorgane mit Lumeneinengung, aber ohne Schleimhautinfiltration (Infiltration des Colon transversum bei Magen- oder Pankreaskarzinom)

Endorektale Sonographie

- Voraussetzungen:
  - optimale Vorbereitung des Rektums (Klysma), Stuhlreste (Schallartefakte)
  - Achsenstellung der Sonde (senkrecht zur Rektumwand)
- Indikationen:
  - Rektumkarzinom
  - Rektumadenom

1

Eigene Notizen

- Analkarzinom
- Rezidive anorektaler Karzinome
- anorektale Abszesse, Fisteln
- traumatische Spinkterruptur
- V.a. Endometriosebefall des Rektums
- Beurteilung der Lymphknoten

1.3.4 Radiologische Diagnostik in der Chirurgie

Röntgen-Thorax

- Indikationen:
  - präoperativ
  - Pneumonie
  - Pneumothorax
  - Spannungspneumothorax
  - Kontrolle nach Einlage zentraler Katheter (ZVK, Portanlage):
    - Ausschluss Pneu
    - Lage der Katheterspitze in Projektion auf die V. cava superior
  - Entfaltung der Lunge nach Anlage von Thoraxdrainagen
  - Ausschluss eines Pneumothorax nach Pleurapunktionen

Abdomenübersichtsaufnahme

- im Stand oder in Linksseitenlage
- Routineuntersuchung bei der Abklärung des akuten Abdomen und unklaren abdominellen Beschwerden
  - pathologische Darmgasverteilungen
  - Spiegelbildung
  - freie Luft
  - Fremdkörper pathologische Verkalkungen

Diagnostik mit Kontrastmittel

- **wasserlösliches Kontrastmittel:** wird prä- und postoperativ sowie bei V.a. auf Perforation verwendet, da häufig eine Perforation oder Insuffizienz nicht ausgeschlossen werden kann (keine Verwendung von Barium, da Gefahr der Bariumperitonitis)
- **Kontrastmittelschluck:**
  - bei Stenosen im Bereich des Ösophagus und Magens (Kontrastmittelaustritt z.B. bei Anastomoseninsuffizienzen nach Magenhochzug oder Gastrektomie)
  - bei partieller Pankreatektomie mit pankreatogastraler Anastomose
- **Magen-Darm-Passage:** bei V.a. mechanische Passagestörung
- **T-Drainagendarstellung:** KM-Applikation über die T-Drainage und Darstellung der Gallenwege bzw. des Gallenabfluss bei Gallenganganastomosen (z.B. nach LTX)

Computertomographie

- Abstimmung der KM-Applikation (intravenös, oral) auf die zu untersuchende Region/Fragestellung
- rektale Füllung mit Kontrastmittel bei V.a. Prozesse im Rektum, Sigma oder Colon descendens
- **intravenöse KM-Applikation:** aufgrund der Schnelligkeit der CT-Anlagen können unterschiedliche KM-Zirkulationsphasen analysiert werden:
  - **arterielle Phase:** Untersuchung der Leber, des Pankreas, der Nieren, entzündliche Konglomerate, Nachweis embolischer Verschlüsse der zentralen Abschnitte der intestinalen Arterien
  - **portale/venöse Phase:** fokale Leberläsionen, Verschlüsse der mesenterialen Venen
  - **Spätphase:** Hämangiome der Leber, bereits deutliche KM-Anreicherung im Nierenbecken, den Ureteren und der Harnblase, somit Beurteilung der ableitenden Harnwege

MRT

- durch verschiedene Sequenzen können Blut, Wasser, Fett eindeutig identifiziert werden
- aufgrund des hohen Weichteilkontrasts gut geeignet zur Beurteilung von fokalen Leber-, Nieren- und Nebennierenläsionen

Magnetresonanzcholangiographie und -cholangiopankreatikographie (MRC und MRCP)

- magnetresonanztomographische Darstellung des Gallengangs und des Pankreasgangs
- Nachteil: fehlende Interventionsmöglichkeit (Entfernen von Gallensteinen im Gegensatz zur ERCP)

Angiographie

- Indikationen der arteriellen Katheterangiographie:
  - Ballondilatation
  - Stentschienung eines Gefäßes
  - Blutung vor geplanter Embolisation
  - Rekanalisation
  - Thrombolyse

1.3.5 pH-Metrie und Manometrie im Gastrointestinaltrakt

pH-Metrie

- Methode zur Objektivierung eines gastroösophagealen Refluxes
- Messung des pH-Werte im Bereich des Ösophagus und Magens über 24 Stunden unter normalen Bedingungen
- gemessen werden der Reflux in aufrechter und liegender Position und die Refluxepisoden größer als 5 Minuten
- das Resultat wird im DeMeester-Score angegeben
- unentdeckt können Fälle bei Reflux mit neutralem pH bleiben

1

Eigene Notizen

Manometrie

- Anwendung zur Diagnostik von Ösophagusmotilitätsstörungen:
  - Achalasie
  - diffuser Ösophagospasmus
  - hyperkontraktiler Ösophagus
  - hypokontraktiler Ösophagus
- verwendet werden Wasserperfusionssonden oder Sonden mit soliden Druckwandlern
- Messung von mind. 10 Nassschlucken

Analmanometrie

- Indikation:
  - Stuhlinkontinenz
  - vor Rückverlegung nach tiefen anterioren Rektumresektionen
  - bei schwachem Sphinktertonus vor Hämorrhoidektomie und Beseitigung des Hämorrhoidalpolsters

1.4 Chirurgische Onkologie

C. Klink

1.4.1 Grundlagen

- Chirurgische Onkologie umfasst Entwicklung, Wachstum und Therapie von Neoplasien
- Einteilung der Neoplasien in:
  - benigne
  - maligne
  - semimaligne
- ❯ **Memo** Der Terminus »Neoplasie« (auch »Tumor«) lässt keine Schlüsse über die Dignität zu.
- Eigenschaften von Neoplasien:
  - **benigne Neoplasien:**
    - wachsen langsam, expansiv und verdrängend
    - keine Metastasen
    - Krankheitswert durch Druck auf andere Organe oder Verlegung benachbarter Lumina
  - **maligne Neoplasien:**
    - wachsen infiltrierend und destruierend
    - erhöhte Mitoserate
    - Metastasierung

1.4.2 Entstehung von Malignomen

- Die Entstehung von Malignomen wird als **Karzinogenese** bezeichnet und in **4 Phasen** eingeteilt:

- **1. Initiation:** Durch den Einfluss einer karzinogenen Substanz werden erste genetische Fehlregulationen ausgelöst.
- **2. Promotion:** Durch Promotoren (Kokarzinogene) werden die betroffenen Zellen in Tumorzellen mit unabhängigem Mitoserhythmus umgewandelt.
- **3. Progression:** Es folgt ein autonomes und zunehmend invasives Zellwachstum. Die Tumorzellen versuchen, körpereigene Abwehrmechanismen zu unterlaufen.
- **4. Metastasierung:** Die Metastasierung erfolgt durch weitere, noch weitestgehend unbekannte Änderungen der Zelleigenschaften.
- Das Immunsystem besitzt bei der Elimination von Tumorzellen eine wichtige Rolle.

1.4.3 Metastasierung

- **Lymphogene Metastasierung:**
  - Ausbreitung von Metastasen eines Tumors über die abführenden Lymphgefäße in regionäre und weiter entfernt liegende Lymphknoten
- **Hämatogene Metastasierung:**
  - sobald der Tumor Anschluss an das venöse System erlangt, kommt es zur hämatogenen Metastasierung, wobei der Metastasierungsweg durch die anatomischen Strukturen vorgegeben wird
  - Unterscheidung in:
    - Lungentyp
    - Kavatyp
    - Pfortadertyp
- **Metastasierung in vorgegebene Körperhöhlen**
  - Peritonealkarzinose: bei Magen-, Pankreas-, Kolon-, Ovarial- und Uteruskarzinomen
  - Krukenberg-Tumor: Metastasen des Magenkarzinoms an den Ovarien

1.4.4 Tumormarker

- Tumormarker:
  - sind im Serum messbare Substanzen, welche auf eine maligne Neoplasie hinweisen können, jedoch dies nicht zwingend bedingen
  - sind wegen fehlender Spezifität nicht als »Screening-Parameter« geeignet, ein niedriger Tumormarkerwert schließt das Vorliegen einer malignen Neoplasie nicht aus
  - eignen sich insbesondere für die Verlaufskontrolle krebsoperierter Patienten

1

Eigene Notizen

Beispiele für Tumormarker	
CEA	kolorektales Karzinom, medulläres Schilddrüsenkarzinom
AFP	Leberzellkarzinom, Keimzelltumore
CA 19-9	Pankreaskarzinom, Gallenwegkarzinom
CA 72-4	Magenkarzinom, Ovarialkarzinom
Gastrin	Gastrinom
CA 15-3	Mammakarzinom
NSE	kleinzelliges Bronchialkarzinom, neuroendokrine Tumore
SCC	Plattenepithelkarzinome
PSA, PAP	Prostatakarzinom
HCG	Keimzelltumore des Ovars

1.4.5 Klassifikation von Neoplasien

- nach UICC-Klassifikation (Unio internationalis contra cancrum)
- Malignome werden unterteilt in:
  - Karzinome: epitheliales Ursprungsgewebe (ca. 90% der Malignome)
  - Sarkome: mesenchymales Ursprungsgewebe (ca. 10%)
  - Sonderformen:
    - Teratome: pluripotente Zellen als Ursprungsgewebe
    - embryonale Tumore: Neuroblastom, Wilms-Tumor

1.4.6 Diagnostik von Neoplasien

- ❯ **Memo** Nur die histologische Sicherung beweist das Vorliegen einer Neoplasie.

Diagnostische Methoden
Zytologie
- mikroskopische Untersuchung von Zellen
  - in Ausstrichpräparaten aus Körperflüssigkeiten und Sekreten (z.B. Aszites, Pleuraerguss, Sputum, Bronchiallavage, Urin, Pankreassekret)
  - aus Feinnadelpunktaten (Aspirationszytologie)

Biopsie
- präoperativ zur differenzierten morphologischen Diagnose (Tumortyp, Malignitätsgrad und Wachstumsart) sinnvoll

- Unterteilung in:
  - **Teilbiopsie:**
    - Stanzbiopsie
    - Inzisionsbiopsie
    - Zangenbiopsie
    - Schlingenbiopsie
  - **Exzisionsbiopsie:** zuverlässigste Biopsiemethode, da der Tumor samt Randsaum in toto entfernt wird
- falls keine präoperative Biopsie möglich ist, sollte eine chirurgische Exploration erfolgen (intraoperativer Schnellschnitt); häufig kann die chirurgische Therapie in einer Sitzung erfolgen
- ❯ **Memo** Teilbiopsien besser aus dem Randbereich der Neoplasie, da Biopsien aus dem Tumorzentrum meist Nekrosen enthalten und daher häufig diagnostisch nicht wegweisend sind.

1.4.7 Einteilung der Neoplasien

- **Typing:**
  - histomorphologische Einteilung des Tumors (Karzinom/Sarkom)
  - prognostisch wichtig
- **Grading:**
  - Differenzierungsgrad korreliert mit dem Wachstumsverhalten des Tumors
    - G1 = hoch differenziert bis G4 = undifferenziert
- **Staging:**
  - anatomische Ausbreitung des Tumors anhand der **TNM-Klassifikation:**
    - **T** = Tumor, Beschreibung der Ausdehnung des Primärtumors
    - **N** = Nodes = Lymphknoten, Fehlen/Vorhandensein von regionären Lymphknotenmetastasen
    - **M** = Metastasen, Fehlen/Vorhandensein von Fernmetastasen

1.4.8 Krebsfrüherkennungsuntersuchungen

- durch gezielte Untersuchungen werden Tumore in ihrer Frühphase erkannt und können mit hoher Heilungswahrscheinlichkeit behandelt werden, da die Tumore noch auf das Ursprungsgewebe begrenzt sind und kaum Metastasierungsgefahr besteht
- **Voraussetzungen für Erfolg:**
  - nicht zu geringe Inzidenz des Tumors
  - zumutbare Belastung für den Patienten
  - der zeitliche, personelle, finanzielle und apparative Aufwand muss vertretbar sein
  - hohe Spezifität, Sensitivität und Treffsicherheit
  - Screeningprogramm muss von der Bevölkerung akzeptiert werden

Eigene Notizen

1.4.9   Therapie von Neoplasien

- Behandlung der Malignome durch:
  - Operation
  - Strahlentherapie
  - Chemotherapie
  - Hormontherapie und monoklonale Antikörpertherapie
- moderne Behandlungsstrategien umfassen meist ein multimodales Therapiekonzept

Operation

- **kurative chirurgische Therapie:**
  - bedingt die vollständige Resektion des Tumors (inklusive Metastasen) ohne mikro- und makroskopischen Hinweis für verbliebenes Tumorgewebe (R0-Resektion)
  - klassische Radikaloperation: Entfernung des Primärtumors mit genügendem Sicherheitsabstand und LK-Dissektion (En-bloc-Resektion)
- **palliative chirurgische Therapie:**
  - kommt zum Einsatz, wenn das Erreichen einer R0-Situation wegen Tumorausdehnung, Metastasierung, Komorbidität oder anderen Risikofaktoren nicht möglich ist
  - oberstes Ziel sollte die Besserung der Lebensqualität sein:
    - **resezierende Verfahren:** Tumorresektion mit verbleibendem Tumorgewebe
    - **nichtresezierende Verfahren:** Stomaanlage, Ösophagus-Stent, biliodigestive Anastomose
- **Metastasenchirurgie:**
  - ist nur sinnvoll, wenn der Primärtumor kurativ resektabel ist
  - bei multipler Metastasierung nicht indiziert
  - die funktionelle Reservekapazität des zu resezierenden Organs ist zu beachten (Leberresektion!)
- **Staging-Operation:**
  - Laparotomie oder Laparoskopie zur Festlegung des Tumorstadiums und Planung des weiteren Therapiekonzeptes

Multimodale Tumortherapie

- Kombination unterschiedlicher Therapieansätze:
  - prä-, peri-, intra- oder postoperativ möglich
- **präoperative (neoadjuvante) Therapie:**
  - **Ziel:** durch Reduzierung der Tumormasse eine Resektion zu ermöglichen oder zu vereinfachen
- **postoperativen (adjuvante) Therapie:**
  - Zerstörung eventueller Mikrometastasen
    - lokal (Radiatio) oder
    - systemisch (Chemo- oder Hormontherapie)

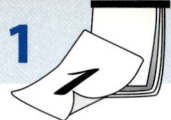

Strahlentherapie

- kurativ/palliativ
- **perkutane Therapie:** Strahlenquelle außerhalb des Körpers
- **Brachytherapie:** Strahlenquelle im oder am Körper lokalisiert
- **intraoperative Bestrahlung (IORT):** Kombination aus Operation und Bestrahlung zur Optimierung des onkologischen Outcomes
- Dosierung wird in Gray angegeben

Chemotherapie

- Anwendung als:
  - neoadjuvante Chemotherapie (präoperativ)
  - adjuvante Chemotherapie (postoperativ)
  - palliative Chemotherapie (wenn nicht kurabel)
- die Chemotherapie bedingt eine nicht unerhebliche Zusatzbelastung mit verschiedenen Komplikationen und Nebenwirkungen für den Patienten
- die Entscheidung zur Durchführung einer Chemotherapie muss immer im Kontext des Alters und des Vorhandseins eventueller Komorbiditäten getroffen werden

Hormontherapie

- antiproliferativ wirkende Hormone
- Hormonrezeptorblocker, z.B. Tamoxifen beim Mammakarzinom

Lebensqualität

- die zu erwartende Lebensqualität sollte bei der Wahl der möglichen Therapieansätze individuell zur Entscheidungsfindung herangezogen werden
- Karnofsky-Index
- WHO-Index

1.4.10 Prognose, Rehabilitation und Nachsorge

Prognose

- 5-Jahresüberlebensrate (Anteil der Patienten, die 5 Jahre, nachdem die Krankheit diagnostiziert wurde, noch am Leben sind)
- hängt von unterschiedlichen Faktoren ab, individuell schwer kalkulierbar und sehr unterschiedlich, daher sollte keine Prognose für den Einzelfall abgegeben werden!

Rehabilitation und Nachsorge

- **Rehabilitation:** wichtig für körperliche und psychische Genesung
- **Nachsorge:**
  - Ziel: Rezidiverkennung anhand Stufenplanes, um einen möglichen Rezidiveingriff frühzeitig und kurativ durchführen zu können

2

2 Thorax, Lunge und Mediastinum

R. Autschbach, A. Amerini, J. Spillner

2.1　Erkrankungen des Lungenparenchyms

2.1.1　Lungenkarzinom

Synonyme
- Bronchialkarzinom

Allgemein
- das Lungenkarzinom stellt die häufigste maligne Erkrankung des Mannes dar, die zum Tode führt
- Hauptrisikofaktor ist das Rauchen
- Risikozunahme entsprechend der sog. »Pack Years«

Einteilung
- **histologische Einteilung entsprechend WHO 2004:**
  - Plattenepithelkarzinom:
    - häufiger intraepitheliale Ausbreitung oder Invasion von Nachbarstrukturen
  - kleinzelliges Karzinom:
    - hochmaligne und oft zentral
  - Adenokarzinom:
    - Unterscheidung zur Metastase immunhistochemisch: TTF1
  - großzelliges Karzinom:
    - undifferenziertes Karzinom
  - adenosquamöses Karzinom:
    - Mischdifferenzierung
  - sarkomatoides Karzinom:
    - sarkomähnliche Differenzierung, selten
  - Karzinoidtumore:
    - niedrig maligne
  - Karzinome der Bronchialwanddrüsen
  - andere: nicht den obigen zuzuordnen
- **histologisches Grading:**
  - von G1 (gut differenziert) bis G4 (entdifferenziert)
- **TNM-Klassifizierung** (7. Fassung) 2009:
  - T = Ausbreitung des Primärtumors
  - N = Lymphknotenbefall
  - M = Metastasierung; hiervon werden die verschiedenen Tumorstadien (I–IV) abgeleitet

❯ **Memo** Die aortopulmonalen sowie subkarinalen Lymphknotenstationen sind bereits dem N2-Status (d.h. dem Übergang von hilär nach mediastinal) zuzurechnen und prognostisch ungünstig.

Diagnostik
- **klinisch:** Befunde oft sehr unspezifisch:
  - Husten oder Hämoptysen
- **Raucheranamnese** in Verbindung mit Allgemeinsymptomen wie Gewichtsverlust oder Leistungsknick sind Anlass für eine entsprechende

2

apparative Diagnostik (aufgrund oft fehlender Symptome sind über 50% aller Lungenkarzinome zum Zeitpunkt der Diagnose nicht mehr kurativ behandelbar)

— ❗ **Cave** Klinische Zeichen einer größeren Tumorausbreitung wie eine Rekurrensparese sind nicht immer ein Kriterium für Inoperabilität

— **apparative Diagnostik:**
  — Basisdiagnostik:
    • Bildgebung (Röntgen Thorax, möglichst CT)
    • Bronchoskopie (ggf. mit Möglichkeit zur histologischen Sicherung)

— ❭ **Memo** Alle auffälligen Befunde sind bis zum Beweis des Gegenteils als bösartig anzusehen.

— nach **Diagnosestellung stellt das sog. »Staging«** den entscheidenden Schritt zur Klärung der effektivsten Behandlungsmodalität dar:
  — Bronchoskopie mit Stufenbiopsien
  — EBUS (endobronchialer Ultraschall) gesteuerte Punktionen
  — perkutane Biopsien
  — Mediastinoskopie/Thorakoskopie
  — PET/Skelettszintigraphie
  — Abdomensonographie
  — CT/MR vom Schädel
  — beim kleinzelligen Karzinom ggf. Knochenmarkpunktion
  — außerdem sollten heute Mutationsanalysen (z.B. EGFR) durchgeführt werden

— **Funktionsuntersuchungen** (insbesondere des kardiopulmonalen Systems erbringen nicht nur hinsichtlich der Operabilität wichtige Entscheidungsgrundlagen, sondern sind auch für radio- oder chemotherapeutische Fragestellungen, z.B. Kardio- oder Nephrotoxizität von Bedeutung):
  — Lungenfunktionsanalyse (COPD? Emphysem? FEV1)
  — Spiroergometrie (O_2-Aufnahme)
  — Echokardiographie (Vitien? LV-Funktion?)
  — Koronarangiographie: bei entsprechender Risiko- bzw. Symptomkonstellation
  — Labor (Nierenfunktion? Leberfunktion?)

Therapie

— Unterscheidung von:
  — nichtkleinzelligem Karzinom (NSCLC)
  — kleinzelligem Karzinom (SCLC): frühe Metastasierung und somit sehr oft bereits als Systemerkrankung aufzufassen
— operative und/oder chemo- bzw. radiotherapeutische Therapie:
  — kurativer Ansatz
  — multimodale Behandlung einer chronischen Erkrankung
  — palliativ
  — Radio-/Chemotherapie: Heilung zwar möglich, jedoch in der weitaus überwiegenden Anzahl der Fälle nur durch Operation

- **❯ Memo** Eine neoadjuvante chemotherapeutische Behandlung findet vor einer Operation statt, um eine lokale Operabilität und die Eradikation von Mikrometastasen zu erreichen.
- **operative Therapie:**
    - **kurativ:** radikale chirurgische Tumorentfernung bei einem noch lokal begrenzten Tumor mit dem Ziel der Heilung
    - **Reduktion:** wenn ein radikalchirurgischer Ansatz nicht mehr möglich ist, jedoch dadurch bessere Voraussetzungen für ein chemo- bzw. strahlentherapeutisches Vorgehen geschaffen werden
    - **palliativ:** operative Behandlung akut lebensbedrohlicher Zustände (Blutung) oder subjektiv sehr unangenehmer Zustände (Tumorzerfall, quälender Husten)
- **operatives Vorgehen:**
    - nach dem Prinzip der radikalen Resektion, d.h. die Entfernung des Tumors im Gesunden sowie dessen Lymphabflussgebiet
    - vor jedem operativen Eingriff Klärung der funktionellen Operabilität
    - Abklärung anderer Risikofaktoren (z.B. schwere Herzerkrankung)
    - Abschätzung des pulmonalen Risikos bzw. der Beurteilung der Lungenfunktion unter dem Aspekt des Resektionsausmaßes, hierzu haben sich in der Praxis folgende Untersuchungsverfahren als hilfreich erwiesen:
        - Lungenfunktion: mit Diffusionskapazität
        - Spiroergometrie: entscheidend vor allem die O_2-Aufnahme
        - Ventilations-Perfusions-Szintigraphie: Berechnung der postoperativ zu erwartenden Lungenfunktion möglich
        - **❗ Cave** Von einer funktionellen Inoperabilität ist im groben auszugehen, wenn die berechneten postoperativen Werte für die Lungenfunktion unter 40% der Norm liegen oder die maximale VO_2 <10 ml/min/kg beträgt. Dennoch muss die Diagnose einer funktionellen Inoperabilität mit Vorsicht gestellt werden, da hierdurch eine potenziell kurative Therapie ausgeschlossen wird
- **❯ Memo** Grundsätzlich besteht bei der Behandlung des Lungenkarzinoms eine Operationsindikation, wenn es sich um ein noch als lokalisiert anzusehendes Stadium ohne Fernmetastasierung handelt (Ausnahme: singuläre Metastase ZNS/Nebenniere).
- **Operationsindikationen beim NSCLC:**
    - Stadium I und II (also T1–3 und N0–1)
    - Stadium IIIa bis zu T3N2, wenn Single-Level-Lymphknotenbefall
    - Stadium IIIa mit Multilevel-N2-Situation nach neoadjuvanter Therapie
    - Stadium IIIb nur bei T4 N0–1
    - erweiterte Resektionen (d.h. Mitresektion von benachbarten Strukturen wie z.B. die En-Bloc-Mitresektion einer infiltrierten Thoraxwand) eventuell erforderlich, um dem Radikalitätsprinzip zu folgen

2

- **Operationsindikation beim SCLC:** wird heute wieder etwas großzügiger (»very limited disease«) gestellt:
  - Stadium I und II, jedoch nach neodjuvanter Therapie postoperativ adjuvanter Radiochemotherapie
- **Operationsindikationen bei Pancoasttumoren:**
  - meist NSCLC der Oberlappenspitze mit Wachstum in die obere Thoraxapertur
  - meist T3–4-Tumore bis zum N1-Status
- **operative Verfahren zur Lungenparenchymresektion:**
  - Voraussetzungen:
    - Seitenlagerung
    - seitengetrennte Beatmung (Doppellumentubus)
    - ggf. Periduralkatheter
  - **Standardthorakotomie:**
    - muskelschonend mit dem Ziel 5. ICR
    - Schnittführung um Skapulaspitze herum bis Richtung oberes Xyphoid (Bei Frauen unterhalb Mamma !)
    - Darstellung des M. latissimus dorsi sowie des M. serratus: Einkerbung des M. latissimus und stumpfes Auseinanderdrängen des M. serratus
    - Durchtrennung der Interkostalmuskulatur am Oberrand der Rippe, Einsetzen eines Spreizers
  - **atypische Resektion:**
    - das Lungenparenchym wird unabhängig von allen anatomischen Begrenzungen mittels Klammernahtgerät oder über Klemmen und nachfolgender Parenchymnaht reseziert
    - Anwendung zu diagnostischen Zwecken, bei benignen Prozessen sowie in der Metastasenchirurgie
  - **Segmentresektion:**
    - Resektion an der anatomischen Segmentgrenze (intersegmentaler Verlauf der Vene!)
    - sehr parenchymsparende Resektion
    - bei malignen Prozessen nur im Ausnahmefall (stark eingeschränkte pulmonale Reserve)
    - Absetzung der Vene, der Segmentarterie sowie dem Segmentbronchus
  - **Lobektomie:**
    - anatomische Resektion der Wahl bei malignen Prozessen
    - Resektion eines kompletten (oder rechtsseitig zweier Lappen: dann sog. Bilobektomie) Lungenlappens
    - Absetzung des Parenchyms entlang der Lappengrenze
    - Absetzung der entsprechenden Segmentarterien von der Pulmonalarterie und der zugehörigen Lungenvene
    - Absetzung des Lappenbronchus
  - **Pneumektomie:** größtmögliche anatomische Resektion:
    - Resektion der gesamten Lunge einer Seite
    - Absetzung zweier Lungenvenen, der Pulmonalarterie sowie des Hauptbronchus

- Pneumektomie sollte die Ausnahme bei anderweitig nicht im gesunden zu resezierenden malignen Prozessen ohne relevanten Lymphknotenbefall sein
  - **Manschettenresektion:**
    - Mitresektion eines übergeordneten Bronchus- und/oder Gefäßsegments und anschließende Reanastomosierung der Bronchus- bzw. Gefäßsegmente
    - Einsatz als parenchymsparendes Verfahren bei zentralen Tumoren (geringe pulmonale Reserve) zur Vermeidung einer Pneumektomie
  - **Lymphknotendissektion:**
    - komplette Resektion aller lymphknotentragenden Kompartimente des Interlobiums, des Hilus sowie Mediastinums
- **postoperative Maßnahmen:**
  - postoperativ intensives Atemtraining zur Vermeidung einer Pneumonie
  - Frühmobilisation
- **Nachbehandlung:**
  - regelmäßige Nachsorge mit den Zielen:
    - Erkennung von Lokalrezidiven oder Metastasen mit interdisziplinärer Entscheidung hinsichtlich weiterer Therapie
    - Kontrolle typisch postoperativer Beschwerden sowie der Lungenfunktion
    - psychosoziale Aspekte, Qualitätskotrolle

Prognose

- Behandlungsergebnisse von operierten Patienten abhängig vom präoperativen Tumorstadium
- 5-Jahresüberlebensraten:
  - Stadium Ia: 60–80%
  - Stadium II: 30–50%
  - Stadium IIIa: nur noch 15–30%
- ❯ **Memo** Insgesamt ist die Prognose beim Lungenkarzinom schlecht (schlechteste aller Karzinome überhaupt). Der wichtigste prognostische Parameter ist der Lymphknotenstatus.

2.1.2 Andere Tumore der Lunge

Gutartige Tumore
Einteilung

- epitheliale Tumore:
  - Adenome
  - Papillome
- mesenchymale Tumore:
  - Fibrome
  - Chondrome
  - Leiomyome

- embryonale Tumore:
  - Hamartome
  - Teratome

Allgemein

- bekannt sind eine Vielzahl gutartiger Tumore der Lunge, insgesamt jedoch sehr selten (<2% aller Lungentumore)
- meist symptomlos, deshalb oft Zufallsbefunde
- häufigster gutartiger Tumor ist das Hamartom:
  - meist peribronchial oder subpleural lokalisiert
  - erscheint radiologisch meist als scharf begrenzter, homogener Herd
- ❶ **Cave** Aufgrund der nicht sicheren Abgrenzbarkeit zum Lungenkarzinom sollte bei geringstem Zweifel eine chirurgische Diagnostik bzw. Therapie erfolgen, da sich ca. 50% als Lungenkarzinome erweisen

Metastasen

- die Lunge ist aufgrund ihrer besonderen Lage im Kreislauf ein häufiger (meist hämatogenen) Metastasierungsort einer Vielzahl anderer Primärtumore

Therapie

- die chirurgische Behandlung von Lungenmetastasen kann inzwischen als fester Bestandteil eines onkologischen Konzeptes angesehen werden
- das Grundkonzept besteht in folgenden Voraussetzungen:
  - Primärtumor muss vollständig (R0) reseziert oder resezierbar sein
  - ggf. vorhandene weitere Organmetastasen sollten ebenfalls R0 resezierbar sein
  - die Lungenmetastase sollte R0 resezierbar sein und der Patient entsprechend ein funktionell niedriges Risiko haben
- ❯ **Memo** Je länger der Zeitraum nach einem primär erfolgreich behandeltem Malignom bis zur Manifestation von Metastasen und je weniger diese an der Zahl sind, desto besser ist die Prognose nach einer Resektion.
- operatives Vorgehen:
  - wenn nicht eine großvolumige Lungenparenchymresektion zur R0-Resektion erforderlich ist, kann häufig eine Minithorakotomie mit atypischer Resektion der Metastase und wenigen Tagen Krankenhausaufenthalt erfolgen
  - minimal-invasive Verfahren (s.u.) sind dafür gut geeignet
  - bei multiplen Metastasen ggf. Einsatz des Lasers zur Parenchymschonung

2.1.3 Entzündliche Läsionen des Parenchyms (Abszesse und Bronchiektasen)

Lungenabszess und -gangrän

Definition

- **Lungenabszess:** eitrige Einschmelzung von Lungengewebe innerhalb einer Erweichungshöhle, meist verursacht durch Staph. aureus, Pneumokokken oder Klebsiellen
- Sonderfall **Lungengangrän:** Einschmelzung, verursacht durch Fäulniserreger wie Proteus, Pseudomonas oder Anaerobier

Pathogenese

- Komplikation einer Pneumonie
- Infektion eines Lungeninfarkts
- hämatogene Streuung eines septischen Herdes
- ❶ **Cave** Bei Penetration eines Lungenabszesses in die Pleurahöhle entsteht ein Pleuraempyem

Klinik

- Fieber bis Sepsis
- Dyspnoe
- (evtl. zweischichtiger) übelriechender Auswurf

Diagnostik

- Anamnese
- Labor (Infektwerte erhöht)
- Radiologie: Abszesshöhle mit Siegelbildung
- ggf. Bronchoskopie mit Erregernachweis

Therapie

- zunächst **konservativ** (bis auf wenige Ausnahmen) für eine Dauer von 4–6 Wochen:
    - hochdosierte Antibiose
    - supportive Maßnahmen:
        - Physiotherapie
        - bronchoskopische Absaugung
        - ggf. CT-gesteuerte Abszessdrainage
    - hierdurch Heilung (Inhaltsentleerung mit Vernarbung) in >80% möglich
- **operativ:** wenn nach 8–12 Wochen konservativer Behandlung keine Ausheilung erreicht werden kann, besteht eine Operationsindikation
    - **parenchymsparende Resektion** des betroffenen Bereichs
    - bei ausgeprägtem Befall **Lobektomie**
- ❯ **Memo** Der Lungenabszess stellt heute bis auf wenige Ausnahmen primär keine Operationsindikation dar, sondern sollte mittels hochdosierter Antibiose sowie supportiven Maßnahmen behandelt werden.

2

Bronchiektasen

Definition

- irreversible Erweiterungen der kleineren und mittleren Bronchien, diese führen distal hiervon zur Sekretretention mit konsekutiv häufigen Infektionen, die das Lungenparenchym zerstören

Einteilung

- angeborene Form (z.B. bei Mukoviszidose)
- erworbene Form (z.B. COPD)

Klinik

- klinische Symptomatik besteht vor allem in chronischem Husten mit den »maulvollen« (dreischichtigen) Expektoranzien

Therapie

- operativ:
    - beim Versagen der konservativen Therapie, v.a. bei lokalisierten Befunde
- **OP-Verfahren:**
    - vor allem parenchymsparende Segmentresektionen
    - ggf. auch Lappenresektion

2.1.4 Lungenemphysem

Definition

- pathologisch-anatomisch ist das Lungenemphysem definiert als irreversible Erweiterung und Destruktion der Lufträume distal der terminalen Bronchiolen
- es wird gemeinsam mit der chronisch obstruktiven Bronchitis unter dem Begriff der chronisch obstruktiven Lungenerkrankungen (COPD) zusammengefasst, die in der Endstrecke zur respiratorischen Insuffizienz führen

Inzidenz

- die genaue Inzidenz des schweren Lungenemphysems ist nicht bekannt
- die COPD ist weltweit die vierthäufigste Todesursache (mit steigender Tendenz)

Pathogenese

- pathologisch zu unterscheiden sind:
    - zentrilobuläres Emphysem (überwiegend bei COPD bzw. Rauchern)
    - panlobuläres Emphysem (bei $\alpha 1$-Antitrypsinmangel)
- wichtigster pathophysiologischer Mechanismus:
    - progrediente Überblähung der Lunge, dadurch verlieren die Atemmuskulatur und das Diaphragma ihre Effektivität

Therapie

- überwiegend **symptomatisch:**
  - die einzig lebensverlängernde Behandlung stellt die Sauerstoffgabe dar
- **chirurgische Behandlungsoptionen** sind bei emphysematösen Erkrankungen in **2 Kategorien** einzuteilen:
  - lokalisiertes oder bullöses Emphysem bzw. Lungenerkrankung und
  - diffuses, nichtbullöses Lungenemphysem
- **lokalisiertes Empysem bzw. bullöse Lungenerkrankung:**
  - als Bulla wird ein blasiger Hohlraum von mindestens 1 cm Durchmesser bezeichnet, die auch ohne ein generalisiertes Lungenemphysem auftreten können, sind jedoch meist mit diesem vergesellschaftet
  - eine isolierte Resektion dieser Bullae kann zur deutlichen Verbesserung der Lungenfunktion sowie der Dyspnoesymptomatik führen: hierbei wird entweder über einen minimal-invasiven Zugangsweg oder eine kleine Thorakotomie die Bulla mittels eines Klammernahtgerätes (Stapler) abgetragen
- **diffuses, nichtbullöses Lungenemphysem:** stellt die klinisch bedeutsamste Form des Lungenemphysems dar
- neben einer **Lungentransplantation** bei einem schweren Lungenemphysem im Endstadium kommt hierbei vor allem die **sog. Lungenvolumenreduktionsoperation** in Betracht:
  - hierbei stellt die Resektion von stärker emphysematisch verändertem Gewebe die Grundlage zur Reduktion des Überblähungsmechanismus dar
  - dadurch ist sowohl eine symptomatische Verbesserung (palliativer Charakter) zu erzielen als auch bei bestimmten Subgruppen eine verbessertes Überleben
  - da diese Operationsmethode nach wie vor mit einer hohen Morbidität und Mortalität belastet ist, stellt die Auswahl der geeigneten Patienten eine besondere Herausforderung dar
  - eine generelle Wirksamkeit der Methode und auch teilweise Überlegenheit gegenüber einer medikamentösen Therapie wurde in einer großen nordamerikanischen Studie nachgewiesen
  - die **Operationsindikation** wird anhand mehrerer Kriterien gestellt:
    - schwere Dyspnoe
    - sicherer Nikotinverzicht >6 Monate
    - schwere Einschränkung der Lungenfunktion (FEV1 <35%)
    - radiologischer Nachweis eine massiven Überblähung
    - vorwiegen einer Betonung des Emphysems in den vorderen Oberlappen
  - **Lungenvolumenreduktion** beidseits über eine mediane Sternotomie oder minimal-invasiv von beiden Seiten:
    - die emphysematösen Bereiche der Oberlappen werden dann mittels Klammernahtgräten abgetragen

2

- hierdurch wird ohne relevanten Verlust von funktionstüchtigem Lungengewebe die Überblähung beseitigt und wieder ein effektiver Einsatz der Atemmuskulatur ermöglicht
  - ❯ **Memo** Die Lungenvolumenreduktion stellt für einen Teil der Emphysempatienten eine gesicherte chirurgische Therapieoption dar, jedoch ist die Selektion dieser Patienten sehr anspruchsvoll.
- seit kurzem sind **diverse Variationen** einer interventionellen, d.h. **bronchoskopisch durchzuführenden Lungenvolumenreduktion (Ventile, Coils)** verfügbar; der Stellenwert in der Behandlung ist allerdings bisher unklar

2.2 Erkrankungen der Thoraxwand und der Pleura, videothorakoskopische Chirurgie

2.2.1 Thoraxtrauma

Allgemein

- meist im Rahmen eines Polytraumas anzutreffen
- bei 25% der nach einem Polytrauma versterbenden Patienten ist es die Folge eines Thoraxtraumas (die häufigste Ursache ist ein Schädel-Hirn-Trauma)
- Unterscheidung zwischen:
  - stumpfem Thoraxtrauma
  - penetrierendem Thoraxtrauma
- **Einschätzung der Verletzungsschwere:** auch unter größtem Zeitdruck sollte der Erstversorger sich einen Überblick verschaffen durch:
  - Anamnese (Unfallhergang)
  - wichtige Untersuchungsbefunde: Inspektion, Palpation, Perkussion/Auskultation
  - ❶ **Cave** Unentdeckte Begleitverletzungen
- **Erstversorgung** eines thoraxtraumatisierten Patienten erfolgt wie bei allen Traumapatienten:
  - Sicherstellung der freien Atemwege bzw. der Atmung (ggf. Intubation)
  - Sicherstellung/Aufrechterhaltung eines adäquaten Kreislaufs: Anlage mehrerer großlumiger Zugänge und Volumenzufuhr
  - Erkennen und Therapie von akut lebensbedrohlichen Zuständen
  - Belassung von penetrierten Gegenständen
- **akut behandlungsbedürftig** sind folgende Krankheitsbilder (neben schwerwiegenden Gefäß-/Herzverletzungen die erst im Krankenhaus behandelt werden können):
  - **Spannungspneumothorax:** unabhängig von der Genese muss nach klinischer Diagnose (im Zweifel auch ohne sichere Diagnose!) eine Entlastung erfolgen:
    - entweder durch die Anlage einer Thoraxdrainage (s.u.)
    - jedoch am schnellsten durch Einstechen eines großlumigen Zugangs im 2. ICR medioklavikular

- **Perikardtamponade:** bei klinischem Verdacht (gestaute Halsvenen in Verbindung mit einer Hypotonie):
  - Perikardpunktion oder
  - inferiorer Perikardiotomie (kleiner subxiphoidaler Schnitt mit Inzision des Perikards unter digitaler Kontrolle)
  - durch eine forcierte Volumengabe kann den kardiozirkulatorischen Auswirkungen einer Perikardtamponade entgegengewirkt werden
- **offener Pneumothorax:** ein nach außen offener Pneumothorax kann durch sog. Mediastinalflattern (bei Spontanatmung) akut lebensbedrohlich sein:
  - evtl. Intubation mit dann vorliegender Überdruckbeatmung
  - luftdichtes Abdecken kann erforderlich sein
- **❯ Memo** Die Entlastung eines Pneumothorax mittels Drainage oder medioklavikulärer Entlastungspunktion sollte bei geringstem Zweifel am Erstversorgungsort durchgeführt werden.

Diagnostik

- **apparative Diagnostik** nach der Erstversorgung am Unfallort im Krankenhaus (möglichst Traumazentrum):
  - **CT** am wichtigsten, da aller relevanten Traumata diagnostiziert und ggf. quantifiziert werden können

Therapie

- **operativ:** offene bzw. penetrierende Thoraxverletzungen
  - **Aortenruptur:**
    - tritt meist bei Dezelerationstraumen an typischer Stelle distal des Abgangs der linken A. subclavia auf, jedoch sind letztlich Einrisse und Rupturen von großen Gefäßen bei allen Traumaformen möglich
    - die Diagnose sollte im CT gestellt werden
    - die Therapie richtet sich nach dem Gesamtbefund: einerseits kann primär eine definitive operative Versorgung erfolgen, andererseits ist unter bestimmten Umständen ein abwartendes Verhalten gerechtfertigt, oder aber ein interventionelles Vorgehen mit Einbringen einer sog Endoprothese am sinnvollsten
    - **❗ Cave** Bei jedem schwereren Thoraxtrauma an eine Aortenruptur denken
  - **Herzkontusion:**
    - häufig bei einem stumpfen Thoraxtrauma
    - Symptome in Form von präkordialen Schmerzen über Rhythmusstörungen bis zu Insuffizienzzeichen
    - erhöhte kardiale Enzyme
    - die Therapie besteht in einer Überwachung und Behandlung von Komplikationen (v.a. Rhythmusstörungen)
  - **Lungenkontusion/-ruptur:**
    - kommt bei ca. 60% aller polytraumatisierten Patienten vor und kann sehr unterschiedliche Größen und Schweregrade entwickeln

- Läsionen des Lungenparenchyms führen zum interstitiellen Ödem
- auch erst nach einiger Zeit kann eine schwere respiratorische Insuffizienz bis zum ARDS entstehen
- bei schweren Formen Überdruckbeatmung, bei extremer Gewalt können Parenchymrupturen entstehen, die ggf. operativ versorgt werden müssen (v.a. wegen Blutungen)

— **Verletzungen des Tracheobronchialsystems:**
- treten meist bei einem stumpfen Thoraxtrauma auf
- äußern sich v.a. durch ein Hautemphysem, ggf. mit oberer Einflussstauung
- diagnostisch wegweisend ist Bronchoskopie
- die operative Versorgung ist insbesondere bei kompletten Abrissen notwendig
- kleinere Läsionen können u.U. unter antibiotischer Abdeckung (Mediastinitis!) konservativ behandelt werden

— **Hämatothorax:**
- Blutansammlung jedweder Genese im Pleuraraum (bis zu 6 Liter!)
- Suche nach der Genese essenziell
- die Drainage reicht meist als einzige Therapie aus, da die überwiegende Anzahl an Blutungen spontan sistiert
- bei einem massiven Befund oder persistierender Blutung muss eine operative Revision erfolgen
- ein Koagulothorax muss ggf. operativ (VATS) zur Vorbeugung eines Pleuraempyems oder einer Schartenbildung behandelt werden

— **Mediastinalemphysem:**
- mediastinale Luftansammlung kann aus Rupturen aller luftführenden thorakalen Organe (auch Ösophagus) stammen und erfordert eine entsprechende endoskopische Diagnostik
- kommt es im Extremfall zur oberen Einflussstauung, ist eine kollare Mediastinotomie erforderlich, die über eine quere kollare Inzision erfolgt, von der aus stumpf möglichst viele mediastinale Kompartimente eröffnet werden, um einen Luftaustritt zu ermöglichen

— **Rippen(serien)frakturen:**
- sehr häufig im Rahmen stumpfer Traumen
- bei einer Rippenserienfraktur kann ein instabiler Thorax resultieren, der zur respiratorischen Insuffizienz führen kann, jedoch selten so ausgeprägt, dass eine operative Stabilisierung von Rippenserienfrakturen eine Ausnahme darstellt

— **Zwerchfellruptur:**
- in der Regel bei schwererem Trauma, links häufiger als rechts, wird oft übersehen oder mit einer Atelektase verwechselt
- selten zweizeitiges Auftreten (also versetzt nach dem Trauma)
- Therapie der Wahl: sofortige operative Versorgung

2.2.2 Pneumothorax

Definition

- Luftansammlung jedweder Genese im Pleuraraum, die zur Aufhebung des negativen intrapleuralen Drucks mit konsekutivem Kollaps der Lunge führt

Einteilung

- eine Einteilung kann anhand verschiedener Kriterien erfolgen:
  - nach der Ätiologie:
    - spontan
    - traumatisch
    - iatrogen
  - nach Art des verletzten Pleurablattes:
    - innerer Pneumothorax
    - äußerer Pneumothorax
  - nach dem Umstand, ob sich der zum Pneumothorax führende Defekt spontan wieder verschlossen hat:
    - offen
    - geschlossen

Diagnostik

- die Diagnose eines Pneumothorax ist beim **Symptom Dyspnoe** relativ einfach anhand der Anamnese und klinischen Untersuchung zu stellen:
- **Anamnese**:
  - Trauma?
  - Hustenanfall?
  - COPD?
- **klinische Untersuchung:**
  - Inspektion: »Spannung« bis zu Schocksymptomatik
  - Palpation: aufgehobener Stimmfremitus
  - Perkussion: hypersonorer Klopfschall
  - Auskultation: aufgehobenes Atemgeräusch
- radiologische Untersuchung: Bestätigung der Diagnose

Therapie

- ❯ **Memo** Die lebensrettende Entlastung eines Spannungspneumothorax erfolgt nach klinischer Diagnose.
- die Behandlung eines Pneumothorax besteht im Wesentlichen in einer Drainage desselben
- bei sehr kleinen, asymptomatischen Befunden ist ein konservatives Vorgehen gerechtfertigt (Resorption von Luft durch die Pleura), sofern relevante behandlungsbedürftige Ursachen ausgeschlossen sind
- **Praxis der Anlage einer Thoraxdrainage:**
  - grundsätzlich erfolgt die Anlage einer Thoraxdrainage standardisiert, der erfahrene Arzt kann hiervon zur Optimierung der Behandlungsergebnisse in Abhängigkeit von der zugrundeliegenden Erkrankung jedoch auch abweichen

2

— es kommen 2 relativ sichere Orte zur Anlage einer Drainage in Betracht:
  - **Monaldi-Position:** im 2. ICR medioklavikulär, wird überwiegend zur notfallmäßigen Entlastung eines Pneumothorax verwendet, kann jedoch auch zur Anlage einer größeren Drainage bei einem Pneumothorax genutzt werden (Patientenkomfort)
  - **Bülau-Position bzw. -drainage:** Zugang in der mittleren bis hinteren Axillarlinie im 4.–5. ICR (Nicht unterhalb der Intermammillarlinie!)
— ❯ **Memo** Zur schmerzlosen Anlage einer Thoraxdrainage ist eine ausreichende Lokalanästhesie inklusive der Pleura parietalis (!) notwendig.
— **detaillierte Angaben zur Anlage einer Drainage unabhängig vom Ort:**
  — Vorbereitung:
    - Sterilität
    - großzügige Lokalanästhesie von Haut bis Pleura
  — Hautinzision 3–5 cm, stumpfe Präparation mit Schere in die Tiefe
  — Aufsuchen (mit Schere oder Finger ertasten) des Oberrandes der Rippe
  — nach »Hinüberrutschen« über die Rippe spitzes Durchstoßen der Interkostalmuskulatur und der Pleura parietalis
  — durch Spreizen des Instruments Vergrößerung der Minithorakotomie
  — stumpfe Nachpräparation der Minithorakotomie mit dem Finger und Austastung der Pleurahöhle
  — Einlage der Drainage unter palpatorischer Kontrolle in die Pleurahöhle (vorher nochmals Länge und Orientierung der Drainage kontrollieren, ohne Trokar!)
  — Ableitung der Drainage bzw. Konnektion mit Sog
  — ❶ **Cave** Eine offene oder diskonnektierte Thoraxdrainage stellt einen offenen Pneumothorax dar und kann lebensbedrohlich werden
  — ❯ **Memo** Das Hauptprinzip der sicheren Thoraxdrainagenanlage besteht in dem offenen Vorgehen (ohne Trokar) und der »Minithorakotomie«.
— nach Erstversorgung des Pneumothorax durch Drainage muss über die Notwendigkeit einer operativen Therapie entschieden werden:
  — mittels CT bei wieder ausgedehnter Lunge untersuchen, ob eine behandlungsbedürftige Lungenerkrankung (Bullae, Tumor, Emphysem usw.) vorliegt
— eine **OP-Indikation** liegt bei einem Spontanpneumothorax vor, wenn:
  — es sich um ein Rezidiv handelt
  — eine Drainagebehandlung nicht erfolgreich ist
  — ein Risiko bei Auftreten eines Rezidivs besteht (z.B. Taucher)
— das **Prinzip der operativen Versorgung** bzw. Rezidivprophylaxe eines Spontanpneumothorax besteht in 2 Mechanismen:
  — Identifikation und Resektion der undichten Stelle (meist apikale Bullae)

- eine (lokale) Pleurektomie oder Pleurodese sorgt über eine Verwachsung der Pleura visceralis mit der Pleura parietalis oder Fascia endothoracica für eine Rezidivprophylaxe
- der Eingriff kann offen (höchster Wirkungsgrad) über eine kleine Thorakotomie oder minimal-invasiv (VATS) erfolgen, letzteres heute Standard

2.2.3 Pleuraerguss

Definition

- Jede Flüssigkeitsansammlung in der Pleurahöhle ist als Pleuraerguss definiert
- Sonderformen sind:
  - Pleuraempyem
  - Chylothorax
  - Hämatothorax

Diagnostik

- ❗ **Cave** Jeder neue Pleuraerguss muss primär als abklärungsbedürftig angesehen werden, da dieser ein Symptom vieler ernsthafter Erkrankungen darstellen kann
- symptomatisch wird der Pleuraerguss meist durch Dyspnoe
- die Diagnosesicherung erfolgt über:
  - die körperliche Untersuchung sowie
  - bildgebende Diagnostik: radiologisch oder Ultraschall
- Abklärung (ggf. auch Therapie mittels Drainage) erfolgt über eine Punktion (am besten ultraschallgesteuert) in der hinteren Axillarlinie im Sitzen
- Untersuchung der Ergussflüssigkeit, ist diese nicht wegweisend, sollte eine Thorakoskopie durchgeführt werden
- das Pleurapunktat wird 3-fach untersucht:
  - Mikrobiologie
  - Zytologie
  - allgemeines Labor (Transsudat oder Exsudat?)
- ätiologisch ist eine Unterscheidung von transsudativem und exsudativem Erguss von größter Bedeutung:
  - **Transsudat:**
    - ätiologisch meist Herz-/Leber-/Niereninsuffizienz
    - spez. Gewicht <1015
    - Eiweißgehalt <3 g/l
    - LDH <200
  - **Exsudat:**
    - ätiologisch meist Entzündung oder Malignom
    - spez. Gewicht >1015
    - Eiweißgehalt >3 g/l
    - LDH >200
    - u.U. Nachweis atypischer oder Entzündungszellen

Therapie

- **symptomatisch (Dyspnoe):**
  - Punktion oder Drainage des Ergusses
- **kausal:**
  - die Behandlung der zugrundeliegenden Erkrankung (steht im Vordergrund)
- in speziellen Fällen eines rezidivierenden, therapierefraktären Ergusses stehen folgende Optionen zur Verfügung:
  - Pleurodese (am ehesten videoassistiert mit Talkum)
  - offene oder minimal-invasive Pleurektomie
  - Implantation verschiedener Ableitungssysteme
- differenzierte Anwendung dieser Maßnahmen entsprechend:
  - dem Allgemeinzustand
  - der Grunderkrankung
  - vor allem der Gesamtprognose

2.2.4 Pleuraempyem

Definition

- Eiteransammlung in der Pleurahöhle
- häufig verkannte Erkrankung mit erheblicher Morbidität und Letalität

Ätiologie

- ätiologisch steht die Pneumonie im Vordergrund
- prädisponierend sind jedoch alle Zustände einer gestörten Immunabwehr
- Thoraxtraumata (alter Hämatothorax!)
- Zustand nach thoraxchirurgischen Eingriffen

Einteilung

- mehrere Klassifikationen, die wichtigsten sind:
  - **ATS** (American Thoracic Society) mit 3 Stadien nach zeitlichem Verlauf:
    - **Stadium I: exsudative Phase:** diffuse dünnflüssige Flüssigkeitsansammlung
    - **Stadium II: fibrinopurulente Phase:** Verdickung von pleuralen Auflagerungen und Septen; isolierte Flüssigkeitseinschlüsse
    - **Stadium III:** Organisation/Schwielen: Ausbildung einer Schwarte
  - **Light-Klassifikation** mit 7 Klassen nach Beschaffenheit der Flüssigkeit

Klinik

- oft subjektiv schweres Krankheitsbild mit Dyspnoe
- Fieber ist häufig, kann jedoch auch fehlen

Diagnostik

- die sensitivste Untersuchung ist die **Computertomographie** und sollte bei entsprechendem Verdacht durchgeführt werden

Therapie

- die wichtigsten **Behandlungsziele** sind:
    - Kontrolle der systemischen Infektion/Sepsis
    - Evakuation des Eiters bzw. lokale Kontrolle der Infektion
    - Reexpansion der Lunge bzw. Verhindern einer Hohlraumbildung
- diese Ziele lassen sich prinzipiell realisieren durch:
    - gezielte antibiotische Therapie
    - Drainagenbehandlung, ggf. mit zusätzlicher Fibrinolyse
    - operatives Vorgehen (offen und minimal-invasiv).
- die jeweilige Behandlung ist abhängig:
    - vom genauen Erkrankungsstadium
    - dem Allgemeinzustand
    - den Begleiterkrankungen
- **Behandlung**:
    - **Stadium I:**
        - antibiotischen Therapie und
        - einfachen Drainage
    - **Stadium II:**
        - minimal-invasive Drainage
        - ggf. intrapleurale Applikation eines Fibrinolytikums
        - evtl. (minimal-invasive) Frühdekortikation
    - **Stadium III:**
        - operative Dekortikation (Empyemektomie)
        - ggf. noch minimal-invasiv
    - **Spätstadium:**
        - Thorakostomien und -plastiken in einem mehrstufigen Behandlungskonzept
- ❯ **Memo** Um schwere chronische Verläufe zu verhindern, ist eine aggressive, vor allem aber stadiengerechte Therapie des Pleuraempyems notwendig.

2.2.5 Videothorakoskopische Chirurgie (VATS)

- das Prinzip besteht in der Vermeidung von großen Zugangswegen (und dadurch operativem Trauma) durch den Einsatz endoskopischer Verfahren
- besonders in der Thoraxchirurgie stellt eine offene Thorakotomie mit Spreizung der Rippen bzw. der Interkostalräume einen sehr schmerzhaften Zugangsweg dar, welcher teilweise für postoperative Komplikationen mitverantwortlich gemacht werden muss
- mittels der sog. videothorakoskopischen Chirurgie lassen sich Traumatisierung vermeiden

2

- das Prinzip der »video assisted thoracic surgery« (VATS) besteht darin, durch eine Kamera auf einem Bildschirm visualisiert, kontrolliert mittels mehrerer endoskopischer Instrumente in einer Pleurahöhle zu operieren, ohne größere Thorakotomie oder wesentliche Spreizung des Interkostalraums
- unbedingte Voraussetzung ist die seitengetrennte Beatmung mit Kollaps der jeweiligen Lunge
- je nach Technik und Operationsziel ist die Anlage von 2–4 Portinzisionen von jeweils 1–2 cm Länge notwendig
- heute werden folgende Behandlungen bevorzugt thorakoskopisch durchgeführt:
  - (Rezidiv-)Spontanpneumothorax:
    - atypische Resektion (mittel Endo GIA) sowie
    - partielle Pleurektomie
  - thorakale Sympathektomien
  - Resektion von unklaren pulmonalen Rundherden (ggf. nach CT-gesteuerter Markierung) sowie Metastasen
  - Resektion kleinerer mediastinaler Tumore
  - VATS-Dekortikation bzw. Drainageneinlage bei Pleuraempyem
  - Emphysemchirurgie
- Die VATS-Lobektomie bei frühen Stadien des Lungenkarzinoms wurde anfangs aufgrund der fraglich möglichen Radikalität und Vollständigkeit der Lymphknotendissektion sehr kontrovers diskutiert, inzwischen deuten die ersten Langzeitdaten auf ein wahrscheinlich sogar etwas besseres Outcome von minimal-invasiv operierten Patienten hin

2.3   Erkrankungen der Mediastinums und Mediastinoskopie

2.3.1   Thymom und Myasthenie

Thymom

- häufigster Tumor des (anterioren) Mediastinums
- ❯ **Memo** Thymome können einen äußerst malignen Charakter aufweisen und somit tödlich verlaufen.

Einteilung

- das Thymom wird nach wie vor uneinheitlich eingeteilt:
  - **Masaoka:** klinische Einteilung hinsichtlich Malignitätskriterien:
    - Stadium I mit von Kapsel umgebener Tumor ohne Invasion bis Stadium IV mit pleuraler oder perikardialer Ausbreitung, IVb mit Metastasierung
  - **WHO-Klassifikation/Klassifikation nach Müller-Hermelink:** nach Histologie:
    - Klasse A als medulläres Thymom bis Klasse C als nicht organotypisches Thymuskarzinom

Klinik

- oft asymptomatisch, Zufallsbefund
- bei ca. 30% der Patienten liegt eine Myasthenia gravis vor
- selten sind andere assoziierte Erkrankungen wie beispielsweise eine Agammaglobulinämie oder ein Cushing-Syndrom
- der Verlauf bzw. die Prognose ist entscheidend abhängig vom vorliegenden Stadium und dem operativen Erfolg einer Resektion:
    - eine Operationsindikation ist bei Diagnosestellung immer gegeben
    - ab Stadium II wird nach einer Resektion eine Bestrahlung empfohlen, eine chemotherapeutische Option besteht kaum
- ❗ **Cave** Bei Diagnose eines Thymoms sollte gezielt nach einer Myasthenie gravis gesucht werden, da bei fehlender medikamentöser Vorbehandlung eine perioperative myasthene Krise möglich ist

Therapie

- operatives Vorgehen:
    - abhängig von der aus der Bildgebung erwarteten Ausdehnung des Thymoms
    - prinzipiell komplette Entfernung des Thymus
        - über eine partielle oder komplette Sternotomie oder
        - transzervikal oder
        - thorakoskopisch
    - bei vermutetem ausgedehnterem Wachstum sollte jedoch eine komplette Sternotomie erfolgen, um eine radikale Operation zu ermöglichen
    - evtl. kann ein neoadjuvanter Therapieansatz bei einem ausgedehnten Wachstum erforderlich sein

Myasthenia gravis
Definition

- Autoimmunerkrankung, die zum Mangel an Acetylcholinrezeptoren führt

Einteilung

- Ossermann-Klassifikation:
    - Stadium I–V

Klinik

- lediglich 10% der an Myasthenie erkrankten Patienten weisen ein Thymom auf

Therapie

- nach Diagnosestellung sollte interdisziplinär möglichst frühzeitig (anerkannt ab Stadium II) eine Thymektomie angestrebt werden, da:
    - bei einigen Patienten eine komplette Remission erreicht werden kann

2

—   bei der überwiegenden Anzahl der Patienten eine deutliche Besserung eintritt

—   lediglich bei wenigen Patienten der Verlauf nicht beeinflusst wird

—   warum eine Thymektomie bei einer Myasthenie hilft, ist bisher unklar

2.3.2   Mediastinoskopie

—   ist das weit verbreitetste, am wenigsten invasive Verfahren, mit dem eine umfangreiche mediastinale Diagnostik möglich ist

—   wird neben der Abklärung unklarer Lymphknotenbefunde im Allgemeinen überwiegend zum Staging des Lungenkarzinoms eingesetzt

—   ❯ **Memo** Die Mediastinoskopie stellt nach wie vor (trotz PET) den Goldstandard zur mediastinalen Lymphknotenabklärung dar.

—   mittels einer Mediastinoskopie können alle relevanten tracheobronchialen Lymphknotenstationen diagnostiziert werden

—   möglich ist eine Differenzierung:

    —   des N2-Status (Multilevel gegen Single Level) und

    —   die Detektion eines N3-Status (kontralateraler Befall: Kontraindikation zur Resektion bei Lungenkarzinom)

—   **Durchführung einer Mediastinoskopie:**

    —   in Vollnarkose

    —   nach einer wenige Zentimeter langen queren Hautinzision oberhalb des Jugulums wird bis auf die Fascia praetrachealis präpariert

    —   danach erfolgt nach Einsetzen des Mediastinoskops eine stumpfe Präparation bis zur Karina

    —   alle tracheobronchialen Lymphknotenstationen können jetzt erreicht und histologisch abgeklärt werden

    —   selten sind Verletzungen der großen Gefäße, die zur größeren operativen Versorgung zwingen

    —   ebenfalls selten sind Schäden des N. recurrens

—   eine Weiterentwicklung der Mediastinoskopie und heute zunehmend verfügbar ist die Videomediastinoskopie, die in erfahrenen Händen sogar eine komplette Lymphknotendissektion, eine sog. »videoassistierte mediastinale Lymphadenektomie (VAMLA)« ermöglicht

Tag 2 – Herzchirurgie, Gefäßchirurgie

3 Herzchirurgie

R. Autschbach, A. Amerini

3

3.1   Koronare Herzerkrankung: chirurgische Therapie

3.1.1   Indikationen zur operativen Myokardrevaskularisation

Definition
- Missverhältnis zwischen Sauerstoffangebot und metabolischen Anforderungen des Myokards infolge einer Koronarinsuffizienz

Epidemiologie
- häufigste Todesursache in den westlichen Ländern

Ätiologie
- Risikofaktoren:
  - familiäre Disposition
  - männliches Geschlecht
  - Alter:
    - Männer: ≥45 Jahre
    - Frauen: ≥55 Jahre
  - Nikotinabusus
  - Dyslipidämie
  - arterielle Hypertonie
  - Diabetes mellitus
  - Adipositas
- überwiegend ursächlich für die koronare Herzerkrankung sind:
  - atherosklerotische Läsionen des Koronarkreislaufs, sog. **Plaques**
  - die Veränderungen der Gefäßwand führen zur progressiven Lumeneinengung der Koronargefäße
  - bei Adhäsion von Thrombozyten auf der Oberfläche einer Plaque und gleichzeitiger lokaler Freisetzung von vasoaktiven Faktoren kann es zum akuten Verschluss einer Koronarie kommen

Klinik
- **stabile Angina pectoris** (bei Belastung):
  - retrosternaler oder präkordialer Schmerz bzw. Druck- oder Engegefühl mit Ausstrahlung in den linken Arm, in den Hals, in den Unterkiefer, seltener in den rechten Arm oder in den Oberbauch
  - meistens ansprechen auf Gabe von Nitroglyzerin
  - nicht länger als 20 Minuten andauernd
  - nach Vorgabe der **Canadian Cardiovascular Society** (CCS) in **4 Schwereklassen** eingeteilt:
    - Klasse I: bei schwerer körperlicher Belastung
    - Klasse II: bei normaler körperlicher Belastung
    - Klasse III: bei geringer körperlicher Belastung
    - Klasse IV: in Ruhe
  - ❯ **Memo** Bei stabiler Angina pectoris besteht bei ähnlicher Belastung ähnliche Schmerzintensität bzw. Qualität.

- **akute Koronarsyndrome**
  - **instabile Angina pectoris** (Schmerzsymptomatik mit denselben Eigenschaften wie bei der stabilen Angina pectoris):
    - Ruheangina
    - erstmalig aufgetretene Angina pectoris
    - Zunahme der Intensität, Frequenz und Dauer der Schmerzen
    - ❶ **Cave** Bei Diabetes mellitus mit Neuropathie und Störungen der Schmerzsensibilität Dyspnoe als anginöses Äquivalent möglich
  - **NSTEMI** (non ST-segment Elevation myokardial infarction):
    - nichttransmuraler, subendokardialer Myokardinfarkt mit serologischen Anzeichen der Myokardnekrose (CK-MB↑, Troponin↑), aber ohne ST-Streckenhebung im EKG
  - **STEMI** (ST-segment elevation myocardial infarction):
    - transmuraler Myokardinfarkt mit ST-Streckenhebung im EKG
- **ischämische Kardiomyopathie** (chronische Ischämie):
  - Ursache von Herzinsuffizienz

Diagnostik

- **EKG:**
  - Q-Wellen als Zeichen einer transmuralen Nekrose
  - diffuse T-Wellen-Negativierungen bei chronischer Myokardischämie
  - ST-Streckensenkung oder -hebung als Zeichen einer akuten subendokardialen oder transmuralen Ischämie
- **Belastungs-EKG (Ergometrie):**
  - ST-Streckenveränderungen bei belastungsinduzierter Myokardischämie
- **Echokardiographie:**
  - ermöglicht eine Wandbewegungsanalyse der verschiedenen Abschnitte des Herzens
  - stellt eventuelle Wandbewegungsstörungen ischämischer Genese sowie Postinfarktnarben dar
  - eine ischämisch bedingte Mitralinsuffizienz kann mittels Color-Doppler entdeckt und quantifiziert werden
- **Stress-Echokardiographie:**
  - Nachweis von segmentalen Wandbewegungsstörungen der Ventrikel nach ergometrischer oder medikamentöser Belastung (Dobutamin) als Ausdruck einer induzierbaren Myokardischämie (**Ischämiediagnostik**) oder
  - Wiederaufnahme der Kontraktion von Seiten zuvor akinetischer Wandsegmente, als Vitalitätsausdruck eines von Ischämie betroffenen Myokardterritoriums (**Vitalitätsdiagnostik**)
- **Myokard-SPECT mit ^{99m}Tc-markiertem Perfusionsmarker:**
  - Nachweis der Aktivitätsminderung in ischämischen Myokardarealen (**Ischämiediagnostik**)
- **Myokard PET mit ^{18}Fluor-Desoxyglucose:**
  - **Vitalitätsdiagnostik** durch Feststellung von metabolischer Aktivität des Myokards

3

- **Multislice-(64 Zeilen)Computertomographie:**
  - Darstellung der Verkalkungen in den Koronarien
  - hohe Sensibilität und Spezifizität für den Ausschluss stenosierender Läsionen in den Koronarien, allerdings noch nicht vergleichbar mit der Koronarangiographie (Goldstandard) in der Feststellung des Schweregrades einer Koronarsklerose
- **MRT:**
  - dynamische Darstellung der Herzkammern
  - Funktionsanalyse
  - Vitalitäts- und Ischämiediagnostik
- **Koronarangiographie:**
  - ist heute, trotz neuer und weniger invasiver Methoden, der Goldstandard in der Diagnostik der koronaren Herzerkrankung
  - gibt dem Kardiologen und Herzchirurg direkte Informationen über die Koronaranatomie, die Ausdehnung und die Morphologie der koronarsklerotischen Veränderungen
  - ist ein unverzichtbares Verfahren bei der Wahl und der Planung des angebrachten therapeutischen Vorgehens
  - kann in der gleichen Sitzung von einer interventionellen Revaskularisation gefolgt werden (sog. Ad-hoc-PCI)
- **Cineventrikulographie:**
  - ermöglicht eine zuverlässige Charakterisierung der Pumpfunktion des linken Ventrikels und der Klappendichtigkeit
  - **❯ Memo** Eine Stenose ist als signifikant zu bewerten, wenn angiographisch eine Lumeneinengung ≥75% vorliegt. Im Fall einer Stenose des Hauptstammes der linken Koronarie ist aufgrund der erhöhten Todesgefahr eine Lumeneinengung ≥50% signifikant.
  - **❗ Cave** Trotz der Tatsache, dass das Herz über 2 Koronargefäße verfügt, werden, aus klinischer Sicht die 2 Hauptäste der linken Koronarie, der R. interventricularis anterior (RIVA) und der R. circumflexus (RCX), als separate Gefäße betrachtet, so dass man bei Betroffenheit beider o.g. Äste der linken Koronarie und gleichzeitiger Krankheit der rechten Koronarie in der Praxis von Drei-Gefäß-Erkrankung spricht

Therapie

- **konservativ:**
  - medikamentöse Therapie
- **Revaskularisationsverfahren:**
  - perkutane Koronarangioplastie (PCI) mit Einführen von einfachen (bare metal) oder beschichteten (drug eluting) Stents
  - chirurgische Myokardrevaskularisation (Bypasschirurgie)
  - Indikationen:
    - wenn die Symptome (Angina pectoris) nicht durch Optimierung der medikamentösen Therapie beherrschbar sind
    - wenn die anatomischen Eigenschaften der Koronarsklerose eine prognostische Gefährdung für den Patienten darstellen (z.B. Stenose des linken Hauptstammes oder des proximalen RIVA)

- beim Auftreten eines akuten Koronarsyndroms
- wenn ischämische aber vitale Myokardareale nachgewiesen werden können

— die Wahl zwischen einem interventionellen Revaskularisationsverfahren wie einer perkutanen Koronarangioplastie (PCI) oder einer operativen Myokardrevaskularisation erfolgt auf der Basis der anatomischen Eigenschaften der Koronarsklerose sowie nach Abwägen des Risikoprofils des Patienten

— **operativen Myokardrevaskularisation:** die 2010 erschienen gemeinsamen Leitlinien zur Myokardrevaskularisation der European Society of Cardiology (ESC) und der European Asociation for Cardio Thoracic Surgery (EACTS) empfehlen die Anwendung von speziellen Risiko-Stratifizierungs-Scores (Euro-SCORE, SYNTAX-Score, GRACE-Score, STS-Score), um die Patienten korrekt nach anatomischer Ausdehnung der Koronarsklerose und dem Risikoprofil, dem angebrachten Revaskularisationsverfahren zuzuführen

— **Indikation zur chirurgischen Therapie:**
  — Unterteilung in 3 Gruppen:
    - Patienten mit **stabiler Angina pectoris** oder **stummer Ischämie**
    - Patienten mit **instabiler Angina pectoris** oder **NSTEMI**
    - Patienten mit **STEMI**
  — bei Patienten mit **stabiler Angina pectoris** oder **stummer Ischämie** erfolgt die Indikationsstellung auf der Basis der anatomischen Ausdehnung der arteriosklerotischen Läsionen in den Koronarien (Syntax Score), diese muss mit dem operativen Risiko (Euro-SCORE) abgewogen werden
  — Vorteile einer chirurgischen Revaskularisation sind nach aktueller Studienlage ausreichend bewiesen bei:
    - Stenose des linken Hauptstammes
    - koronarer Dreigefäßerkrankung (prinzipiell auch durch PCI revaskularisierbar falls keine komplexen Koronarstenosen vorliegen)
    - koronare Ein- oder Zweigefäßerkrankung mit proximaler LAD-Stenose
  — ❯ **Memo** Bei stabilen Patienten mit Diabetes mellitus oder chronischer Niereninsuffizienz im Stadium I oder II beweist die aktuelle Studienlage einen Vorteil der chirurgischen Revaskularisation bezüglich dem Langzeitergebnis (Notwendigkeit eines erneuten Revaskularisationsverfahren).
  — bei Patienten **mit instabiler Angina pectoris** oder **NSTEMI** ist eine frühzeitige invasive Diagnostik (Herzkatheter) anzustreben
  — falls die für das Syndrom verantwortliche Läsion identifizierbar und durch PCI behandelbar ist, sollte eine Ad-hoc-PCI erfolgen
  — bei komplexen Läsionen (wie bei Patienten mit stabiler Angina pectoris), persistierender Ischämie oder frustraner PCI kann die Indikation zur chirurgischen Revaskularisation gestellt werden
  — ❯ **Memo** Im Falle einer möglichen PCI ist eine frühe Revaskularisation anzustreben; dagegen erzielt eine chirurgische Revaskulari-

sation die besten Ergebnisse, wenn sie einigen Tagen medikamentöser Stabilisierung des Patienten folgt.

— bei Patienten mit STEMI ist ebenfalls eine frühzeitige Durchführung eines Herzkatheters von großer prognostischer Bedeutung

— eine sog. primäre PCI hat sich als das effektivste therapeutische Verfahren erwiesen

— bei ungünstigen anatomischen Bedingungen oder frustranem Rekanalisationsversuch durch PCI kann die Indikation zur Bypasschirurgie gestellt werden, falls ein erheblicher Myokardanteil durch Ischämie gefährdet ist und die chirurgische Revaskularisation in den ersten 3–4 Stunden nach Eintreten der Symptome durchgeführt werden kann

— ❯ **Memo** Erfolgt die chirurgische Revaskularisation nicht in den ersten 3–4 Stunden nach Eintreten der Symptome, ist davon auszugehen, dass das myokardiale Infarktareal nekrotisch ist; bessere Ergebnisse bezüglich Überlebensrate werden in diesem Fall erzielt, wenn der chirurgische Eingriff 3–7 Tage nach medikamentöser Stabilisierungstherapie des Patienten erfolgt, falls keine anhaltenden anginösen Symptome oder hämodynamische Instabilität vorhanden sind.

3.1.2   Technik der konventionellen operativen Myokardrevaskularisation

— eine operative Myokardrevaskularisation in konventioneller Technik erfolgt über eine sog. **mediane longitudinale Sternotomie** mit Unterstützung der Herz-Lungen-Maschine (HLM)

— die HLM ermöglicht dem Chirurgen das Operieren in einem blutfreien und stabilisiertem Operationsfeld

— der sog. kardioplegische Arrest (Herzstillstand), der durch die HLM ermöglicht wird, schützt das Herz vor ischämischen Schäden, indem die metabolischen Aktivitäten und somit der Energieverbrauch des Myokards auf ein Minimum reduziert werden (▶ Abschn. 3.5)

— folgende Gefäße dienen meist als vaskuläres Material für die Bypässe:

— **A. mammaria interna:**

• sie wird mit dem Elektrokauter von ihrem Ursprung bis zu ihrer Bifurkation in der Nähe des Zwerchfells freipräpariert

• proximal wird sie nicht von der A. subclavia getrennt, so dass der Blutzustrom direkt durch diese erfolgen kann

• ❯ **Memo** Die A. mammaria kann als vaskulärer Pedikel mit den Begleitvenen und der darunterliegenden Portion der Fascia endothoracica oder in der sog. skelettierenden Technik als bloßes arterielles Gefäß mobilisiert werden. Aufgrund ihres Diameters sowie ihrer anatomischen und biochemischen Eigenheiten ist nach aktueller Studienlage die **A. mammaria interna** das Bypassmaterial, das die **besten Langzeitergebnisse bezüglich Offenheitsrate** vorweist.

- **❶ Cave** Die bilaterale Entnahme der A. mammaria interna erhöht aufgrund der daraus resultierenden vaskulären Minderversorgung des Sternums die Wahrscheinlichkeit einer postoperativen Wunddehiszenz der Sternotomie. Dies gilt besonders bei Patienten mit Diabetes mellitus
- **V. saphena magna:**
  - sie wird durch eine Inzision am Unter- und/oder Oberschenkel freipräpariert
  - **❷ Memo** Venen verfügen über Klappen, die für einen gerichteten Blutfluss sorgen, es muss deshalb auf die korrekte Orientierung des Venenbypasses geachtet werden.
  - **❶ Cave** Bei V.a. eine Varikose im Bereich der V. saphena magna oder anamnestisch bekannter tiefer Venenthrombose Erhebung des Venenstatus durch **selektive Phlebographie.** Bei Fehlen oder Unanwendbarkeit beider Vv. saphenae magnae kann auf die V. saphena parva zurückgegriffen werden
- nach Identifizierung und Freipräparation der zu revaskularisierenden erfolgt die Anastomose mit fortlaufender 7-0- oder 8-0-Polypropilennaht zwischen den Gefäßbrücken (Bypässe) und den Zielkoronarien (automatische Anastomosengeräte, sog. Stapler, wurden entwickelt, sind aber noch nicht in gängiger Anwendung)

3.1.3 Spezielle Techniken der operativen Myokardrevaskularisation

Bypasschirurgie ohne Anwendung der HLM (OPCAB oder »off pump«)

- je nach Technik, Angewohnheiten und Arbeitsphilosophie des kardiochirurgischen Teams kann die operative Myokardrevaskularisation **ohne Anwendung der HLM** erfolgen durch:
  - Einsetzen spezieller Stabilisierungshilfen, die für eine relative Immobilisierung des Anastomosensitus sorgen
  - Bewirken der Myokardprotektion durch spezielle »Shunts«, die während der Anfertigung der Anastomosen für Blutfluss durch die Zielkoronarie sorgen
  - spezielle anästhesiologische Techniken zur Unterstützung des Kreislaufs (inotrope Medikamente und Volumenverschiebungen)
- **positive Aspekte**:
  - Vermeidung der Beschädigung der Blutelemente durch den extrakorporalen Kreislauf
  - Vermeidung der Aktivierung von Entzündungskaskaden, Thrombozyten und der Verbrauch von Gerinnungsfaktoren (die durch den Kontakt des Blutes mit Kunststoffoberflächen verursacht werden)
  - Organschäden an Niere und Lunge, die in einer postoperativen Niereninsuffizienz und in längere Beatmungszeiten resultieren, schei-

3

nen nach aktueller Studienlage, in geringerem Maße, nach »Off-pump«-Chirurgie vorzukommen
— postoperative neurokognitive Defizite werden seltener beobachtet
— die durch den kardioplegischen Herzstillstand verursachte relative Ischämie ist vermeidbar, davon profitieren Patienten mit akutem Koronarsyndrom oder mit reduzierter linksventrikulärer Pumpfunktion
— die Traumatisierung der Aorta durch den Anschluss der HLM wird im Off-Pump-Verfahren vermieden, so dass diese Art von Revaskularisation besonders bei einer stark verkalkten Aorta ascendens zu empfehlen ist
— ❯ **Memo** Bei stark verkalkter Aorta wird die sog. Non-Touch-Technik empfohlen, da durch Anwendung beider **A. mammariae** und Erstellen von **venösen Y-Grafts** die Traumatisierung der Aorta ascendens vollständig vermieden wird.
— Off-Pump-Revaskularisationen können durch minimal-invasive chirurgische Zugänge erfolgen
— bei korrekter Technik ist eine komplette (alle Gefäße) Revaskularisation mit Langzeitergebnissen, die denen der konventionellen Bypasschirurgie gleichen, durchaus möglich
— **Nachteile:**
— technisch anspruchsvoll, kein Verfahren für Anfänger oder unerfahrene Operateure
— die fehlende Anwendung der HLM ist wirtschaftlich nicht günstiger, da die für die Off-Pump-Technik erforderlichen Stabilisierungshilfen und Shunts sehr teuer und meist Einwegartikel sind
— eine vollkommen einsatzfähige Herz-Lungen-Maschine ist für den Notfall im Operationssaal bereit zu halten

Minimal-invasive Bypasschirurgie (MIDCAB)

— neben der konventionellen Sternotomie können mit eingeschränkter Indikation alternative chirurgische Zugangswege zum Herzen mit dem Ziel gewählt werden, das chirurgische Trauma auf ein Minimum zu reduzieren:
— **anteriore linke Mini-Thorakotomie:**
 • 6–8 cm lange linksseitige anteriore Thorakotomie im IV. oder V. Interkostalraum
 • geeignet für die Anfertigung eines einzelnen Mammaria-Bypasses auf den RIVA
 • mit dem gleichen Bypass-Gefäß können gleichzeitig auch ein Diagonalast oder ein Intermediärast (RIM) der linken Koronarie angeschlossen werden
— **inferiore partielle Sternotomie und Mini-Laparotomie:**
 • partielle Trennung des Sternums von kaudal oder subxiphoidale Inzision
 • diese Zugänge eignen sich zur Versorgung mit Bypässen der rechten Koronarie und ihrer Äste wie dem **R. interventricularis pos-**

terior (RIVP) mit Anwendung der A. gastroepiploica als Bypass-Material
- **Port-Access- und Robot-assistierte Koronarchirurgie:**
  - gezieltes Einführen eines Endoskops und operativer Instrumente über ca. 1 cm lange Inzisionen (Port)
  - Anwendung eines Robot-Systems (hat sich zurzeit, als Methode nicht durchgesetzt)

Myokardrevaskularisation ausschließlich durch arterielles Bypassmaterial (Total-arterial-CABG)

- bei mangelhafter Eignung der V. saphena magna oder Patienten jungen Alters kann eine operative Myokardrevaskularisation mit Anwendung von ausschließlich arteriellem Bypassmaterial erfolgen
- am häufigsten werden eingesetzt:
  - linke A. mammaria interna, rechte A. mammaria interna
  - A. radialis
  - A. gastroepiploica (selten)
  - A. epigastrica inferio (sehr selten)
  - heterologe Arteriensegmente, wie A. mesenterica vom Rind (fast nicht mehr angewandt)
- eine ausschließlich arterielle Revaskularisation des Herzens erfolgt mit dem Ziel, ein besseres Langzeitergebnis bezüglich Offenheitsrate der Bypässe zu erreichen
- die aktuelle Studienlage beweist eindeutig die ausschließliche Überlegenheit der A. mammaria interna als Bypassmaterial wenn sie nicht als freies Transplantat benutzt wird
- heterologe Arteriensegmente und kleinlumige Kunststoffprothesen haben bis zum heutigen Tage zu keinen befriedigenden Ergebnissen geführt
- Bypässe, die mit der A. radialis angefertigt werden, weisen eine Neigung zum Vasospasmus auf, über deren Eignung als Bypassmaterial und über deren Überlegenheit gegenüber Bypässen aus der V. saphena magna ist kein eindeutiger Consensus vorhanden

3.1.4 Chirurgische Therapie der Komplikationen des Myokardinfarkts

Kardiogener Shock

- häufigste Todesursache bei Myokardinfarkt mit Verlust von vitalem Myokard ≥40%
- wird nach Myokardinfarkt bei ca. 6–10% der Patienten beobachtet
- hohe Krankenhausmortalität
- klassisches klinisches Schockbild (Low-Output-Syndrom) mit:
  - zentralisiertem Kreislauf
  - Reduktion der Diurese
  - niedrigem Blutdruck
- medikamentöse Unterstützung des Kreislaufs oft ineffektiv, trotz maximaler Katecholamintherapie

3

— **Optionen zur Therapie des kardiogenen Shocks sind:**
  – Anlegen einer intraaortalen Ballonpumpe (IABP)
  – notfallmäßige interventionelle Rekanalisierung der Koronarien (PTCA)
  – notfallmäßige chirurgische Myokardrevaskularisation an der HLM ohne kardioplegischen Arrest (On-Pump Beating Heart)
  – Unterstützung des Kreislaufs durch ECMO oder Ventrikelunterstützungssysteme (▶ Abschn. 3.5)
  – Herztransplantation

Postinfarktueller Ventrikelseptumdefekt (VSD)

— entsteht in ca. 0,5–1% der Fälle im Kontext eines Myokardinfarkts, oft 7–10 Tage nach dem Infarktereignis
— am häufigsten bei Patienten mit schlecht kollateralisierter koronarer Eingefäßerkrankung nach Infarkt der Vorderwand
— belastet durch hohe Letalität
— macht sich bemerkbar durch Auftreten oder Verschlechterung von Dyspnoe sowie durch ein neu aufgetretenes Systolikum
— Shunt vom linken zum rechten Ventrikel durch Echokardiographie oder Cineventrikulographie darstellbar
— rasche Entwicklung zum Herzversagen und Low-Output-Syndrom
— die Ruptur kann das apikale, anteriore oder inferioposteriore Septum betreffen
— **chirurgisches Management des postinfarktuellen VSD:**
  – bei hämodynamischer Verträglichkeit chirurgische Versorgung im Intervall (14 Tage), um die Stabilisierung des Narbengewebes um den VSD zu ermöglichen (OP-Risiko 10–15%)
  – intraaortale Ballonpumpe (IABP): senkt die Nachlast des linken Ventrikels und somit das Shunt-Volumen
  – bei hämodynamischer Instabilität notfallmäßige chirurgische Versorgung (OP-Risiko 40–50%)
  – HLM mit oder ohne kardioplegischem Arrest
  – Exzision des Infarktareals
  – Versorgung des VSD mit einem Perikard- oder Kunststoffflicken, der auf der linksventrikulären Seite des Septums angebracht wird und mit filzbefestigten Nähten an der freien Wand des rechten Ventrikels fixiert wird
  – bei kleinem apikalen VSD Amputieren der Herzspitze

Myokardruptur

— seltene, aber lebensbedrohliche Komplikation eines Myokardinfarkts
— entsteht typischerweise 4–5 Tage nach dem Infarktereignis
— betrifft am häufigsten die linksventrikuläre Lateralwand des Herzens
— verursacht – falls nicht durch Perikardadhäsionen gedeckt – eine Perikardtamponade mit folgendem Low-Output-Syndrom
— meistens fulminanter Verlauf

- **chirurgische Optionen bei rechtzeitiger Diagnose:**
  - Anschluss der Herz-Lungen-Maschine über die Leistengefäße
  - notfallmäßige Entlastung der Perikardtamponade durch Sternotomie und nicht mittels Punktion, da die Tamponade einen weiteren Blutaustritt ins Perikard unterbindet
  - Resektion des Infarktareals mit Einnähen eines Perikard- oder Kunststoffpatches

Aneurysma des linken Ventrikels

- nicht seltene, späte Komplikation eines transmuralen Myokardinfarkts (10–15%)
- am häufigsten sind ausgedehnte Infarktnarben der Vorderwand und des Apex des Herzens von der aneurysmatischen Erweiterung betroffen
- echokardiographisch und durch Cineventrikulographie darstellbar
- in ca. 50% der Patienten sind Thromben im Aneurysma entdeckt, **❶ Cave** Embolierisiko
- ventrikuläre Aneurysmen beeinflussen per se nicht die Prognose des Patienten, sind aber oft assoziiert mit:
  - Herzinsuffizienz
  - thromboembolischen Ereignissen
  - potenziell malignen Herzrhythmusstörungen
- die mit dem Aneurysma assoziierte Beeinträchtigung der linksventrikulären Funktion basiert auf der Störung der Ventrikelgeometrie und der Unfähigkeit des Narbengewebes, zur Kontraktilität des Herzens beizutragen
- **chirurgische Therapie bei entsprechender Indikation:**
  - einfache Raffung eines kleinen Aneurysma ohne Nachweis von Thromben mit oder ohne Anwendung der HLM
  - plastische Rekonstruktion des linken Ventrikels (Dor-Plastik) mit Einnähen eines Kunststoffflicken und Wiedererstellung der korrekten Ventrikelgeometrie

Akute Ruptur eines Papillarmuskels

- seltene Komplikation eines Myokardinfarkts (ca. 0,5–1%)
- kann wenige Stunden bis 14 Tage nach dem Infarktereignis auftreten
- ist mit sehr hoher Letalität belastet
- der posteromediale Papillarmuskel ist öfter betroffen als der anterolaterale
- eine partielle Ruptur wird häufiger beobachtet als eine komplette
- das klinische Bild ist das einer akuten Mitralinsuffizienz mit imposanter Dyspnoe und rascher Progredienz zum Lungenödem
- die akute Mitralinsuffizienz kann echokardiographisch sowie cineventrikulographisch dargestellt werden
- bei kompletter oder partieller Ruptur eines Papillarmuskels mit akuter Mitralinsuffizienz ist die Indikation zur notfallmäßigen chirurgischen Therapie gegeben
- **chirurgischen Optionen:**
  - Anlage einer IABP

— bei partieller Ruptur:
- Rekonstruktion durch Annähen des Papillarmuskels
- ggf. Rekonstruktion des subvalvulären Apparates (siehe Mitralklappenrekonstruktion)

— bei nicht gegebener Möglichkeit der Rekonstruktion des Papillarmuskels:
- Ersatz der Mitralklappe durch Klappenprothese

3.2 Chirurgische Therapie erworbener Herzklappenfehler

3.2.1 Aortenklappenstenose

Definition
— Verkleinerung der Öffnungsfläche der Aortenklappe

Ätiologie und Pathogenese
— am häufigsten beobachteter Klappenfehler in den westlichen Ländern
— bei älteren Patienten auf sklerotisch-degenerativer Basis mit weitgehender Verkalkung und Unbeweglichkeit der Klappentaschen
— bei jüngeren Patienten oft mit einer angeborenen bikuspiden Aortenklappe assoziiert
— Drucküberlastung des linken Ventrikels mit reaktiver konzentrischer Hypertrophie

Klinik
— für lange Zeit oligosymptomatisch trotz hochgradiger Stenose
— Belastungsdyspnoe
— im fortgeschrittenen Stadium Schwindel und Synkopen bei Belastung
— Angina pectoris
— Herzrhythmusstörungen
— plötzlicher Herztod

Diagnostik
— auskultatorisch raues Systolikum mit maximaler Intensität im 2. ICR rechts, parasternal mit Fortleitung in den Karotiden
— echokardiographische Messung des transvalvulären Gradienten, der Klappenöffnungsoberfläche und der transvalvulären Flussgeschwindigkeit sowie Nachweis verdickter, sklerotischer und unbeweglicher Klappentaschen
— durch Herzkatheter mit Ventrikulographie, Messung des transvalvulären Gradienten und der Klappenöffnungsoberfläche sowie der linksventrikulären Funktion
— ❯ **Memo** Normwerte der Klappenöffnungsoberfläche (KÖF), des mittleren transvalvulären Gradienten (mean ΔP) und der maximalen transvalvulären Blutflussgeschwindigkeit (Vmax) jeweils 3,5–5,0 cm^2, <25 mmHg und 0,9–1,8 m/s.

Therapie

- Ersatz der Klappe durch Kunststoff- oder biologischer Klappenprothese
- **Indikation:**
  - als **elektiver Eingriff** bei:
    - hochgradiger Aortenklappenstenose (KÖF <1 cm^2, mean ΔP >50 mmHg, Vmax >4 m/s) vor Eintreten von Angina pectoris, Synkopen und Zeichen der Linksherzinsuffizienz
    - **❗ Cave** Bei hochgradiger Aortenklappenstenose bei Patienten mit schwer reduzierter linksventrikulärer Funktion wird häufig kein erhöhter transvalvulärer Gradient beobachtet (sog. Low-Gradient-Aortenklappenstenose)
  - als **dringlicher Eingriff** bei:
    - Angina pectoris
    - stattgehabter Synkope
    - kardialer Dekompensation
  - als **Notfalleingriff** bei:
    - schwerer kardialer Dekompensation mit instabiler Hämodynamik

3.2.2 Aortenklappeninsuffizienz

Definition

- Unfähigkeit der Aortenklappe sich vollständig zu verschließen

Ätiologie

- strukturelle Veränderungen der Klappentaschen oder
- Dehnung des Klappenringes (Dilatation bzw. Aneurysma der Aortenwurzel) mit Regurgitation des Blutes von der Aorta in den linken Ventrikel während der Diastole

Pathogenese

- Folge von pathologischen Vorgängen der Klappentaschen (myxomatöse Degenerierung, Endokarditis), Dilatation des Klappenringes oder Dilatation der Aorta ascendens
- akute Form möglich
- Volumenbelastung des linken Ventrikel mit exzentrischer Linksherzhypertrophie
- progrediert zur Dilatation des linken Ventrikels und zur Herzinsuffizienz

Klinik

- **akute Form:**
  - Dyspnoe mit rascher Progredienz zum Lungenödem
- **chronische Form:**
  - lange Zeit asymptomatisch
  - Belastungsdyspnoe
  - Herzrhythmusstörungen

3

- im fortgeschrittenen Stadium:
  - Zeichen der kongestiven Herzinsuffizienz

Diagnostik

- auskultatorisch:
  - diastolisches Zusatzgeräusch nach dem 2. Ton
  - evtl. zusätzlich spätdiastolisches Geräusch (Austin-Flint) bei Behinderung der Mitralöffnung durch das Regurgitationsvolumen
- dopplerechokardiographisch:
  - Quantifizierung des Regurgitationsjet
  - Feststellung einer Dilatation der Aortenwurzel, der Aorta ascendens und des linken Ventrikels
  - Darstellung möglicher Vegetationen im Falle einer Endokarditis
- Ventrikulographie:
  - Bestimmung des Regurgitationsvolumens und Einteilung in **Schweregrade** (I–IV):
  - **Grad I:** Reflux einer geringen Menge an Kontrastmittel in den linken Ventrikel; das Kontrastmittel wird in der Systole vollständig ausgewaschen
  - **Grad II:** der linke Ventrikel wird vollständig durch den Reflux des Kontrastmittels gefärbt, aber die Dichte des Kontrastmittels im Ventrikel ist geringer als die in der Aorta
  - **Grad III:** der linke Ventrikel wird vollständig und deutlich durch das Kontrastmittel gefärbt, die Dichte des Kontrastmittels im Ventrikel gleicht der in der Aorta
  - **Grad IV:** komplette Anfärbung des linken Ventrikels durch Kontrastmittel während eines Herzzyklus

Therapie

- **Indikation zur chirurgischen Therapie:** ❶ **Cave** Bei Aorteninsuffizienz ist ein korrektes Timing in der Indikationsstellung von sehr hoher prognostischer Bedeutung, da bei hochgradig kompromittierter linksventrikulärer Pumpfunktion ein chirurgischer Eingriff mit einer sehr hohen Letalität belastet ist
  - **Ersatz der Aortenklappe indiziert:**
    - bei akuter Aorteninsuffizienz mit kardialer Dekompensation
    - bei hochgradiger Aorteninsuffizienz bei symptomatischen Patienten (NYHA II–III–IV) sowie bei oligosymptomatischen oder asymptomatischen Patienten (NYHA I–II) mit beginnender Beeinträchtigung der linksventrikulären Leistung (EF↓) und/oder Anzeichen einer linksventrikulären Dilatation (telesystolischer Diameter des linken Ventrikels >50 mm; telediastolischer Diameter des linken Ventrikels >70 mm)
    - ❶ **Cave** Wenn eine operationswürdige Aorteninsuffizienz durch eine Dilatation der Aortenwurzel und der Aorta ascendens verursacht wird, ist ein kombiniertes operatives Verfahren an der Aortenklappe und an der Aorta ascendens indiziert; zu den diesbe-

züglichen Indikationen und therapeutischen Optionen siehe Kapitel »Erkrankungen der herznahen Gefäße: therapeutische Optionen«

- **Technik des Aortenklappenersatzes:**
  - chirurgischer Zugang in der Norm durch mediane Sternotomie allerdings werden minimal-invasive Zugänge wie Minithorakotomie zunehmend in vielen Zentren angeboten
  - Anwendung der Herz-Lungen-Maschine und kardioplegischer Arrest mit Normo- oder moderater Hypothermie (28–32 C°), ggf. lokale Kühlung des Herzens
  - Eröffnung der Aorta ca. 1 cm über dem sinotubulären Übergang (Aortotomie)
  - Exzision der nativen Klappe mit sorgfältiger Entkalkung des Klappenringes, Ausmessen des Ringes und Wahl einer Klappenprothese
  - ❯ **Memo** Die Größenwahl der Aortenklappenprothese sollte nach einem Normogramm auf der Basis der Körperoberfläche erfolgen. Die Wahl einer zu kleinen Prothese erzeugt einen transvalvulären Gradienten der sich hämodynamisch wie eine Aortenklappenstenose auswirkt. Prothesen mit einem Durchmesser <21 mm sollten nur in selektierten Fällen angewandt werden.
  - bei zu kleinem Klappenring Patch-Erweiterung der Aortenbasis mit Kunststoff- oder autologem Perikardflicken möglich
  - Einnähen der Klappenprothese und Verschluss der Aortotomie, Entlüftung der Herzhöhlen
  - ❗ **Cave** In unmittelbarer Nähe der linkskoronaren und akoronaren Klappentasche befinden sich wichtige Strukturen des Reizüberleitungssystems des Herzens (AV-Knoten und His-Bündel); bei Exzision der nativen Klappe können diese Verletzt werden und dadurch ein temporärer oder definitiver AV-Block erzeugt werden. Deshalb ist das Anbringen von temporären Schrittmacherelektroden auf rechtem Vorhof und Ventrikel notwendig, um bei Bedarf, eine DDD-Stimulierung zu ermöglichen.
- **Klappenprothesen:**
  - **mechanische Klappenprothesen:**
    - heute überwiegend Verwendung von Zwei-Flügel-Prothesen aus pyrolytischem Kohlenstoff
    - theoretisch zeitlich uneingeschränkte Haltbarkeit nach Implantation
    - ❯ **Memo** Träger einer mechanischen Aortenklappe benötigen nach den internationalen Leitlinien eine lebenslange Hemmung der Blutgerinnung durch orale Antikoagulanzien (Warfarin, Phenoprocoumon) und eine engmaschige Kontrolle des INR-Wertes (Ziel-Wert liegt zwischen 2,0 und 3,0; Empfehlung der Europäischen Gesellschaft für Kardiologie ESC: 2,5).
  - **biologische und gerüstlose (stentless) biologische Klappenprothesen:**
    - Schweineklappen oder Klappen aus Pferde- bzw. Rinderperikard hergestellt, auch als gesamte Aortenwurzel verfügbar

3

- zeitlich eingeschränkte Haltbarkeit nach Implantation (10–20 Jahre je nach Modell)
- ❶ **Cave** Bei beschränkter zeitlicher Haltbarkeit ist eine entsprechende Aufklärung des Patienten unverzichtbar
- ❯ **Memo** Bei biologischen Aortenklappenprothesen ist eine medikamentöse Hemmung der Gerinnung nur für 3 Monate nach Implantation üblich. Der Ziel-Wert des INR liegt zwischen 2,0 und 3,0 (ESC-Empfehlung: 2,5). Danach ist eine Therapie mit ASS ausreichend. Bei gerüstlosen (stentless) Klappenprothesen ist in der Regel keine antikoagulative Therapie erforderlich.

— **interventionelle Verfahren:**
  - für Hochrisikopatienten (Alter, Komorbidität, ausgedehnte Verkalkungen der Aorta) – die aufgrund der hohen Mortalität nicht für einen konventionellen Klappenersatz in Frage kämen – stehen zurzeit alternative, katheterbasierende Klappenersatztechniken zur Verfügung
  - Sprengung der nativen erkrankten Klappe durch einen Hochdruckballon
  - Sprengung einer degenerierten biologischen Aortenklappenprothese möglich
  - katheterbasierendes Einbringen eines klappentragenden Stents (Nitinol-Gerüst mit einer biologischen Klappenprothese versehen) in gefalteter Form, Platzierung und Expansion im Kontext der gesprengten Klappe (sog. Valve-in-Valve-Prinzip)
  - das Einführen der Katheter und der Prothesen kann durch Punktion der A. femoralis oder nach Anfertigen einer kleinen linken Thorakotomie direkt durch den Herzapex erfolgen
  - Herz-Lungen-Maschine ist nicht erforderlich
  - postoperative Hemmung der Gerinnung nicht notwendig
  - Therapie mit ASS und Clopidrogrel empfohlen
  - ❶ **Cave** Anwendung nur selektiv bei Hochrisikopatienten aufgrund der noch zu hohen perioperativen bzw. periinterventionellen Letalität und fehlender Langzeitergebnisse

3.2.3 Mitralklappeninsuffizienz

Definition
— Unfähigkeit der Mitralklappe sich vollständig zu verschließen

Ätiologie
— struktureller Veränderungen der Klappensegel
— Dehnung des Klappenringes (Dilatation des Ventrikels)
— Dehnung oder Abriss der Chordafäden
— Dysfunktion eines Papillarmuskels mit Regurgitation eines Blutvolumens in den linken Vorhof während der Systole

Pathogenese

- Folge von pathologischen Vorgängen des Mitralanulus, der Klappensegel, der Chordafäden und der Papillarmuskeln auf ischämischer, degenerativer, rheumatischer oder infektiöser Basis
- akute Form als Folge z.B. von Ruptur eines Papillarmuskels im Rahmen eines akuten Koronarsyndroms möglich
- Volumenbelastung des linken Vorhofs → Dilatation des linken Vorhofs → pulmonale Hypertonie → Rechtsherzdilatation mit sekundärer Trikuspidalklappeninsuffizienz
- Volumenbelastung des linken Ventrikels → initial exzentrische Hypertrophie → Dilatation → Linksherzinsuffizienz

Klinik

- chronische Form:
  - lange Zeit asymptomatisch
- im fortgeschrittenen Stadium:
  - Belastungsdyspnoe (NYHA II–III–IV)
  - kardiales Asthma
  - Zeichen der kongestiven Herzinsuffizienz
  - supraventrikuläre Arrhythmien
  - Vorhofflimmern
  - Embolisierung durch Mobilisierung thrombotischer Auflagerungen im dilatierten linken Vorhof
- akute Form:
  - schwere Dyspnoe bis zu Lungenödem
  - ggf. Schock

Diagnostik

- auskultatorisch:
  - systolisches Zusatzgeräusch nach abgeschwächten I-Ton mit Fortleitung in die Axilla
- dopplerechokardiographisch:
  - Quantifizierung des Regurgitationsjets
  - morphologische Beschreibung der Klappensegel
  - Messung der Ventrikeldiameter
  - Darstellung eventueller Vegetationen im Falle einer Endokarditis
- simultane Links- und Rechtsherzkatheter: Bestimmung des Regurgitationsvolumens und Einteilung in Schweregrade (I–IV):
  - **Grad I:** diskreter Reflux: das Kontrastmittel färbt nicht den gesamten linken Vorhof und wird in der Diastole vollständig ausgewaschen
  - **Grad II:** der linke Vorhof wird vollständig durch das regurgitierende Kontrastmittel gefärbt
  - **Grad III:** Grad II zuzüglich verzögertes Auswaschen des Kontrastmittels aus dem linken Vorhof
  - **Grad IV:** Reflux des Kontrastmittels in die Lungenvenen
- Quantifizierung der linksventrikulären Funktion
- Messung des Pulmonaldrucks

Therapie

- ▬ ❯ **Memo** Zur Optimierung der therapeutischen Ergebnisse sollte die Indikation zur chirurgischen Versorgung möglichst vor dem Auftreten schwerwiegender Symptome und vor dem Erscheinen von Anzeichen der Herzinsuffizienz gestellt werden. Bei einer Möglichkeit der Rekonstruktion der Mitralklappe entsprechend frühzeitige Indikation zur Operation.
- ▬ **Mitralklappenrekonstruktion** (falls möglich immer zu bevorzugen) **oder Ersatz** indiziert bei:
  - ▬ symptomatischen Patienten (NYHA II–III–IV)
  - ▬ Anzeichen einer beginnenden Dilatation des linken Ventrikels (telesystolischer Diameter >55 mm) oder beginnender Beeinträchtigung der linksventrikulären Funktion (EF↓)
  - ▬ jüngeren oligo-/asymptomatischen Patienten mit hochgradiger Mitralklappeninsuffizienz (Mitralrekonstruktion)
  - ▬ akuter dekompensierter Mitralklappeninsuffizienz
  - ▬ therapieresistenter Endokarditis oder hoher Gefahr von septischer Embolisierung der Vegetationen

3.2.4   Mitralklappenstenose

Definition

- ▬ Einengung mit Verkleinerung der Öffnungsfläche der Mitralklappe

Ätiologie

- ▬ in der Vergangenheit meist auf rheumatischer Basis mit Verschmelzung und Verkalkung der Klappensegel
- ▬ heute überwiegend auf degenerativer Basis

Pathogenese

- ▬ erhöhter Füllungsdruck und Dilatation des linken Vorhofs → retrograde Lungenstauung → pulmonale Hypertonie → Drucküberlastung des rechten Ventrikels → sekundäre Trikuspidalklappeninsuffizienz → Rechtsherzinsuffizienz und systemische Stauung

Klinik

- ▬ Dyspnoe bis Lungenödem
- ▬ Hämoptoe möglich
- ▬ Zyanose (Facies mitralica)
- ▬ systemische venöse Stauung
- ▬ Stauungsleber, Aszites
- ▬ supraventrikuläre Arrhythmien, Vorhofflimmern
- ▬ Embolisierung von thrombotischen Auflagerung im dilatierten linken Vorhof

Diagnostik

- auskultatorisch verstärkter I-Ton und Diastolikum mit präsystolischem Crescendo (wenn Sinusrhythmus)
- echokardiographischer Nachweis der gestörten Klappenstruktur
- Berechnung der Klappenöffnungsfläche und des transvalvulären Gradienten durch simultanen Links- und Rechtsherzkatheter
- Berechnung des transvalvulären Gradienten, der Klappenöffnungsfläche und des Pulmonaldrucks
- ❯ **Memo** Normale KÖF: 4–6 cm^2.

Therapie

- **Indikationen zum Klappenersatz oder seltener Komissurotomie** (bei einfacher Fusion der Komissuren):
  - KÖF <1 cm^2 (hochgradige Stenose)
  - symptomatischen Patienten (NYHA III–IV)
  - oligosymptomatischen Patienten (NYHA II) mit Vorhofflimmern, ❯ **Memo** Bei Patienten der NYHA-Klasse II mit Sinusrhythmus ist die Überlebensrate bei konservativer Therapie vergleichbar mit der Überlebensrate nach chirurgischer Behandlung.
  - Patienten mit anamnestischen Nachweis von embolischen Ereignissen
  - ❶ **Cave** Bei sekundärer hochgradiger Trikuspidalinsuffizienz ist eine synchrone chirurgische Versorgung der Trikuspidalklappe indiziert. Rekonstruktive Verfahren sind in jedem Fall einem Klappenersatz durch Prothese vorzuziehen

3.2.5 Mitralklappenprolaps

Definition

- systolische Vorwölbung eines Teiles der Mitralklappe oder Teiles eines Mitralklappensegels in den linken Vorhof

Ätiologie

- mögliche Ursache einer Mitralklappeninsuffizienz
- angeborene Formen (Bindegewebeschwächen) und
- erworbene Formen (myxomatöse Proliferation; nach Infarkt)

Klinik

- in den häufigsten Fällen der angeborenen Form asymptomatisch
- falls höhergradige Insuffizienz vorhanden:
  - Dyspnoe (NYHA)
  - Arrhythmien
- bei fortgeschrittenen Krankheitsbildern Zeichen der Herzinsuffizienz

3

Diagnostik

- auskultatorisch:
  - meso- oder telesystolischer Klick
  - bei Insuffizienz der Klappe systolisches Zusatzgeräusch mit Fortleitung in der Axilla
- in den meisten Fällen Zufallsbefund einer routinemäßigen Echokardiographie
- echokardiographischer Nachweis von:
  - Vorwölben eines Klappensegels ≥2 mm über die Mitralklappenebene
  - Verdickung der Klappensegel und der Chordafäden
- dopplersonographisch:
  - Darstellung einer evtl. vorhandenen Insuffizienz
- unter Ergometrie oft pseudoischämische EKG-Veränderungen

Therapie

- **Indikationen zur Mitralklappenrekonstruktion oder zum Ersatz bei:**
  - symptomatischen Patienten (NYHA III–IV)
  - Anzeichen einer beginnenden Dilatation des linken Ventrikels (telediastolischer Diameter >55 mm) oder beginnender Beeinträchtigung der linksventrikulären Funktion (EF↓)
  - jungen asymptomatischen Patienten mit höhergradiger Insuffizienz und sichere Machbarkeit einer Klappenrekonstruktion
  - ❯ **Memo** In den meisten Fällen von primärem und sekundärem Mitralklappenprolaps ist eine chirurgische Rekonstruktion der nativen Mitralklappe möglich. Deshalb sollte bei jungen asymptomatischen Patienten mit hochgradiger Mitralinsuffizienz die Indikation zur chirurgischen Therapie zeitlich vorgezogen werden, um die Progression zur Herzinsuffizienz zu vermeiden.

Techniken des Mitralklappenersatzes und Mitralklappenprothesen
Mitralklappenersatz

- chirurgischer Zugang:
  - Norm: durch mediane Sternotomie
  - minimal-invasive Zugänge wie rechte anterolaterale Minithorakotomie möglich
- Anwendung der Herz-Lungen-Maschine und kardioplegischer Arrest mit Normo- oder moderater Hypothermie (28–32 C°), ggf. lokale Kühlung des Herzens
- Eröffnung des linken Vorhofs von ca. 4 cm über den Sulcus interatrialis (Atriotomie)
  - alternative Zugänge zur Mitralklappe (z.B. der transseptale) durch den rechten Vorhof möglich
- Exzision der nativen Klappe mit vorsichtiger Entkalkung des Klappenrings

- ❯ **Memo** Eine Schonung des posterioren Segels und subvulvulären Apparates wirkt sich positiv auf die postoperative linksventrikuläre Leistung aus, indem die Geometrie des linken Ventrikels erhalten bleibt.
  - ❗ **Cave** Durch eine aggressive Entkalkung des posterioren Klappenrings ist eine atrioventrikuläre Dissektion des Herzens möglich. Diese verursacht eine oft nicht stillbare Blutung aus dem posterioren atrioventrikulären Sulcus. Durch tiefes Stechen der Nähte zur Fixierung der Klappenprothese kann eine Stenose des R. circumflexus der linken Koronarie mit folgender Myokardischämie verursacht werden
- Ausmessen des Klappenringes und wählen einer passenden Klappenprothese
- Einnähen der Klappenprothese
- Verschluss der Atriotomie nach Entlüftung der Herzhöhlen

Klappenprothesen

- **mechanische Klappenprothesen:**
  - Überwiegend Zwei-Flügel-Prothesen aus pyrolytischem Kohlenstoff
  - theoretisch zeitlich uneingeschränkte Haltbarkeit nach Implantation
  - ❯ **Memo** Träger einer mechanischen Mitralklappenprothese benötigen nach den internationalen Richtlinien eine lebenslange Hemmung der Blutgerinnung durch orale Antikoagulanzien (Warfarin, Phenoprocoumon) und eine Engmaschige Kontrolle des INR-Wertes (Ziel-Wert des INR zwischen 3,0 und 3,5; ESC-Empfehlung 3,0 oder höher in Abhängigkeit vom individuellem Thromboserisiko).
- **biologische Klappenprothesen:**
  - mit Schweineaortenklappen oder Klappen aus Pferde- bzw. Rinderperikard gefertigt
  - zeitlich eingeschränkte Haltbarkeit nach Implantation (10–15 Jahre je nach Modell)
  - ❯ **Memo** Bei biologischen Mitralklappenprothesen ist eine medikamentöse Hemmung der Gerinnung nur für 3 Monate nach Implantation indiziert (Ziel-Wert des INR: 2,5–3,0; ESC-Empfehlung 2,5 oder höher in Abhängigkeit vom individuellem Thromboserisiko). Danach ist eine Therapie mit ASS ausreichend, falls ein Sinusrhythmus vorliegt.

Techniken der Mitralklappenrekonstruktion
Prinzip der Mitralklappenrekonstruktion

- erschwert bei ausgedehnten Verkalkungen des Anulus und der Klappenstrukturen
- nicht indiziert bei erheblichem Verlust von Gewebe an den Klappenstrukturen
- Eingriff möglich an allen Strukturen der Mitralklappe
  - der Anulus-Diameter kann durch Raffung des Anulus selbst und Einnähen eines Anuloplastierings verkleinert werden

Eigene Notizen

- prolabierende Segmente der Klappensegel können exzidiert werden
- gerissene Chordafäden können durch künstliche Gore-Tex®-Fäden ersetzt werden
- die Planung einer Mitralklappenrekonstruktion setzt eine sehr sorgfältige Diagnostik voraus:
  - Ursache der Klappeninsuffizienz sollte präoperativ weitgehend bekannt sein
  - in der präoperativen Diagnostik spielt die transösophageale Echokardiographie eine besondere Rolle (hohe Sensibilität und Spezifizität bei der Darstellung der verschiedenen Bestandteile des Klappenapparates)

Technik der Mitralklappenrekonstruktion

- chirurgischer Zugang:
  - Norm: durch mediane Sternotomie
  - minimal-invasive Zugänge wie rechte anterolaterale Minithorakotomie möglich
- Anwendung der Herz-Lungen-Maschine und kardioplegischer Arrest mit Normo- oder moderater Hypothermie (28–32 C°), ggf. lokale Kühlung des Herzens
- Eröffnung des linken Vorhofs von ca. 4 cm über dem Sulcus interatrialis
- Inspektion der Mitralklappe:
  - Prüfung der Dichtigkeit
  - Identifizierung der für die Insuffizienz verantwortlichen Strukturen (Segel, Chordae etc.)
  - Die **Prüfung der Mitralklappe** durch den sog. **Sealing-Test:**
    - der Ventrikel wird durch die Mitralklappe unter leichtem Druck mit NaCl-Lösung gefüllt, dadurch kann unter direkter Sicht die genaue Stelle der Undichtigkeit festgestellt werden
    - durch vorsichtige Manipulation der Klappenstrukturen mit feinen chirurgischen Häkchen kann ein Prolaps oder eine Dehnung der Chorda-Fäden erkannt werden
    - diese Methodik ist im Falle einer ischämischen Mitralinsuffizienz nicht anwendbar
- Wahl des angemessenen Rekonstruktionsverfahren
- Durchführen des gewählten Verfahrens
  - evtl. Resektion eines prolabierenden Segments der Mitralklappensegel
  - Implantation von Neo-Chordae (Gore-Tex®)
  - Verkleinerung des Klappenringes und somit der Klappenöffnungsfläche durch Einbringen eines Anuplastieringes
  - ❶ **Cave** Die verschiedenen Rekonstruktionsverfahren können nach Bedarf kombiniert werden, allerdings sollte immer eine Anuloplastie mittels Anuloplastiering durchzuführen
- Prüfung der rekonstruierten Klappe auf Dichtigkeit (Sealing-Test)
- Verschluss der Atriotomie

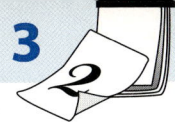
- intraoperative Darstellung des Operationsergebnisses mittels transösophagealer Echokardiographie
- **❯ Memo** Bei Mitralklappenrekonstruktion ist eine medikamentöse Hemmung der Gerinnung für 3 Monate nach der Operation üblich (keine aktuelle ESC-Empfehlung). Der Ziel-Wert des INR beträgt 2,5–3,0; danach Therapie mit ASS ausreichend.

3.2.6 Endokarditis

Definition
- meist bakterielle, seltener mykotische Besiedlung des Endokards mit häufiger Beteiligung der Herzklappen oder Herzklappenprothesen

Ätiologie
- Erreger:
  - Streptokokken (60–80%)
  - Staphylokokken (20–30%)
  - gramnegative Bakterien und Pilze (10%)

Pathogenese
- akute und subakute Form möglich
- Perforationen und Vegetationen an den Segeln (akute Form)
- häufige Beteiligung strukturell veränderter Klappen (subakute Form)

Klinik
- Fieber mit Schüttelfrost
- hyperdynamischer Kreislauf (Tachykardie)
- septische Embolien
- septischer Shock

Diagnostik
- Labor:
  - Nachweis von Entzündungs- und Sepsiszeichen (CRP↑, Leukozyten↑, Procalcitonin↑, Anämie, Thrombozytopenie)
  - positive Blutkulturen mit Erregernachweis
- echokardigraphische Darstellung von:
  - Vegetationen
  - Klappeninsuffizienz
  - Abszessen
- bei septischer Embolisierung ggf. radiologische Darstellung von Abszessen und septischen Infarkten in peripheren Organparenchymen
- Duke-Kriterien (siehe: W. Karges, S. Al Dahouk: Innere Medizin in 5 Tagen, Springer Verlag 2009)

3

Therapie

- **Klappenersatz** bzw. **Klappenrekonstruktion** mit dringlicher bis notfallmäßiger Priorität bei:
  - antibiotisch nicht therapiebarer Infektion (persistierend positive Blutkulturen trotz mehrtägiger antibiotischer Therapie)
  - endokarditisbedingter Herzinsuffizienz oder hämodynamischer Instabilität
  - stattgefundenen septischen Embolien
  - Nachweis großer Vegetationen mit erhöhtem Risiko der Embolisierung
  - perivalvuläre Abszesse oder Fisteln

3.3   Erkrankungen der herznahen Gefäße

3.3.1   Thorakales Aortenaneurysma

Definition

- umschriebene Dilatation (>3,5 cm) der thorakalen Aorta (A. ascendens, Aortenbogen, thorakale A. descendens)

Risikofaktoren

- Alter: >60 Jahre
- arterielle Hypertonie
- Arteriosklerose
- Arteritis
- Lues (mykotisches Aneurysma)
- seltener:
  - auf angeborener Basis (Ehler-Danlos-Syndrom, Marfan-Syndrom)
  - assoziiert mit bikuspider Aortenklappe

Klinik

- meistens asymptomatisch
- unspezifischer thorakaler Schmerz
- Palpitationen
- bei Dilatation der Aortenwurzel Aorteninsuffizienz möglich
- Dyspnoe oder Dysphagie bei Kompression der Atemwege und des Ösophagus möglich
- bei Erreichen eines kritischen Diameters Risiko der Ruptur

Diagnostik

- Röntgen-Thorax
  - Erweiterung des mediastinalen Schattens
- CT (Angio-CT)
- transthorakale und transösophageale Echokardiographie:
  - Darstellung und Messung des Aortendiameters
  - ggf. Feststellung und Quantifizierung einer evtl. Aorteninsuffizienz
- MRT

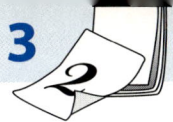

– Darstellung, Messung des Aortendiameters und evtl. Planung der Operation mittels:
  – CT der thorakalen Aorta oder
  – MRT, ggf. mit dreidimensionaler Rekonstruktion

Therapie

– **operative Therapieoptionen bei Aneurysmen der A. ascendens:**
  – wenn symptomatisch (Schmerz) und bei rascher Diameterzunahme
  – grundsätzlich ab einem Diameter von 5,5 cm, jedoch je nach Begleiterkrankungen und ansonsten erforderlicher Herzoperation auch deutlich früher!
– **operative Therapieoptionen bei Aneurysmen der A. ascendens:**
  – isolierte Dilatation der A. ascendens über dem sinotubulären Übergang ohne pathologischer Veränderung der Aortenklappe:
    • suprakoronarer Ersatz eines Aortensegments durch eine geflochtene (Dacron-)Rohrprothese mit geeignetem Diameter
  – Dilatation der A. ascendens über dem sinotubulären Übergang mit begleitendem Klappenvitium:
    • suprakoronarer Ersatz eines Aortensegments durch eine Rohrprothese mit geeignetem Diameter und
    • synchroner Ersatz der Klappe durch Klappenprothese
  – Dilatation mit Einbeziehung der Aortenwurzel und Aortenklappeninsuffizienz mit struktureller Veränderung der Klappe:
    • Ersatz der A. ascendens und der Aortenklappe durch eine mit Klappenprothese versehene Rohrprothese (klappentragender Conduit) und
    • Reimplantation der Koronarostien in die ersetzte Aortenwurzel (Bentall-Operation)
  – Dilatation mit Einbeziehung der Aortenwurzel und Aortenklappeninsuffizienz ohne strukturelle Veränderung der Klappe:
    • Ersatz der A. ascendens durch Rohrprothese
    • Resuspendierung der nativen Klappe in der Rohrprothese selbst und Reimplantation der Koronarostien wie in der Bentall-Operation (David-Operation)
    • ❯ Memo Nach Bentall-Operation ist je nach Klappentyp (biologisch oder mechanisch) eine lebenslange oder zeitbegrenzte medikamentöse Hemmung der Gerinnung erforderlich (siehe Aortenklappenprothesen), bei der David-Operation (Erhalt der nativen Klappe) nicht notwendig.
– **operative Therapieoptionen bei Aneurysmen des Aortenbogens:**
  – im Falle eines operationswürdigen Aneurysma der A. ascendens mit Einbeziehung des Aortenbogens wenn der Diameter des Aortenbogens >5–6 cm beträgt
  – Dilatation des proximalen Aortenbogens:
    • Ersatz der aneurysmatischen Portion durch eine zugeschnittene Rohrprothese, die nur die Konkavität des Bogens ersetzt
    • die supraaortalen Gefäße werden in situ belassen (Hemiarch-repair-Operation)

— Dilatation des gesamten Aortenbogens:
  - Ersatz des Aortenbogens durch Rohrprothese und Reimplantation einer Gefäßinsel mit den Abgängen der supraaortalen Gefäße in den neugeformten Aortenbogen bzw.
  - Interposition zwischen der Aortenprothese und der supraaortalen Gefäßen einer Drei-Schenkel-Rohrprothese kleineren Kalibers

— operative Therapieoptionen beim Aneurysma der thorakalen A. descendens und bei thorakoabdominellen Aneurysma:
— wenn Symptome vorhanden sind (Schmerz, Dysphagie, Dyspnoe)
— wenn der Diameter der Aorta >5–6 cm beträgt
— chirurgische Verfahren:
  - Ersatz der dilatierten Portion der Aorta mit Rohrprothese, möglicherweise mit Reimplantation der interkostalen Arterien von T8–12
  - ❶ **Cave** Risiko der Para- oder Tetraplegie bei Rückenmarkischämie
  - Platzierung eines expandierbaren Stents in die A. descendens über die Femoralgefäße

— spezielle Strategien in der operativen Therapie des thorakalen Aortenaneurysma:
— Dilatation des Aortenbogens und der A. descendens:
  - ist der Eingriff an der A. descendens zum späteren Zeitpunkt vorgesehen, kann das distale Ende der Bogenprothese frei flottierend im Lumen der A. descendens belassen werden
  - in einer weiteren operativen Sitzung kann dann die Rohrprothese zum Ersatz der A. descendens an das frei flottierende Ende der Bogenprothese anastomosiert werden (Elefant-Trunk-Technik)
— synchrone Versorgung des Aortenbogens und der A. descendens:
  dafür stehen neuerdings sog. Hybrid-Prothesen zur Verfügung, die sich in 2 Portionen teilen:
  - diejenige zum Ersatz des Aortenbogens weist die Eigenschaften einer herkömmlichen textilen Rohrprothese auf,
  - die andere Rohrprothese zur Insertion in die aneurysmatische A. descendens besteht aus einem expandierbaren Stent (Frozen-Trunk-Technik)

— technische Besonderheiten in der chirurgischen Therapie des thorakalen Aortenaneurysma:
— der chirurgische Zugang zur A. ascendens und zum Aortenbogen ist die mediane Sternotomie
— Eingriffe an der thorakalen A. descendens erfolgen durch eine linke laterale Thorakotomie
— mit wenigen Ausnahmen, ist die Unterstützung der HLM notwendig
— aufgrund der Lokalisierung des Aneurysmas (Aortenbogen) ist unter Umständen eine temporärer Kreislaufstillstand durch Anhalten der HLM erforderlich
— vor Unterbrechung des Kreislaufs muss zur Reduzierung der metabolischen Anforderungen der Gewebe eine tiefe Hypothermie erreich werden (18 °C)

- während des Kreislaufstillstands kann durch spezielle Kanülen und mit Hilfe der HLM eine antegrade oder retrograde (durch das venöse System) Perfusion des Gehirns stattfinden
- nach Durchführung des Eingriffs wird die Körpertemperatur durch den Wärmeaustauscher der HLM auf physiologische Werten angehoben
- ❗ **Cave** Je nach Zentrum und Operationsphilosophie sind erhebliche Variationen in den angewandten Methoden möglich

3.3.2 Aortendissektion

Definition
- Einriss der Intima mit Einblutung in die Media und Entstehung eines sog. »falschen Lumens«

Risikofaktoren
- Alter >50 Jahre
- arterielle Hypertonie
- Arteriosklerose
- Arteriitis
- zystische Medianekrose
- Schwangerschaft
- stattgehabte Aortotomie (z.B. nach Aortenklappenersatz)
- Marfan- oder Ehler-Danlos-Syndrom

Einteilung
- Einteilung der Aortendissektion nach **DeBakey:**
  - Typ I (60%): Dissektion der A. ascendens, des Aortenbogens und der A. descendens
  - Typ II (15%): Dissektion der A. ascendens und des Aortenbogens
  - Typ III (25%):
    - Dissektion der A. descendens bis auf Höhe des Zwerchfells (Subtyp a)
    - Dissektion der A. descendens bis unter das Zwerchfell reichend (Subtyp b)
- Einteilung der Aortendissektion nach **Stanford** (häufigere klinische Anwendung):
  - Typ A (60%): mit Einbeziehung der A. ascendens
  - Typ B (40%): Beginn ab der linken A. subclavia ohne Einbeziehung der A. ascendens bzw. des Bogens
  - ❯ **Memo** Dissektionen des Typs A nach Stanford sind aufgrund der Gefahr, durch Ruptur eine Perikardtamponade zu verursachen, als herzchirurgische Notfälle zu betrachten.
  - intramurales Hämatom der Aorta als Vorstufe der Dissektion zu betrachten

3

Klinik

- akutes Eintreten der Symptome
- selten chronisches Bild
- typischerweise starker reißender Schmerz (Vernichtungsschmerz) im Thoraxbereich, oft zwischen den Scapulae bis in den Abdominalbereich migrierend, mit kraniokaudalem progredieren der Dissektion
- Dyspnoe
- häufig neurologische Symptomatik (TIA bis Schlaganfall) bei Einbeziehung der hirnversorgenden Gefäße
- Symptome der Organischämie:
  - akutes Koronarsyndrom bei Betroffenheit der Koronarostien
  - akute Niereninsuffizienz bei Minderperfusion der Nieren
  - Ileussymptomatik bei Einbeziehung der Mesenterialgefäße
- Aorteninsuffizienz
- Hämatothorax
- Perikardtamponade
- Schocksymptomatik
- Pulsdifferenz Leistengefäße

Diagnostik

- CT und MRT (Goldstandard):
  - Nachweis:
    - einer Aortendissektion
    - eines falschen Lumens und der Dissektionsmembran
    - exakte Lokalisierung des Intima-Risses (intimal tear) möglich
- transthorakale und transösophageale Echokardiographie:
  - Aortenerweiterung
  - falsches Lumen
  - ggf. flottierende Dissektionsmembran (intimal flap)
  - Quantifizierung einer Aorteninsuffizienz
- konventioneller Aortographie:
  - Darstellung des falschen Lumens
- auskultatorisch bei Aorteninsuffizienz:
  - neu aufgetretenes Diastolikum
- Messung unterschiedlicher Blutdruckwerte an beiden Armen

Therapie

- **Indikationen zur chirurgischen Therapie der Aortendissektion des Typs A nach Stanford:**
  - mit notfallmäßiger Priorität sobald die Diagnose stattgefunden hat
  - ❶ **Cave** Ein intramurales Hämatom im Bereich der A. ascendens sollte als Vorstadium einer akuten Typ-A-Dissektion betrachtet und die therapeutischen Maßnahmen sn daher mit der gleichen Priorität eingeleitet werden
  - ❯ **Memo** Die Letalität einer akuten Dissektion des Typs A nach Stanford steigt während der ersten 48 Stunden um 1% in der Stunde aufgrund der ausgeprägten Neigung zur Ruptur. Im seltenen Falle einer chronischen Dissektion des Typs A mit teils thrombosiertem

falschem Lumen ist die Gefahr einer Ruptur geringer, der Patient sollte allerdings engmaschig beobachtet und eine baldige chirurgische Versorgung eingeplant werden.

- **Ziele der chirurgischen Therapie der Aortendissektion des Typs A nach Stanford:**
  - Vorbeugung einer Aortenruptur und einer Perikardtamponade
  - Beseitigung des Intima-Risses
  - wenn möglich Ausschaltung des falschen Lumens
  - Entfernung des erkrankten Aortensegments
  - Beseitigung einer eventuellen Aorteninsuffizienz
  - Sicherung der Blutversorgung des Gehirns durch die supraaortalen Gefäße
- **chirurgische Verfahren in der Therapie der Aortendissektion des Typs A nach Stanford:**
  - isolierte Betroffenheit der A. ascendens ohne Aortenklappeninsuffizienz:
    - Ersatz des dissezierten Segments durch eine textile Rohrprothese
  - isolierte Betroffenheit der A. ascendens mit Aortenklappeninsuffizienz ohne schwerwiegende strukturelle Veränderungen der Aortenklappe:
    - Ersatz des betroffenen Aortensegments
    - Rekonstruktion der Aortenklappe und Reimplantation der Koronarostien
    - ggf. David-Operation oder anderes Rekonstruktionsverfahren der Aortenklappe (z.B. Yacoub-Operation)
  - isolierte Betroffenheit der A. ascendens und Aortenklappeninsuffizienz mit strukturellen Veränderungen der Aortenklappe:
    - Ersatz der A. ascendens und der Aortenklappe mittels Klappentragendem Conduit (Bentall-Operation)
  - Dissektion der A. ascendens und des Aortenbogens:
    - möglicherweise Ersatz des gesamten betroffenen Segmentes und Reimplantation einer Gefäßinsel mit den Abgängen der supraaortalen Gefäße in den neugeformten Aortenbogen bzw. Interposition einer Drei-Schenkel-Rohrprothese kleineren Kalibers zwischen der Aortenprothese und den supraaortalen Gefäßen
  - Dissektion der gesamten Aorta:
    - Ersatz durch Rohrprothese des dissezierten Gefäßtrakts mit Kombinierung der o.g. Verfahren und ggf. Ersatz bzw. Stenting der A. descendens in einer zweiten operativen Sitzung
    - evtl. synchrone Versorgung der gesamten thorakalen Aorta durch Anwendung einer Hybridprothese (Frozen-Trunk): die dissezierte A. ascendens und der Aortenbogen werden durch die konventionelle Portion der Hybridprothese ersetzt, der expandierbare Teil wird antegrad in die A. thoracica descendens platziert; die hirnversorgenden Gefäße werden in den neu geformten Aortenbogen reimplantiert; die Versorgung der A. abdominalis, falls von der Dissektion betroffen, kann durch Stenting oder Ersatz in einer weiteren operativen Sitzung erfolgen; das Einbringen von

Stents in die A. descendens soll die Obliteration des falschen Lumens bewirken, um im Verlauf eine Dilatation und ggf. eine Ruptur zu verhindern

- **❶ Cave** Abhängig vom präoperativen Status, den anatomischen Eigenschaften sowie vom Risikoprofil des Patienten kann sich auch der Eingriff auf den Ersatz der A. ascendens begrenzen. Die Gefahr einer intraperikardialen Ruptur mit folgender Tamponade ist somit ebenfalls beseitigt. Der Patient sollte danach wie im Falle einer chronischen Typ-B-Dissektion einem engmaschigen Follow-up unterzogen werden, um frühzeitig die Anzeichen einer progredienten Dilatation der dissezierten Aorta erkennen zu können

- **Indikationen zur chirurgischen Therapie der Aortendissektion des Typs B nach Stanford:**
    - mit dringlicher Priorität bei Minderperfusion abdomineller Organe oder der unteren Extremitäten
    - mit notfallmäßiger Priorität bei drohender Ruptur (periaortales Hämatom) und anhaltender Schmerzsymptomatik
    - mit dringlicher Priorität bei in einer Nachsorgeuntersuchung (CT) nachgewiesenen progredienten Erweiterung des Gesamtdiameters der Aorta (>6 cm)
    - **chirurgische Verfahren in der Therapie der Aortendissektion des Typs B nach Stanford**
        - Ersatz des betroffenen Aortensegments durch Rohrprothese
        - Implantation eines oder mehrerer expandierbaren Stents
        - interventionelle oder chirurgische Fensterung der Dissektionsmembrane um eine Perfusion beider Lumina zu gewährleisten

- **technische Besonderheiten in der chirurgischen Therapie der Aortendissektion:**
    - chirurgischer Zugang zur A. ascendens und zum Aortenbogen:
        - mediane Sternotomie
    - chirurgischer Zugang zur A. descendens:
        - linke laterale Thorakotomie bzw.
        - Laparotomie
    - Unterstützung durch Herz-Lungen-Maschine (HLM) notwendig
    - der Anschluss des arteriellen Schenkels der HLM erfolgt in der A. femoralis oder der A. subclavia (▶ Abschn. 3.5), wobei die A. subclavia zu bevorzugen ist, da von hier eine antegrade Perfusion des arteriellen Systems ermöglicht wird
    - der Anschluss der venösen Linie erfolgt dagegen wie üblich durch den rechten Vorhof oder durch die V. femoralis
    - **❶ Cave** Bei arterieller Kanülierung durch die A. femoralis besteht die Gefahr des Einbringen der Kanüle in das falsche Lumen der Dissektion mit der Folge einer Minderperfusion in den Organen die die arterielle Versorgung durch das wahre Lumen erhalten. Aus diesem Grund bevorzugen viele Chirurgen die Kanülierung der A. subclavia, die fast bei allen Patienten eine adäquate Perfusion ermöglicht

- wie beim Aortenbogenaneurysma kann auch in der chirurgischen Versorgung der Aortendissektionen des Typs A nach Stanford ein temporärer Kreislaufstillstand durch Anhalten der HLM erforderlich sein
- vor Unterbrechung des Kreislaufs muss eine tiefe Hypothermie erreich werden (18 °C)
- während des Kreislaufstillstands kann durch spezielle Kanülen und mit Hilfe der HLM eine antegrade oder retrograde (durch das venöse System) Perfusion des Gehirns stattfinden
- nach Exzision der zu ersetzenden Portion der Aorta, vor Einnähen der Prothese, können die Ränder der Anastomose der nativen Aorta mit einem speziellen Kleber konsolidiert werden; bei besonders zerbrechlichem Gewebe ist es empfehlenswert, die Naht der Anastomose mit einem Filzstreifen zu verstärken
- nach Beendigung des Eingriffs wird die Körpertemperatur durch den Wärmeaustauscher der HLM auf den physiologischen Wert angehoben

3.3.3 Lungenembolie

Ätiologie
- Obstruktion der Lungenarterien und ihrer Äste durch:
    - Thromben, meist nach Phlebothrombose der unteren Extremitäten (tief Beinvenenthrombose)
    - Fettembolien
    - Luft- oder Gasembolien
    - Fruchtwasserembolien
    - Tumorembolien

Risikofaktoren
- Immobilisation, z.B. nach Operationen
- Polytrauma
- Schwangerschaft bzw. Entbindung
- Herzinsuffizienz
- Gerinnungsstörungen

Klinik
- akut auftretender thorakaler Schmerz
- Dyspnoe
- Rechtsherzversagen
- Reanimationspflichtigkeit
- Asystolie

Diagnostik
- CT-Thorax mit Kontrastmittel:
    - Darstellung der Obstruktion der Lungenstrombahn und des embolisierenden Materials

3

- Perfusionsszintigraphie:
  - Darstellung einer Minderperfusion der Lunge
- Röntgen-Thorax:
  - Verminderung der vaskulären Zeichnung
- echokardiographisch:
  - Feststellung der Belastung des rechten Herzens
- EKG:
  - typische elektrokardiographische Zeichen:
    - S-Welle in D1
    - Q-Welle in D3 und
    - Inversion der T-Welle in D3
- Labor:
  - laborchemischer Anstieg der D-Dimere

Therapie

- **Indikation zur chirurgischen Therapie**
  - Indikation zur notfallmäßigen chirurgischen Thrombektomie bei akuter Lungenembolie:
    - wenn eine Lysetherapie kontraindiziert ist
    - bei schwerer Embolie mit einer hämodynamischen Obstruktion der zentralen Äste der Pulmonalarterien (>50% des Lumens)
  - bei rezidivierenden Lungenembolien kann eine elektive bis dringliche Indikation zur chirurgischen Therapie erfolgen, wenn:
    - eine hämodynamische Obstruktion der zentralen Äste der Pulmonalarterien >50% des Lumens vorhanden ist
    - eine hochgradige pulmonale Hypertonie mit erhöhtem vaskulären Wiederstand durch die Embolien verursacht wurde
    - invalidierende Dyspnoe (NYHA III–IV) vorhanden ist
- **chirurgisches Verfahren und Strategie:**
  - mediane Sternotomie als chirurgischer Zugang
  - Eingriff erfolgt mit Unterstützung der HLM
  - **bei akuter Lungenembolie:**
    - Eröffnung der Pulmonalarterie am flimmernden Herzen (induziertes Kammerflimmern)
    - direkte Entfernung des thrombotischen Materials mit Pinzette, Fogarty-Katheter oder durch Aussaugen und manuelle Kompression beider Lungen um verbleibende Thromben auszupressen
  - **bei chronischer Lungenembolie:**
    - hypothermer Kreislaufstillstand
    - Eröffnung der Pulmonalarterien bis in die Segmentebene und Thrombektomie

3.4 Tumore des Herzens und Exzisiontechniken

Einteilung
- **primäre Tumore des Herzens**
  - meist benigne (80%):
    - Myxome
    - Fibrome
    - Lipome
    - Rhabdomyome
    - Fibroelastome
  - seltene maligne (20%):
    - Sarkome
- sekundäre metastatische Tumore des Herzens
  - bis 40-mal häufiger vorkommend als primäre Tumore des Herzens
  - üblicherweise Tumore der Lunge oder der Mamma
- **Myxome**
  - häufigste Tumore des Herzens
  - familiäre Häufung in 5% der Fälle
  - zu 1–3% rezidivierend nach Exzision
  - kommen in allen Herzkammern vor, aber meistens in den Vorhöfen lokalisiert (85% im linken Vorhof), als polipöse Masse mit oder ohne Stiel und häufigem Ursprung aus der Fossa ovalis

Klinik
- oft Zufallsbefund
- unspezifische Symptomatik (thorakaler Schmerz, Dyspnoe, Palpitationen, Fieber)
- mögliche Emboliequelle (TIA, Schlaganfall)
- Synkopen bei mechanischer Obstruktion eines Klappenostiums
- Perikarderguss
- Herzrhythmusstörung
- Klappenstenose oder Insuffizienz
- Herzinsuffizienz bei Infiltrierung des Myokards durch maligne Tumore

Diagnostik
- Darstellung und Beurteilung mittels transthorakaler und transösophagealer Echokardiographie
- Darstellung mit Kardio-CT oder MRT (bei intramuralen Tumoren)
- auskultatorisch unspezifische Zusatzgeräusche

Therapie
- **Indikation zur chirurgischen Therapie:**
  - Indikation zur Exzision bei Entdeckung einer Raumforderung in den Herzhöhlen als Zufallsbefund oder infolge einer Symptomatik
  - ❗ **Cave** Die histologische Charakterisierung der Tumormasse kann in der Regel nur nach Exzision erfolgen

— **chirurgische Technik zur Exzision von Herztumoren:**
  — chirurgischer Zugang:
    • mediane Sternotomie
  — bei Eröffnung der Herzhöhlen Unterstützung der Herz-Lungen-Maschine erforderlich
  — ❶ **Cave** Eine vorsichtige Manipulierung des Herzens ist aufgrund der Embolisierungsgefahr geboten
  — je nach Lokalisierung des Tumors, Eröffnung von:
    • rechtem Vorhof
    • linkem Vorhof
    • Aorta (bei Fibroelastomen der Aortenklappe)
    • Ventrikel (selten)
  — möglichst radikale Resektion der Tumormasse um die Rezidivgefahr zu minimieren
  — bei Myxomen mit Ursprung in der Fossa ovalis:
    • Teilresektion des Vorhofseptums
    • Rekonstruktion durch Kunststoff- oder Perkard-Patch

3.5 Herz-Lungen-Maschine und mechanische Kreislaufunterstützungsverfahren

3.5.1 Kardiopulmonaler Bypass (Herz-Lungen-Maschine)

Bedeutung und Bestandteile der Herz-Lungen-Maschine
— bei nahezu allen kardiochirurgischen Eingriffen erforderlich
— ersetzt während des kardiochirurgischen Verfahrens die Antriebsfunktion des Herzens sowie die Gasaustauschfähigkeit der Lunge
— die Herz-Lungen-Maschine (HLM) besteht aus:
  — arterieller und venöser Linie (Kunststoffschlauchsystem)
  — Roller-Pumpen zum Vorschub des Blutes im Schlausystem
  — Membranoxygenator zur Anreicherung des venösen Blutes mit O_2
  — Blutreservoir
  — Blutfilter
  — ein oder mehrere kardiotomische Sauger zur Rückgewinnung des Blutes aus dem Operationsfeld in die HLM
  — computerisierte Kontrolleinheit zur Steuerung der Pumpen

Funktionsmechanismus der HLM
— die venöse Drainage (O_2-armes Blut) erfolgt:
  — passiv durch Schwerkraft bzw. aktiven Sog aus dem rechten Vorhof oder
  — separat aus beiden Vv. cavae in ein Reservoir:
    • von dort wird das venöse Blut durch Antrieb der Roller-Pumpe einem Membranoxygenator zugeführt
— im Membranoxygenator erfolgt die Anreicherung mit O_2 (Gasaustausch)

- aus dem Membranoxygenator wird das nun arterialisierte Blut nach Passage durch einen Filter in die arterielle Linie angetrieben und dadurch wieder dem Kreislauf des Patienten zugeführt
- das angestrebte Pumpvolumen beträgt 2,4 l/min/m²
- der angestrebte Perfusionsdruck liegt bei ca. 50–60 mmHg
- ❗ **Cave** Die Autoregulation der zerebralen Durchblutung bewirkt bei einem Perfusionsdruck zwischen 50 und 150 mmHg eine konstante Hirnperfusion; bei Patienten mit Stenosen der hirnversorgenden Gefäßen sollte möglichst ein erhöhter Perfusionsdruck erzeugt werden, um ischämische Schäden zu vermeiden
- der Situs nach Anschluss der arteriellen Linie (Situs nach Kanülierung) ist in den meisten Fällen die A. ascendens
- bei Eingriffen an den herznahen Gefäßen kommen auch die A. femoralis oder die A. subclavia infrage
- der venöse Anschluss-Situs ist der rechte Vorhof oder durch separate Kanülen beide Vv. cavae

Kardioplegischer Herzstillstand (Myokardprotektion)

- ermöglicht das chirurgische Eingreifen in den eröffneten Herzhöhlen in einem blutfreien und stabilisierten Operationsfeld
- erfolgt durch Infusion einer kardioplegischen Lösung in die Aorta ascendens oder selektiv in die Koronarostien (Bei Aortenklappeninsuffizienz)
- die kardioplegische Lösung kann evtl. mittels eines speziellen Katheters retrograd in den Sinus coronarius infundiert werden
- die kardioplegische Lösung bewirkt einen kontrollierten pharmakologischen Herzstillstand durch:
  - Erzeugung einer lokalen Hyperkaliämie durch Infusion einer K⁺-reichen Lösung in die Koronarien
- der durch die Kreislaufunterstützung der Herz-Lungen-Maschine erzeugte kardioplegische Herzstillstand schützt das Herz vor ischämischen Schäden, indem die metabolischen Aktivitäten und somit der Energieverbrauch des Myokards auf ein Minimum reduziert werden
- ein weiterer Schutz vor Myokardischämie während des Herzstillstandes wird durch die lokale Kühlung des Myokards gewährleistet
- die Reperfusion der Koronarien mit arteriellem Blut bewirkt die Entfernung der lokalen hohen Konzentration an K⁺ und eine Wiedererstellung der spontanen Herzaktion

3.5.2 Intraaortale Ballonpumpe (IABP)

- einfachstes und meist angewandtes kurzzeitiges Kreislaufunterstützungssystem
- es besteht aus:
  - Katheter mit aufblasbarem Ballon
  - Kontrolleinheit zur Steuerung der Inflation und Deflation des Ballons je nach »Trigger« (EKG oder Druckkurve)

Eigene Notizen

- wird mit offener oder Seldinger-Technik durch die Femoralarterien in die A. thoracalis descendens eingeführt
- bewirkt durch Inflation des Ballons in der Diastole und Deflation in der Systole, eine Verbesserung der Koronarperfusion (der Blutfluss in den Koronarien findet hauptsächlich in der Diastole statt) sowie eine Nachlastsenkung
- die Kreislaufunterstützung kann sowohl kurzzeitig als auch bis zu einigen Wochen durchgeführt werden
- ❗ **Cave** Die Unterstützung durch IABP ist bei Vorhandensein einer signifikanten Aorteninsuffizienz und bei schwerer peripherer arterieller Verschlusskrankheit kontraindiziert
- ❯ **Memo** Um eine effektive Kreislaufunterstützung durch IABP zu erzielen, ist das Vorhandensein eines Herzzeitvolumens (HZV) von mindestens 3 Liter notwendig. Bei geringerer Eigenleistung des Herzens ist die Unterstützung durch IABP nicht wirksam.

3.5.3   Extrakorporale Membranoxygenierung (ECMO)

- System zur kurzzeitigen Kreislaufunterstützung
- geeignet für Patienten mit schwerem postkardiotomischem Low-Output-Syndrom oder als notfallmäßige Kreislaufunterstützung bei Patienten mit uneffektiver Hämodynamik nach Herzstillstand
- aufgrund seiner Gasaustauschfähigkeiten auch bei Patienten mit ARDS verwendbar
- es besteht aus:
    - Antriebspumpe
    - heparinbeschichtete arterielle und venöse Linien (Kunststoffschlauchsystem)
    - Membranoxygenator
    - Wärmeaustauschsystem
    - Kontrolleinheit
- wird wie eine HLM angeschlossen
- eine perkutane oder offen-chirurgische Einführung durch die Femoralgefäße ist möglich
- das System eignet sich nur zur **kurzzeitigen Unterstützung des Kreislaufs** aufgrund der ausgeprägten Beschädigung der Blutelemente mit Hervorrufen von Blutungsneigung und peripheren Organschäden
- durch die Anwendung von heparinbeschichteten Schlauchsystemen ist keine Vollheparinisierung des Patienten notwendig (wie bei der Herz-Lungen-Maschine), dadurch Reduzierung von Blutungen
- falls nach 4–5 Tagen unter ECMO-Unterstützung keine ausreichende spontane Hämodynamik möglich ist, sollte die Implantation eines Systems zur langfristigen Unterstützung (VAD) erwogen werden

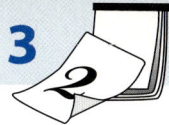

3.5.4 Ventrikelunterstützungssysteme (VAD)

- Systeme zur mittel- bis langfristigen Unterstützung des Kreislaufs
- parakorporal oder teils implantierbar, dem zu unterstützenden Ventrikel parallel geschaltet
- Blutantrieb durch pneumatische, zentrifugale, axiale und Verdränger-Pumpen gewährleistet
- als mittelfristige Unterstützungssysteme für beide Ventrikel verfügbar
- als Langzeit-Unterstützungssysteme, derzeit, nur für den linken Ventrikel verfügbar
- Anwendung als:
  - Überbrückungstherapie bis zur Herztransplantation (bridge to transplant)
  - Überbrückungstherapie bis zur Erholung der Herzfunktion (bridge to recovery)
  - endgültige Therapie der terminalen Herzinsuffizienz bei Patienten die für eine Transplantation aufgrund des Alters oder der Komorbidität ungeeignet sind (destination therapy)
- Implantation durch einen sternotomischen chirurgischen Zugang unter Anwendung der HLM (mit wenigen Ausnahmen)
- **am häufigsten angewandte, teils implantierbare Systeme:**
  - Einflusskanüle zur Beförderung des Blutes vom Apex des nativen Ventrikels oder vom nativen Vorhof zur Pumpe (intrakorporal implantiert)
  - nichtpulsatile, axiale Pumpeinheit (intrakorporal implantiert)
  - Ausflusskanüle zur Beförderung des beschleunigten Blutes in die A. ascendens (intrakorporal implantiert)
  - Steuerungskabel (Driveline) (extrakorporal)
  - Kontrolleinheit zur:
    - Erfassung hämodynamischer Daten
    - Einstellung der Pumpleistung und Energieversorgung (extrakorporal)
  - diese Systeme sind zurzeit zur Unterstützung des linken Ventrikel verfügbar
- **am häufigsten angewandte parakorporale Systeme:**
  - teils intrakorporale In- und Ausflusskanülen
  - extrakorporale pneumatische Pumpkammern
  - Kontrolleinheit
  - diese Systeme sind zurzeit zur Unterstützung beider Ventrikel verfügbar

3.6 Herztransplantation

3.6.1 Indikation, Kontraindikationen und organisatorische Aspekte

Herzinsuffizienz

Definition
- Funktionsreduktion aufgrund welcher das Herz nicht in der Lage ist die peripheren Organe und Gewebe bedarfsgerecht mit Sauerstoff zu versorgen, um den Metabolismus aufrecht zu erhalten

Epidemiologie
- steigende Prävalenz mit zunehmendem Alter

Ätiologie
- arterielle Hypertonie
- koronare Herzerkrankung (ischämische Kardiomyopathie)
- Myokarditis
- Kardiomyopathien (am häufigsten dilatative Kardiomyopathie DCM)
- Klappenfehler
- angeborene Herzfehler
- Perikarditis
- Herzrhythmusstörungen
- eingeteilt nach der **New York Heart Association** (NYHA) auf Basis der Beschwerdesymptomatik (Dyspnoe) in 4 Stadien:
  - Stadium I: wenn keine Beschwerden und normale Belastbarkeit vorhanden
  - Stadium II bei Dyspnoe unter starker körperlicher Belastung
  - Stadium III bei Dyspnoe unter leichter körperlicher Belastung
  - Stadium IV bei Dyspnoe in Ruhe

Therapie
- medikamentös:
  - hauptsächlich durch ACE-Hemmer bzw. Angiotensin-II-Rezeptorantagonisten
  - Beta-Blocker
  - Diuretika
  - Adosteronantagonisten
  - Herzglykoside
  - ggf. Antiarrhythmika
- kardiale Resynchronisationstherapie (CRT) mit biventrikulären Schrittmachersystemen
- implantierbare Kardioverter-Defibrillatoren (ICD)
- Chirurgie der Herzinsuffizienz (revaskularisierende Verfahren, Beseitigung von Herz- bzw. Klappenfehlern sowie chirurgische Ventrikelrekonstruktionsverfahren, z.B. bei Aneurysma)
- mechanische Kreislaufunterstützungssysteme (VAD)
- **Herztransplantation** (HTX: heart exchange)

Indikation zur Herztransplantation

- klinische Indikation zur HTX bei terminaler und **irreversibler Herzinsuffizienz** im NYHA-Stadium III oder IV, wenn:
  - eine maximale konservative Therapie keine Verbesserung des NYHA-Stadiums erzielen kann
  - ohne Herztransplantation ein Sterberisiko $\geq$50% in den folgenden 6–12 Monaten kalkuliert wird
- hämodynamische Parameter aus denen sich die Indikation zur HTX ergibt:
  - linksventrikuläre Ejektionsfraktion <20%
  - rechtsventrikuläre Ejektionsfraktion <35%
  - Herzindex <2 l/min/m^2
  - linksventrikulärer enddiastolischer Druck >20 mmHg
  - zentraler Venendruck >15 mmHg
  - maximale Sauerstoffaufnahme in der spiroergometrischen Untersuchung (VO$_2$) <10–12 ml/kg/min
- nicht anderweitig beherrschbare maligne Arrhythmien und nichtmetastatische Tumore des Herzens können eine Indikation zur HTX darstellen

Kontraindikationen zur Herztransplantation

- fixierte pulmonale Hypertonie
  - pulmonalvaskulärer Widerstand (PVR), gemessen in Wood-Einheiten (WU) >3–4
  - transpulmonaler Gradient (PA-Mitteldruck-PC-Druck) >15 mmHg
  - ❯ **Memo** Eine pulmonale Hypertonie wird als fixiert bezeichnet, wenn o.g. Parameter nicht durch Verabreichung von Vasodilatatoren der pulmonalen Blutstrombahn beeinflusst werden; üblicherweise werden als Vasodilatatoren Prostaglandine, Phosphodiesterase-Hemmer und ACE-Hemmer angewandt. Die hämodynamischen Informationen über den pulmonalen Kreislauf werden durch Rechtsherzkatheter gewonnen.
- aktive Infektion
- maligne Tumorerkrankung in den letzten 5 Jahren
- schwere COPD
- schwere zerebrale oder periphere arterielle Gefäßerkrankung
- schwere irreversible Nieren- bzw. Leberinsuffizienz (zum Teil lediglich relative Kontraindikation)
- Drogen- und Alkoholsucht
- psychiatrisch oder sozial bedingte voraussehbare fehlende Compliance des Patienten zur Therapie

Eignung eines Spenderherzens zur Transplantation

- Alter des Spenders:
  - bis zum Alter von 50 Jahren können Herzen von Spendern nach Ausschluss einer bedeutenden Koronarsklerose und gravierender Klappenfehler für die meisten Empfänger zur Transplantation akzeptiert werden (Ausnahmen sind möglich)

3

— bei einem Alter ≥40 Jahren sollte eine Koronarangiographie, angestrebt werden
— signifikante Klappenfehler oder Motilitätsstörungen bei Infarktanamnese des Spenderherzens sind als Kontraindikation zur Transplantation anzusehen
— Kontraindikationen zur Transplantation:
    — Zustand nach einer mechanischen Reanimation von >30 min
    — rezidivierende signifikante Rhythmusstörungen
    — eine langfristiger erhöhter Katecholaminbedarf
    — schwerwiegende langfristige pH- und Elektrolytentgleisungen
— absolute Kontraindikationen:
    — das Vorhandensein von malignen Tumoren (mit Ausnahme der Tumore des zentralen Nervensystems)
    — HIV-Infektion
— Organe von Hepatitis-B- oder Hepatitis-C-positiven Spendern können an Empfänger mit gleichem serologischen Nachweis transplantiert werden
— ❶ **Cave** Angesichts des extremen Organmangels muss bei dringlicher Indikation zur HTX die Akzeptanz oder Ablehnung eines angebotenen Organs vorsichtig abgewogen werden. Bei älteren Empfängern können ein gewisser Grad von Koronarsklerose oder Klappenfehler akzeptabel sein, wenn sie im Kontext der Transplantationsoperation, z.B. mit Bypässen oder Klappenrekonstruktionsverfahren problemlos therapiert werden können. Darüber hinaus sollten ältere Spenderherzen zur Transplantation in Betracht gezogen werden

Kompatibilität zwischen Spenderorgan und Empfänger

— **Blutgruppe:**
    — eine Kompatibilität bezüglich des AB0-Systems ist erforderlich
    — die Blutgruppe 0 gilt als Universalspender
    — der Rhesus-Faktor ist als irrelevant zu bewerten
— **Größe und Gewicht:**
    — ein Mismatch von >10% zwischen Spender und Empfänger sollte gemieden werden, besonders bei einer pulmonalen Hypertonie des Empfängers
    — ein zu kleines Spenderherz kann zum schweren postoperativen Pumpversagen führen
— **Alter:**
    — besteht ein relevanter Altersunterschied zwischen Spender und Empfänger im Sinne eines deutlich älteren Spenders, sollte die Akzeptanz des Organes mit der Dringlichkeit und dem klinischen Status des Empfängers abgewogen werden

Organisatorische Aspekte der Herztransplantation

— in Deutschland sowie im Großteil des europäischen Raums erfolgt die Verteilung der zu transplantierenden Organe zentralisiert durch **Eurotransplant** dessen Sitz in Leiden (NL) ist

— die Organisation von Organentnahme und des Transports erfolgt durch die Deutsche Stiftung Organspende (DSO) in Kooperation mit den verschiedenen teilnehmenden Transplantationszentren

Eigene Notizen

3.6.2 Chirurgische Technik der Herztransplantation

Spenderoperation

— die Spenderherzentnahme erfolgt meist im Kontext einer Multiorganentnahme
— nach sorgfältiger Inspektion und Palpation erfolgt die Infusion von kardioplegischer Lösung in die geklemmte Aorta ascendens und nach Erreichen des kardioplegischen Stillstandes die Exzision des Herzens
— das entnommene Organ wird steril verpackt und unter Kühlung zum Transplantationszentrum transportiert
— **❶ Cave** Die Ischämiezeit (von Abklemmen der Aorta bis zur Reperfusion des Herzens nach Implantation) sollte nicht mehr als 6 Stunden betragen

Operation des Empfängers

— erfolgt durch mediane Sternotomie mit Unterstützung der HLM
— nach Ankunft des Spenderorganes in den Operationssaal erfolgt die Exzision des erkrankten Herzens:
  – der Teil des nativen linken Vorhofes mit den Mündungen der 4 Lungenvenen, wird in situ belassen
  – der native reche Vorhof kann, je nach angewandter Technik, ebenfalls in situ belassen werden
— das Spenderherz wird nach den notwendigen Vorbereitungen an die nativen Vorhöfe sowie an den kardialen vaskulären Pedikel (Aorta, A. pulmonalis und je nach Technik die beiden Vv. cavae), anastomosiert
— nach Abnahme der Aortenklemme folgt die Reperfusion des implantierten Herzens und die Wiederaufnahme einer spontanen Herzaktion

3.6.3 Abstoßung und immunsuppressive Therapie

Akute und chronische Abstoßung

— **akute vaskuläre Abstoßung:**
  – Komplikation unklarer Pathogenese bei Patienten, die aufgrund früherer Transplantationen, Transfusionen oder Schwangerschaften Antikörper gegen das allogene Endothel entwickelt haben
  – sie führt zur schweren Schädigung des Kapillarsystems des Spenderorgans
— **akute zelluläre Abstoßung:**
  – gekennzeichnet durch Nekrose der Parenchymzellen des Spenderorganes mit begleitender Infiltrierung von Lymphozyten und Makrophagen

- **hyperakute Abstoßung:**
  - vermittelt durch vorbestehende Sensibilisierung des Empfängers wie bei der akuten vaskulären Abstoßung
  - führt innerhalb von wenigen Minuten nach Reperfusion zur generalisierten Thrombose der Gefäße mit akuter Nekrose des Spenderorgans
- **chronische Abstoßung:**
  - frühestens im ersten Jahr nach der Transplantation bemerkbar
  - führt zur Vaskulopathie die histologisch einer herkömmlichen Koronarsklerose ähnelt
- ❯ **Memo** Zum Ausschluss einer akuten Abstoßung werden nach Transplantation, vorerst wöchentlich und danach in weiteren aber regelmäßigen Zeitabständen Myokardbiopsien entnommen. Eine Abstoßung kann durch eine plötzliche, echokardiographisch gesicherte Abnahme der Pumpfunktion des transplantierten Herzens vermutet werden.

Immunsuppressive Therapie

- pharmakologische Therapie zur Vorbeugung der Abstoßung eines transplantierten Herzens
- wird perioperativ als Induktionstherapie und im weiteren Verlauf ohne Zeitbegrenzung als Erhaltungstherapie verabreicht
- die Effektivität und die Notwendigkeit von Änderungen der immunsuppressiven Therapie werden auf der Basis der Myokardbiopsien und des klinischen Status des Patienten evaluiert und abgewogen
- die heute meist benutzten Medikamente sind:
  - **Kortikosteroide:** z.B. Prednisolon
  - **Cyclosporin**
    - sog. Calcineurin-bindendes Peptid, das die Hemmung der Aktivierung von IL-2 und T-Zellrezeptor bewirkt
  - **Tacrolimus:** Hemmung der Freisetzung von Zytokinen und dadurch Inhibition der humoralen und zellulären Immunantwort
  - **Mycophenolat:** inhibiert die Proliferation von B- und T-Lymphozyten
  - **Azathioprin:** inhibiert die Proliferation von B- und T-Lymphozyten
  - **Rapamycin:** hemmt die Signalübertragung von IL-2 auf den korrespondierenden Rezeptor und unterbindet somit die T-Zellaktivierung

Tag 2 – Herzchirurgie und Gefäßchirurgie

4 Gefäßchirurgie

4

4.1   Operationen an den supraaortalen Ästen

A. Greiner

4.1.1   Anatomie der supraaortalen Äste

- die **vom Aortenbogen** abgehenden Äste werden unter dem Begriff supraaortale Äste zusammengefasst
- vom Aortenbogen gehen **3 Äste** von zentral nach peripher in folgende Reihenfolge ab:
    - **Truncus brachiocephalicus** (gemeinsamer Abgang der A. carotis communis dextra und A. subclavia dextra)
    - **A. carotis communis sinistra**
    - **A. subclavia sinistra**
- von jeder A. subclavia geht jeweils die A. vertebralis ab (ebenfalls eine gehirnversorgende Arterie)
- Aufgabe der supraaortalen Äste ist die arterielle Versorgung:
    - des Gehirns
    - der oberen Extremitäten
    - von Teilen des Rückenmarks

4.1.2   Stenose der A. carotis

Klinik und Operationsindikation
- Indikationen zur operativen Behandlung einer **Karotisstenose** sind:
    - Symptomatik, die durch die Karotisstenose verursacht und in 4 klinische Stadien unterteilt wird (▶ Tabelle)
    - Grad der Stenose

▫ Tab. 4.1 Stadieneinteilung der zerebrovaskulären Insuffizienz der Karotisstenose

Stadium	Klinik	Operations-indikation
I	asymptomatisch, auch »alter« Insult >6 Monate	relativ
II	reversible zerebrale Ischämie in den letzte 6 Monaten	absolut
IIa	Amaurosis fugax	
IIb	TIA (Transitorische ischämische Attacke) Symptomatik < 24h	
III	akuter zerebraler Insult	absolut
IIIa	Crescendo TIA, reversibles ischämisches Defizit, PRIND	
IIIb	akuter progredienter Insult	
IV	abgelaufener ipsilateraler Insult/Apoplex <6 Monate	relativ

- **asymptomatische Karotisstenose (Stadium I):**
  - eine mittelgradige bis höchstgradige asymptomatische Karotisstenose (>70% Stenosierung) der extrakraniellen A. carotis führt zur erhöhten Schlaganfallsrate von etwa 11% in 5 Jahren
  - zusätzlich besteht ein erhöhtes Risiko für schlaganfallunabhängige vaskuläre Ereignisse
  - das jährliche Risiko für ein koronares ischämisches Ereignis liegt dabei bei 7%
  - die Gesamtmortalität für diese Patientengruppe liegt bei 4–7%
  - eine niedrige operative kombinierte Morbiditäts-/Mortalitätsrate unter 3% ist Voraussetzung, damit die Patienten mit asymptomatischer Stenose von der Operation profitieren
- **symptomatische Karotisstenose (Stadium II):**
  - der Zeitraum zwischen dem zerebralen ischämischem Ereignis und der Operation soll gering gehalten werden, d.h. die Operation soll innerhalb der ersten 2 Wochen durchgeführt werden
  - das Risiko einer wiederholten Ischämie in der ersten Woche liegt bei 10%
- **akute Karotisstenose (Stadium III):**
  - ist ein gefäßchirurgischer Notfall
  - unter maximaler medikamentöser Behandlung kommt es:
    - zur Verschlechterung der neurologischen Symptomatik (stroke in evolution) oder
    - zu wiederholten ischämischen Ereignissen (Crescendo TIA)
  - vor der Operation muss eine zerebrale Blutung oder ein ausgedehnter ischämischer Infarkt ausgeschlossen werden
  - bei bereits somnolenten Patienten verbietet sich die Operation
  - sind mehr als 2/3 des Mediastromgebiets versorgten Hirnareales infarziert, soll keine OP durchgeführt werden, da die Gefahr der sekundären Einblutung in das infarzierte Hirnparenchym besteht

Diagnostik

- klinisch-neurologische Untersuchung und Stadienzuordnung
- duplexsonographische Untersuchung der extrakraniellen Gefäße (Methode der Wahl zur Beurteilung der Stenose)
- transkranielle Dopplersonographie zur Flussbestimmung der A. cerebri media
- MRT:
  - MR-Angiographie mit Darstellung der intrakraniellen Gefäßsituation und der extrakraniellen Gefäße
  - MRT zur Darstellung der Perfusionsstörung
- Umfelddiagnostik:
  - atherosklerotische Risikofaktoren
  - kardiale Diagnostik
- CT alternativ zu MR
- Subtraktionsangiographie (wenn gleichzeitig eine Intervention wie Stent PTA geplant ist)

4

Therapie

- offene Operationsverfahren:
    - **Thrombendarteriektomie (TEA):** das zugrundeliegende Prinzip ist die lokale adventitianahe Ausschälung des atherosklerotischen Areals
        - konventionelle TEA: Längsarteriotomie mit Patchplastik
        - Eversions-TEA: Absetzen der A. carotis interna von der Gabel, Entfernung des Atherosklerosezylinders durch Umstülpung der A. carotis interna und Reanastomosierung der A. carotis interna in die Karotisgabel
- endovaskuläre Verfahren:
    - **Stent-PTA** (alternative Methode zur offenen Operation):
    - Überlegenheit der Stent-PTA im Vergleich zur TEA bis jetzt nicht hinreichend bewiesen (keine signifikante Senkung der Komplikationsrate)

4.1.3 Subclavian-Steal-Syndrom

Definition

- Kompensation eines Verschlusses der A. subclavia zentral des Abgangs der A. vertebralis
- wenn keine Beschwerden verursacht werden, spricht man vom Subclavian-Steal-Phänomen (keine Therapienotwendigkeit)

Pathogenese

- es kommt zum retrograden Fluss in der A. vertebralis, dabei wird dem Basilarisstromgebiet Blut entzogen

Klinik

- Schwindel und Gleichgewichtsstörungen
- Symptomatik kann belastungsabhängig auftreten, d.h. bei Armbelastung auftreten oder sich verstärken

Therapie

- Behandlung der Subklaviastenose:
    - Stent-PTA
    - offene Operation

4.2 Arterielle Aneurysmen

A. Greiner

Definition

lokale Aussackung der Gefäßwand, wobei zumindest eine Wandschicht des Gefäßes defekt ist

4.2.1 **Aortendissektion**

Definition

- Aufspaltung der Arterienwand, die durch einen Intimadefekt verursacht wird (Einriss) und zur Einblutung in die tieferen Gefäßschichten führt
- typischerweise ist die Aorta betroffen

Epidemiologie

- jährliche Inzidenz: 3–10 pro 100.000 Einwohner

Ätiologie

- Aortendissektionen sind häufig assoziiert mit:
  - angeborenen Bindegewebeschwächen (Marfan-Syndrom u.a.)
  - arterieller Hypertonie

Klinik

- sehr heftiger Vernichtungsschmerz in den Bereichen von Brust, Wirbelsäule, Bauch
- durch Verlegung der Ostien können Durchblutungsstörungen auftreten, wobei alle Organsysteme betroffen sein können (Gehirn, Darm, Niere, Extremitäten)

Operationsindikation

- im Wesentlichen abhängig:
  - vom Segment, in dem die Dissektion beginnt
  - von den Symptomen
- **Aortendissektion Stanford Typ A:**
  - **proximale Aortendissektionen,** die ihren Beginn in der Aorta ascendens oder Aortenbogen haben, sind ein **chirurgischer Notfall**
  - Gefahr: zerebraler Insult, Myokardinfarkt Perikardtamponade
- **Aortendissektion Stanford Typ B:**
  - Dissektionen distal des Abganges der linken A. subclavia
  - in der akuten Phase in der Regel konservative Behandlung, wenn keine Komplikationen auftreten
  - Komplikationen sind:
    - nicht beherrschbarer Schmerz
    - Ruptur
    - Organ-, Rückenmark-, oder Extremitätenischämie
  - operative Behandlung bei Ausdehnung des Aortendurchmesser über 6 mm
  - bei Patienten mit angeborener Bindegewebeschwäche soll früher operiert werden (ab einem Durchmesser von 5 cm)

Diagnostik

- ❶ **Cave** Die Aortendissektion wird häufig sehr spät erkannt, deshalb bei Thoraxschmerz auch an Aortendissektionen denken
- Röntgen-Thorax:
  - Mediastinalverbreiterung

4

- CT:
  - typisches Bild mit 2 Lumina, einem echten und einem falschen, die durch die sog. Dissektionsmembran getrennt sind
- transösophageale Echokardiographie
- Labor:
  - wesentlich sind Blutbild, Blutgerinnung, D-Dimere, Troponin, CK, Kreatinin, Laktat

Therapie

- **Typ-A-Dissektion:**
  - Notfalloperation der thorakalen Aorta
  - Ersatz der Aorta ascendens, ggf. auch des Aortenbogens
  - sog. »Elefant-Trunk«
- **Typ-B-Dissektion:**
  - akut, ohne Komplikation:
    - konservative Therapie (Schmerztherapie, medikamentöse Senkung des arteriellen Blutdrucks mit systolischen Werten <140 mmHg mit kontinuierlicher RR-Überwachung)
    - Überwachung der Organfunktionen und des neurologischen Status
  - akut mit Komplikationen:
    - Fenestrierungsoperation mit lokaler Entfernung und Spaltung der Dissektionsmembran
    - Implantation einer Stentprothese in das wahre Lumen, um das Entry ins falsche Lumen abzudecken
    - Aortenersatz (anatomisch oder extraanatomisch)
  - chronisch:
    - bei Expansion des maximalen Durchmessers >6 cm thorakal und >5,5 cm abdominal Ausschaltung des Aneurysmas

4.2.2 Thorakale und thorakoabdominelle Aneurysmen

Definition

- permanente Erweiterung eines lokalisierten Aortenquerschnitts auf mindestens doppelte des benachbarten Aortensegments

Epidemiologie

- 3% aller Aortenaneurysmen sind reine Aortenbogenaneurysmen
- weniger als 3% aller Aneurysmen sind thorakoabdominelle Aneurysmen (TAAA)

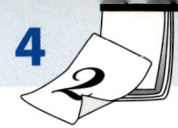

Klinik und Operationsindikation

Klinische Stadien von thorakalen und thorakoabdominellen Aneurysmen		
Klinisches Stadium	**Symptomatik**	**Operationsindikation**
I	asymptomatisch	▬ Durchmesser < 6 cm: keine ▬ >6 cm: relative
II	▬ Heiserkeit ▬ Atemnot ▬ Rücken- und parasternaler Schmerz ▬ obere und/oder untere venöse Einflussstörung	absolute
III	Ruptur: ▬ gedeckt ▬ offen ▬ in Hohlorgane (Ösophagus, Tracheal- Bronchialsystem)	Notfall

Diagnostik
- Röntgen-Thorax:
  - Mediastinalverbreiterung
- CT: Mittel der Wahl, alternativ MRT
- transösophageale Echokardiographie
- Labor: wesentlich sind Blutbild, Blutgerinnung, Troponin, CK, Blutgasanalyse

Therapie
- Patienten mit symptomatischen oder rupturierten Aneurysmen:
  - Basisversorgung (Kreislaufkontrolle, Stabilisierung des Patienten)
  - medikamentöse Senkung des RR syst. <120 mmHg
  - nur wenig Volumengabe
- offene Operationsverfahren:
  - Ausschaltung des Aneurysmas durch Ersatz mit einer Kunststoffprothese
  - je nach Segment müssen organversorgende Äste (Karotiden, Nierenarterien und Viszeralarterien) in den Aortenersatz replantiert werden
- endovaskuläre Operationsverfahren:
  - Endoprothesen: stehen zur Verfügung vor allem für das infrarenale Aortensegment und die thorakale Aorta
  - Sonderanfertigungen sind fenestrierte oder mehrarmige Prothesen zur Versorgung von Organarterien, die aus dem Aneurysma abgehen
- Hybridverfahren:
  - Kombination aus offener Operation und Stentprothesenimplantation

4

- bei Notwendigkeit Ostien organversorgender Arterien zu überstenten, muss vor der Stentimplantation eine »Debranching-Operation« durchgeführt werden:
  - die aus dem Aneurysma abgehenden Arterien, die durch den Stent von der arteriellen Strombahn abgehängt sind, werden durch extraanatomische Rekonstruktionen (Transposition, Bypass) versorgt
- Schutz vor zerebrospinaler Ischämie:
  - die zerebrale Protektion bei der Behandlung thorakaler Aortenaneurysmen und Dissektionen mit Einbeziehung des Aortenbogens kann auf unterschiedliche Weisen erfolgen:
    - tiefe Hypothermie mit Kreislaufstillstand
    - retrograde zerebrale Perfusion über die V. cava superior
    - selektive antegrade Gehirnperfusion
  - trotz aller Maßnahmen besteht nach wie vor eine hohe Inzidenz ischämischer Hirnkomplikationen

4.2.3 Abdominale Aortenaneurysmen

Definition

- Ausweitung der abdominalen Aorta >3 cm (<u>95% infrarenal</u>, 3% pararenal, 2% unter Einbeziehung des viszerorenalen Segments)

Epidemiologie

- Inzidenz: 40 pro 100.000 Einwohner/Jahr
- Prävalenz: 3–7%
- m:w = 6:1
- 0,9% der >64-Jährigen sterben an einem rupturierten Bauchaortenaneurysma (BAA)

Klinik

- Befund: pulsierender Tumor im Mittelbauch
- asymptomatisch (meistens Zufallsbefund durch Abdomensonographie, CT)
- Symptomatik:
  - Mittel- Oberbauchschmerzen
  - Rücken- und Flankenschmerzen
- Aneurysmaruptur:
  - intensiver, plötzlich einsetzender Schmerz
  - eventuell Schocksymptomatik
- aortoduodenale Fistel:
  - Hämatemesis
  - Meläna
- aortokavale Fistel:
  - Rechtsherzinsuffizienz
  - Zyanose des Körperstammes

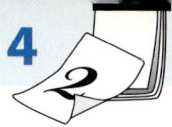

Operationsindikation

- asymptomatisches Aneurysma:
    - elektive Operation:
        - ab einem maximalen Aneurysmadurchmesser von 5,5 cm (bei 5,5–5,9 cm Durchmesser beträgt das Rupturrisiko 10% <1 Jahr und 25% <5 Jahren)
        - bei einer schnellen Größenprogredienz (>0,5 cm/Jahr) bei grenzwertig großen Aneurysmen
- bei Symptomatik:
    - dringliche Operation innerhalb der nächsten 6 Stunden
- rupturiertes Aneurysma:
    - Notfalloperation

Diagnostik

- CT (Mittel der Wahl)
- Sonographie (Verlaufskontrollen, Screening)
- MRT
- Angiographie

Therapie

- offene Operation:
    - Ausschaltung des Aneurysmas durch Ersatz mit einer Kunststoffprothese
- endovaskuläre Operationsverfahren:
    - Ausschaltung des Aneurysmas durch Implantation einer Endoprothese
    - nicht jedes Aneurysma eignet sich morphologisch für eine Endoprothese

4.2.4 Extremitätenarterienaneurysmen

- prinzipiell kann jede Arterie sich aneurysmatisch verändern
- das häufigste Extremitätenarterienaneurysma beim Menschen ist das **Popliteaaneurysma** (geschätzte Inzidenz: 0,2%/100.000 Einwohner/Jahr)

Klinik

- pulsierender Tumor
- **❶ Cave** Die Gefahr eines peripheren Extremitätenarterienaneurysmas ist nicht die Ruptur, sondern Embolien aus dem Aneurysmasack, die zu chronischen Verschlüssen der distalen arteriellen Strombahn führen
- die Amputationsrate bei symptomatischen (embolisierenden Poplitea-aneurysmen) beträgt 70%

Diagnostik

- Sonographie
- Angiographie

– CT
– MRT

Therapie

– offene Operation:
  – Ausschaltung des Aneurysmas durch:
    • Ersatz mit einer Kunststoffprothese oder
    • Bypassanlage oder
    • Interposition (bevorzugt autologe reversierte Vene)
– endovaskuläre Operationsverfahren:
  – Ausschaltung des Aneurysmas durch Implantation einer Endoprothese

4.2.5 Falsche Aneurysmen (Aneurysma spurium)

Definition

– durch ein Leck in der Arterienwand bildet sich ein paravasales Hämatom, das bindegewebig abgekapselt werden kann

Ätiologie

– häufig iatrogen nach arterieller Punktion
– traumatisch
– Undichtigkeit an Gefäßanastomosen führen ebenfalls zu falschen Aneurysmen (Nahtaneurysmen)
– häufigste Lokalisation: Leiste, da dort die meisten arteriellen Punktionen durchgeführt werden

Klinik

– pulsierender Tumor, bei oberflächlichen Regionen auch Hämatomverfärbung
– Blutungsgefahr

Diagnostik

– Sonographie
– CT
– MRT

Therapie

– **Leiste:**
  – konservative Therapie mit Kompressionsverband
  – ggf. zusätzlich sonographisch gezielte Injektion von Thrombin in das Aneurysma
  – offene Operation mit Ausräumung des Hämatoms und Übernähung der Arterie
– Nahtaneurysmen: Revision der Gefäßrekonstruktion
– in anderen Regionen auch Implantation einer Stentprothese möglich (siehe auch traumatische Aortenruptur)

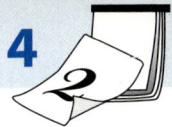

4.3 Akuter arterieller Verschluss

A. Greiner

4.3.1 Akute Extremitätenischämie

Definition
- plötzlich auftretende Ischämie der Extremität aufgrund eines arteriellen Verschlusses

Inzidenz
- 3–10 pro 100.000 Einwohner/Jahr

Ätiologie
- Embolisation (70%, häufigste Quelle ist das Herz)
- lokale arterielle Thrombosierung (30%)

Klinik
- die Symptome der Ischämie werden durch die 6 P's zusammengefasst (▶ Tabelle)
- kompensierte Ischämie:
  - Sensibilität und Motorik der Akren vorhanden
  - Frühzeichen einer Sensibilitätsstörung können sehr diskret sein
- dekompensierte Ischämie:
  - Sensibilität und Motorik der Akren fehlen

Klinische Zeichen der Ischämie: 6 P's	
Pain	Schmerz
Paleness	Blässe
Paresthesia	Gefühlsstörung
Pulslessness	Pulsverlust
Paralysis	Lähmung
Prostration	Erschöpfung/Schock

Diagnostik
- die **akute Ischämie** ist eine klinische Diagnose
- die Interpretation des Pulsstatus kann bei vorbestehender pAVK schwierig sein, ergänzende Untersuchungen erforderlich:
  - ein mittels Doppler nachweisbares Signal und ein ableitbarer Knöchel-Arm-Index sprechen gegen eine akute Gefährdung der Extremität
- farbcodierte Duplexsonographie (nichtinvasive Untersuchung):
  - Objektivierung und Lokalisation des Gefäßverschlusses (Nachweis von teilthrombosierten Aneurysmen als Emboliequelle)

Eigene Notizen

- Angiographie:
  - unklare Befunde der Duplexsonographie klären und
  - bietet die Option einer interventionellen Therapie
- CT: bei akutem Aortenverschluss
- zur **Prognose und Therapieentscheidung** hat sich die **Klassifikation nach Rutherford** etabliert (▶ Tabelle)

Klassifikation der Ischämie nach Rutherford						
Kate-gorie	Beschrei-bung/ Prognose	Sensi-bilitäts-Verlust	Muskel-schwäche	Doppler-signal	Kategorie	
					arteriell	venös
I	nicht un-mittelbar gefährdet	fehlend	fehlend	hörbar	hörbar	I
IIa	rettbar bei sofortiger Behand-lung	minimal (Zehen) oder feh-lend	fehlend	oft hör-bar	hörbar	IIa
IIb	rettbar bei unver-züglicher Revasku-larisation	mehr als Zehen- und Ruhe-schmerz	gering bis mäßig	nicht hörbar	hörbar	IIb

Therapie

- allgemeine Maßnahmen:
  - sofortige Heparintherapie mit initialer Bolusgabe und kontinuier-licher Infusion
  - Tieflagerung und Polsterung der Extremität
  - adäquate Schmerztherapie (sehr schmerzhaft)
- operativ:
  - Katheterthrombembolektomie nach Forgarty (insbesondere für den embolischen Gefäßverschluss)
- alternativ: Thrombolysetherapie
  - Urokinase oder Plasminogenaktivator (rtPA)
- postoperativ kann es zum Kompartmentsyndrom kommen:
  - bei prolongierten Verlauf (Ischämiezeit >4 Stunden) muss prophy-laktisch eine Faszienspaltung am Unterschenkel durchgeführt wer-den
- bei kardialer Emboliequelle: Behandlung der Grunderkrankung

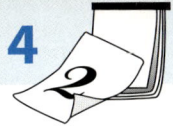

4.3.2 Akute Mesenterialischämie

Definition
- plötzlich auftretende Ischämie des Darms (Mesenterialinfarkt) aufgrund eines arteriellen Verschlusses

Inzidenz
- 1–2% aller akuten Abdomina
- hohe Letalität (<50%)

Ätiologie
- Embolisation (31%), häufigste Quelle ist das Herz
- lokalen arteriellen Thrombosierung (34%)
- nichtokklusive Ischämie (25%)
- venöse Thrombose (8%)

Klinik und Operationsindikation
- bereits bei Verdacht auf mesenterialer Ischämie besteht die Indikation zur sofortigen Operation
- klinische Stadien (▶ Tabelle)

Stadien der mesenterialen Ischämie		
Stadium	**Ischämiedauer (Stunden)**	**Symptomatik**
Initialstadium	0–6	Diarrhö, Bauchschmerz
Stilles Intervall	7–12	Darmparalyse (keine Darmgeräusche)
Endstadium	12–24	Peritonitis, akutes Abdomen

Diagnostik
- keine Verzögerungen
- CT
- laborchemisch (ist aber unspezifisch): Laktatanstieg, Leukozytose, Azidose, Baseexzess (minus 7–8 molk/l), CRP Anstieg
- Duplexsonographie

Therapie
- gefäßchirurgische Operation:
  - Embolektomie
  - Thrombektomie
  - mesenteriale Rekonstruktion
- viszeralchirurgische Operation:
  - Resektion durchblutungsgestörter Darmabschnitte (Kontinuitätsoperation, Diskontinuitätsoperationen)
  - Second-Look-Operation zur Beurteilung fraglich durchblutet zurückgelassener Darmabschnitte

4.4   Periphere arterielle Verschlusskrankheit (pAVK)

A. Greiner

Allgemein

- die pAVK ist eine chronische Erkrankung
- chronische Verschlüsse der Extremitäten versorgenden Arterien, betrifft v.a. die Beine
- mit zunehmendem Alter steigt die Inzidenz: 20% der >75-Jährigen haben eine pAVK
- m:w = 5:1

Ätiologie

- Grunderkrankung: Atherosklerose
- Risikofaktoren:
  - Diabetes mellitus
  - arterielle Hypertonie
  - Hyperlipidämie
  - Hypercholesterinämie
  - Nikotinabusus
- andere (seltenere) Ursachen für chronische arterielle Verschlüsse sind:
  - Vaskulitiden
  - periphere thrombosierte Aneurysmen
  - Kompression von außen

Einteilung

- es können verschieden Segmente der beinversorgenden Arterien betroffen sein, daher Einteilung in:
  - **Beckentyp** (distale Aorta, A. iliaca)
  - **Oberschenkeltyp** (A. femoralis, A. femoralis superficialis, A. profunda femoris, supragenualer Anteil der A. poplitea)
  - **Unterschenkeltyp** (infragenualer Anteil der A. poplitea, A. tibialis anterior, Turnus tibiofibularis, A. tibialis posterior, A. fibularis)
  - **Leriche-Syndrom** (Sonderform): chronischer Verschluss der distalen Aorta
- in 20% der Fälle sind mehrere Segmente betroffen

Klinik und Operationsindikation

- das klinische Bild der pAVK wird in unterschiedliche Schweregrade eingeteilt, von denen sich das weitere therapeutische Vorgehen ableitet (▶ Tabelle)

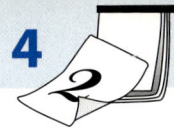

Einteilung der pAVK nach Fontaine	
Klinisches Stadium (Fontaine)	**Symptomatik**
I	asymptomatisch
IIa	Claudicatio intermittens: Gehstrecke >200 m
IIb	Claudicatio intermittens: Gehstrecke <200 m
III	Ruheschmerz
IV	Gewebedefekt

- Claudicatio intermittens:
  - Schmerzen beim Gehen in der Muskulatur (meistens Wadenmuskulatur), zwingen den Patienten zum Stehenbleiben
  - in Ruhe sistieren die Schmerzen
- **Operationsindikation:**
  - Stadien I und IIa:
    - konservative Therapie (Gehtraining, Thrombozytenaggregationshemmer, Minimierung kardiovaskulärer Risikofaktoren, Schutz vor akralen Läsionen)
  - Stadium IIb:
    - relative Indikation zur Operation oder endovaskulärer Intervention
    - keine Indikation für kniegelenkübergreifende Eingriffe mit Anschluss an krurale oder pedale Gefäße
  - Stadium III und IV:
    - absolute Indikation zur Operation oder endovaskulärer Intervention zur Vermeidung einer Amputation

Diagnostik
- Pulsstatus:
  - A. carotis, A. brachialis
  - A. radialis, A. ulnaris
  - Leistenpuls (A. femoralis)
  - Popliteapuls (A. poplitea)
  - Puls A. tibialis posterior (am Innenknöchel)
  - Puls A. dorsalis pedis (am Fußrücken)
- Beurteilung der Hauttemperatur der Extremitäten (mit dem Handrücken des Untersuchers)
- dopplersonographische Messung der Verschlussdrücke
- Bestimmung des Knöchel-Arm-Dopplerdruck-Index (bei Indices <0,9 pAVK); sind bei Patienten mit Mediasklerose erhöht und können nicht verwertet werden (oft bei Diabetikern)
- Duplexsonographie
- MRT
- digitale Subtraktionsangiographie: Goldstandard aber invasiv

4

Therapie

- Fontaine-Stadium I und IIa:
  - Gehtraining
  - Thrombozytenaggregationshemmer
  - Minimierung kardiovaskulärer Risikofaktoren
  - Schutz vor akralen Läsionen
- distale Aorta:
  - Verschlüsse oder >3 cm lange Stenosen werden offen rekonstruiert (aortobifemoraler oder aortobiiliacaler Bypass)
  - Stenosen <3 cm (Stent-)PTA
- Beckenetage:
  - unilaterale kurzstreckige Verschlüsse, Stenosen <10 cm Länge werden mit Stent PTA versorgt
  - komplexere Stenosen und Verschlüsse werden offen operiert
- Femoralisgabel:
  - kein Stent in die Femoralisgabel
  - Ausschälplastik (Thrombendarteriektomie und Patchplastik): bei Verschluss der A. femoralis kann die A. profunda femoris das ganze Bein über Kollateralen, die mit der A. poplitea kommunizieren, versorgen
- Oberschenkeletage:
  - Stenosen <10 cm Länge und Verschlüsse <5 cm werden mit PTA (u. ggf. Stent) behandelt
  - längere Läsionen werden mit einem femoropoplitealen Bypass versorgt (Bypassmaterial: V. saphena magna, oder Kunststoff)
- A. poplitea:
  - kein Stent in die A. poplitea, soll mit Bypass versorgt werden
- Unterschenkelgefäße:
  - nur ab Fontaine-Stadium III: PTA oder Bypass
- Hybridoperationen:
  - Kombinationseingriff: offene Operation und endoluminäre Technik (offene Femoralisgabelplastik und Stent-PTA im Bereich der Beckenachse)
- kritische Ischämie ohne Möglichkeit der Revaskularisierung:
  - vasoaktive Substanzen (Prostaglandin E1)
  - CT-gezielte Sympathikolyse
- Minoramputation:
  - Amputationslinie proximal des Sprunggelenks als Ultima Ratio im Stadium IV

4.5   Chronisch-venöse Insuffizienz (CVI)

J. Grommes

Definition

- Erkrankung der Beinvenen, die mit venösen Abflussbehinderungen, Mikrozirkulationsstörungen und trophischen Veränderungen im Bereich der Unterschenkel und Füße einhergeht

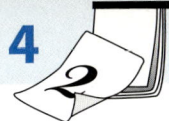

Inzidenz

- in der Altersgruppe von 18–79 Jahren liegt eine CVI mit C3–C6 (nach CEAP, ▶ Tabelle) bei jeder 5. Frau und jedem 6. Mann vor

Ätiologie

- Krampfadern (Varikosen)
  - Stammvarikosen
  - Perforansvarikosen
- Phlebothrombosen (CVI als postthrombotisches Spätsyndrom)
- arteriovenöse Fisteln
- venöse Angiodysplasien (angeborene Defekte der Venenklappen)

Diagnostik

- **klinische Untersuchung (CEAP-Klassifikation):**
  - Einstufung nach der aufwändigen, aber international etablierten CEAP-Klassifikation (▶ Tabelle)
  - die Insuffizienz der Stammvenen können auch nach Hach eingeteilt werden (V. saphena magna (Grad I–IV) und V. saphena parva (I–III)

CEAP-Klassifikation (vereinfacht)		
C (Clinical signs)	C0	keine sichtbaren Zeichen einer Venenerkrankung
	C1	Besenreiser, rertikuläre Varizen, Corona phlebectatica
	C2	Varizen
	C3	Ödem ohne Hautveränderung
	C4	Hautveränderung (Pigmentation, Stauungsekzem, Dermoliposklerose
	C5	Hautveränderungen mit Ulkusnarbe
	C6	florides Ulcus cruris
E (etiologic)	E_C	kongenital
	E_P	Primär
	E_S	Sekundär
A (anatomic)	A_S	superfizial (oberflächlich)
	A_D	»deep veins« (tiefe Venen)
	A_P	Peforansvenen
P (patho-physiologic)	P_R	Reflux
	P_O	Obstruktion
	P_{RO}	Reflux und Obstruktion

4

- **Doppler-/Duplexsonographie:**
  - die farbcodierte Duplexsonographie stellt die Methode der Wahl zur Beurteilung des oberflächlichen und tiefen Venensystems dar
  - durch Ergänzung mit der Dopplersonographie kann auch das arterielle System mit beurteilt werden
- **Phlebographie (deszendierend/aszendierend):**
  - durch die Duplexsonographie verdrängt
  - nur speziellen Fragestellungen vorbehalten
- **Magnetresonanz-(MR-)Phlebographie:**
  - bietet eine sehr gute Darstellung der iliakokavalen Venen
  - ergibt besonders bei chronischen Verschlussprozessen zusätzliche Informationen
- **Plethysmographie:**
  - nichtinvasive Messung die Volumenänderung der Extremität
  - indirekte Beurteilung der Funktion des Venensystems
- **AVP (ambulatory venous pressure):**
  - durch Messung des venösen Drucks in einer Fußrückenvene in Ruhe und nach Belastung kann indirekt die Funktion des venösen Systems beurteilt werden
  - bei venösen Verschlussprozessen von Bedeutung

Therapie

- **Kompressionsbehandlung:**
  - Kompressionsbehandlung in allen Stadien der Erkrankung
- **Behandlung des oberflächlichen Venensystems:**
  - Stammveneninsuffizienz:
    - Crossektomie mit Stripping (Invaginations-, Kryo-, Pin-Stripping)
    - endovaskuläre Obliteration der insuffizienten Stammvene (Laser, Thermoablation)
    - Schaumsklerosierung
  - Seitenastvarikosis:
    - Exhairese
    - Sklerosierung
  - Perforansinsuffizienz:
    - Perforansdissektion (offen oder endoskopisch)
    - Laserablation
- **Behandlung des tiefen Venensystems:**
  - venöse Obstruktion:
    - bei akuter Obstruktion ggf. Thrombolyse (► Abschn. 4.6)
    - bei chronischer Obstruktion Rekanalisation mit Stent-Angioplastie
    - operativ: venöser Bypass nur im Stadium C5 oder C6
  - venöse Insuffizienz:
    - Valvuloplastie
    - Klappentransposition
    - Klappenrekonstruktion Indikation zu operative Verfahren nur bei fortgeschrittenen Stadien

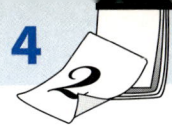

4.6   Beinvenenthrombose

J. Grommes

Definition

- die tiefe Venenthrombose (TVT) betrifft in über 90% die Beinvenen und bedeutet eine nahezu vollständige Verlegung der Leitvenen durch Thromben, die appositionell wachsen und pulmonal oder aber auch arteriell (offenes Formen ovale) embolisieren können

Inzidenz

- die Inzidenz der TVT wird alterskorrigiert mit ca. 1–2/1000 Einwohner und Jahr angegeben
- sie steigt mit den Lebensalter exponentiell an (8/1000 und Jahr bei über 80-Jährigen)
- linksseitige iliakale Thrombosen sind häufiger als rechtsseitige (Überkreuzung der linken Beckenvene durch die rechte Iliakalarterie)

Pathogenese

- Virchow-Trias:
  - Endothelalteration (Veränderung/Schaden des Endothels)
  - veränderten Strömungsgeschwindigkeit (Turbulenz oder Stase)
  - veränderten Viskosität des Blutes (Thrombophilie)
- Risikofaktoren: siehe ▶ Tabelle

Risikofaktoren in einer akuten TVT
Angeboren

- Thrombophilie:
   – Antithrombinmangel
   – Dysfibrinogenämie
   – Faktor-V-Leiden-Mutation
   – Prothrombin-Mutation
   – Protein-c-Mangel
   – Protein-S-Mangel

Erworben

- weibliche Hormone:
   – postmenopausale Substitution
   – orale Kontrazeptiva
   – Schwangerschaft
 - myeloproliferative Erkrankungen/Hyperviskosität:
   – essenzielle Thrombozytose
   – Leukozytose bei akuten Leukämien
   – multiples Myelom
   – Polycythaemia vera
   – Morbus Waldenström
 - Immobilisierung
 - Malignität

Eigene Notizen

> **Erworben**
>
> - medizinische Therapie:
>   - Medikamente (Tamoxifen, Thalidomid)
>   - zentralvenöser Katheter
>   - Chirurgie
> - Trauma
> - erworbene Thrombophilie:
>   - erworbener Protein-C-Mangel
>   - Antiphospholipid-Syndrom
>   - erhöhter Faktor-VIII-Spiegel
>   - Heparin-induzierter Thrombozytopenie (HIT) Typ II
> - internistische Grunderkrankungen:
>   - dekompensierte Herzinsuffizienz
>   - HIV/AIDS
>   - entzündliche Darmerkrankung
>   - nephrotisches Syndrom
>   - paroxysmale nächtliche Hämoglobinurie
>   - Sichelzellanämie

Klinik

- klassische, klinische Zeichen sind:
  - Ödem
  - Spannungsschmerz der Wade
  - Schmerzen in der Wade bei Dorsalflexion des Fußes
  - verstärkte oberflächliche Venenzeichnung
- häufig wird von den Patienten jedoch nur ein Schweregefühl der Extremität angegeben

Diagnostik

- **Klinische und laborchemische Diagnostik:**
  - klinischen Symptome sind ausgesprochen unspezifisch
  - besonders bei immobilisierten, hospitalisierten Patienten kann die TVT asymptomatisch verlaufen; klinische Zeichen:
    - bei ambulanten Patient: Sensitivität von 60–90%
    - bei immobilisierten oder bettlägerigen Patienten: Sensitivität 0–20%
  - durch den **Well-Score,** der standardisierte Informationen aus dem klinischen Befund und der Anamnese Punktwerte zuteilt, kann die Wahrscheinlichkeit einer TVT deutlich besser abgeschätzt werden
  - eine Erhöhung der D-Dimere, Endprodukte der Proteolyse von Fibrin, (Normwert $\leq$ 500 µg/ml) ist nicht mit einer thrombembolischen Erkrankung gleichzusetzen
  - die Bestimmung der D-Dimere ist in Kombination mit dem Well-Score sinnvoll einsetzbar:
    - ist die klinische Wahrscheinlichkeit niedrig (Well-Score <2) und die D-Dimere normal, liegt keine behandlungsbedürftige TVT vor, es ist keine weitere Diagnostik notwendig
  - die Abklärung einer angeborenen Thrombophilie hat keinen Einfluss auf die akute Therapie der TVT, eine Trombophilie kann je-

doch die Entscheidung über die Fortführung der Antikoagulation beeinflussen

– bei einer idiopathischen Venenthrombose sollte eine Tumorsuche erfolgen

– bei einer iliofemoralen (deszendierenden) Venenthrombose Such nach lokaler Ursache (z.B. Tumor, anatomische Variante)

– **Kompressionssonographie:**
  – wichtigstes Diagnostikum der TVT
  – Voraussetzung ist eine sorgfältige Untersuchung der Venen einschließlich des Unterschenkels
  – auf die Darstellung der Beckenvene (kann durch Luftüberlagerung erschwert sein), kann verzichtet werden, wenn unterhalb des Leistenbandes keine Thrombose nachweisbar und das Dopplersignal in der V. femoralis eine normale Atemmodulation ohne Hinweis für eine proximal gelegene Obstruktion zeigt

– **Phlebographie:**
  – kann Thrombosen nachweisen oder ausschließen
  – ihre Anwendung ist jedoch durch die Duplexsonographie in den Hintergrund gedrängt worden und bleibt nur unklaren Fällen vorbehalten

– **MR- und CT-Phlebographie:**
  – beide Schnittbildverfahren bieten Vorteile in der Darstellung iliokavaler Thrombosen im Vergleich zu den o.g. Verfahren
  – die pulmonal arterielle Strombahn kann bei Verdacht auf Lungenembolie (LE) sowie auch benachbarte Strukturen, die ursächlich für die Thromboseenstehung sein können (z.B. Tumor), mit dargestellt werden

Therapie

– **Antikoagulation:**
  – die Antikoagulation sollte bevorzugt mit einer gewichtsadaptierten Dosierung eines niedermolekularen Heparins unmittelbar auch bei Verdacht auf eine TVT begonnen werden
  – sie soll ein weiteres Wachstum des Thrombus und die LE oder arterielle Embolie bei offenen Foramen ovale verhindern
  – die Antikoagulation kann im weiteren Verlauf auf eine orale Antikoagulation mit Cumarinen (Ziel INR 2–3) umgestellt werden
  – Dauer der Antikoagulation: abhängig von der Ausdehnung und Ursache der TVT

– **Kompression:**
  – Ziel der Kompressionstherapie:
    • Reduzierung der akuten Beschwerden (Schwellung, Schmerzen)
    • Senkung der Inzidenz und der Schwere des postthrombotischen Syndroms

– **Mobilisation:**
  – der Patient mit Thrombose soll mobilisiert werden, um ein weiteres Wachstum der Thrombose zu verhindern

4

—   die Rate an Lungenembolien wird durch die Mobilität des Patienten nicht erhöht

— **Rekanalisation der venösen Strombahn:**
  — chirurgische Thrombektomie:
    • ermöglicht die rasche Thrombusentfernung
    • es besteht jedoch das Risiko einer intraoperativen Lungenembolie
    • der Erfolg der Therapie ist entscheidend vom Alter der Thrombose abhängig
  — kathetergesteuerte Thrombolyse/kathetergestützte pharmakomechanische Thrombektomien:
    • ermöglichen eine endovaskuläre, minimal-invasive Thrombusentfernung
  — Stent/Angioplastie:
    • beim Nachweis einer venösen Obstruktion (z.B. May-Turner-Syndrom) sollte diese interventionell behandelt werden, um den Reverschluss zu verhindern

4.7   Zugangswege zur Hämodialyse

J. Kalder

Definition

— Hämodialyse:
  — Blut wird zur Nierenersatztherapie aus einem Katheter oder Shunt über eine Membran geleitet
  — erforderlich ist ein Blutfluss von mind. 300 ml/min

4.7.1   Hämodialyse über Katheter

— **kurzzeitig über Doppellumen-Katheter (Shaldon-Katheter) ohne Bakterienbarriere**
  — **Indikation:**
    • akut Dialyse erforderlich bei akutem Nierenversagen
    • bei erforderlicher Dialyse bei Bakteriämie
    • bei erforderlicher Dialyse wenn andere Zugangswege aktuell funktionslos sind und eine Revision benötigen
  — **Implantation:**
    • Vorbereitung: Duplex der Zugangsvenen auf Offenheit
    • operatives Vorgehen: steriles Arbeiten, Lokalanästhesie, Einlage über Punktion in eine große Vene (V. jugularis interna, V. subclavia, V. iliaca)
  — **Vorteil:** schnelle Verfügbarkeit, ohne Operationssaal implantierbar
  — **Nachteil:** kurzfristige Lösung (Katheteraustausch nach ca. 14 Tagen), anfällig für bakterielle Besiedlung mit der Folge einer bakteriellen Sepsis

- **längerfristig über großlumige Katheter mit Einlage in den rechten Vorhof (einlumig = Demers, zweilumig = Hickman) mit Bakterienbarriere** (Dacronmuffe die in die Subkutis einwächst)
  - **Indikation:**
    - chronische Hämodialyse
    - als passagerer Dialysezugang bis zur abgeschlossenen Reifung eines Dialyseshunts
    - bei fehlender Shuntmöglichkeit auch als Dauerlösung möglich
  - **Implantation:**
    - Vorbereitung: Duplex der Zugangsvenen auf Offenheit
    - operatives Vorgehen: steriles Arbeiten, Lokalanästhesie, Punktion oder Präparation der Zugangsvene, Positionierung in den rechten Vorhof unter Röntgenkontrolle
  - **Vorteil:** mittel- bis längerfristig einsetzbar
  - **Nachteil:**
    - OP mit Röntgengerät erforderlich
    - trotz Bakterienfilter katheterassoziierte Sepsis möglich
- **Komplikationen:**
  - Anlageassoziiert:
    - Pneumothorax
    - Gefäßperforation
    - Hämatothorax
  - Kathetersepsis:
    - Vorgehen: zügige Katheterentfernung + Mikrobiologiegewinnung

4.7.2 Hämodialyse über eine AV-Fistel oder einen Kunststoff-Shunt

- **AV-Fistel:**
  - Verbindung zwischen einer Vene und einer Arterie mit dem Ziel in einer oberflächlichen Vene einem hohen Blutfluss (>300 ml/min) zu erhalten, um hierüber eine Dialyse durchführen zu können
  - **Vorteil:** ist in der Regel deutlich langlebiger wie eine Kunststofflösung
- **Kunststoff-Shunt:**
  - Interposition einer Kunststoff-Gefäßprothese (in der Regel ePTFE) zwischen einer Arterie und einer Vene mit dem Ziel, einen hohen Blutfluss (>300 ml/min) zu erhalten
  - **❶ Cave** Bei jeder Shunt-Operation muss die nächst möglichem Alternativen für einen weiteren Shunt berücksichtigt werden
- Indikation:
  - dauerhafte Dialyse bei chronischer Niereninsuffizienz
- präoperative Diagnostik:
  - Blutdruckmessung an beiden Armen
  - Allen-Test

4

Eigene Notizen

- — Duplex von Arterien und Venen am Zugangsarm mit und ohne Stauung
- ▬ klassische Lokalisation:
  - ▬ native AV-Fistel:
    - • V. cephalica und A. radialis oberhalb des Handgelenks
    - • V. cephalica und A. brachialis in der Ellenbeuge
    - • V. basilica und A. brachialis in der Ellenbeuge (im Verlauf Subkutanverlagerung erforderlich, da V. basilica zu tief liegt)
    - • V. saphena magna und A. femoralis (sehr selten verwendet)
  - ▬ Kunststoff-Shunt:
    - • Unterarmloop-Shunt mit Anastomosen in der Ellenbeuge (A. brachialis und V. brachialis)
    - • gerader Oberarm-Shunt (A. brachialis in der Ellenbeuge, V. brachialis proximaler Oberarm)
    - • Oberschenkelloop-Shunt (A. femoralis und V. saphena magna/ V. femoralis)
    - • verschiedene seltenere Verbindungen von anderen Arterien und Venen sind möglich, wenn die klassischen Möglichkeiten ausgeschöpft sind
- ▬ Regeln zur Shunt-Lokalisation:
  - ▬ kontralateraler Führungsarm zuerst
  - ▬ Arm vor Bein
  - ▬ je distaler die Anlage am Arm, desto besser
  - ▬ native Fistel vor Kunststoff-Shunt
  - ▬ je ausgeprägter eine arterielle Verschlusskrankheit am Arm vorliegt, desto höher sollte die arterielle Anastomose liegen
- ▬ Komplikationen bei Shunts und AV-Fisteln:
  - ▬ Stealsyndrom: durch »stehlen« des Blutes aus der Hand durch den Shunt entstehen Durchblutungsstörung der Hand
    - • Stadium I: kühle, blasse oder blaue Akren (keine Beschwerden)
    - • Stadium II: Schmerzen in der Hand während der Dialyse
    - • Stadium III: Ruheschmerz (verschwinden, wenn Shunt komprimiert wird)
    - • Stadium IV: Gangrän oder nicht heilende Wunden an der Hand
    - • Therapie: Behandlung der pAVK oder Aufgabe des Shunts oder Zentralverlagerung der arteriellen Anastomose (PAI: proximalisation of arteriell inflow; A. axillaris, A. subclavia)
  - ▬ Herzinsuffizienz: durch Volumenüberlastung des rechten Herzens
- ▬ ❶ **Cave** Keine Blutdruckmessung am Shuntarm und keine Venenpunktionen oder Verweilkanülen oberhalb der Handgelenke zur Schonung der potenziellen Shunt-Venen in der Zukunft

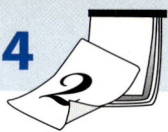

4.8 Gefäßtrauma

E.L. Franzen

Ätiologie

— häufig kombiniert mit anderen Verletzungen (Luxationen, Frakturen; Kontrolle der Pulse nach Reposition)
— ❶ **Cave** Bei Verletzungen immer an ein Gefäßtrauma denken, z.B. bei der Polytraumaversorgung
— Folgen eines Gefäßtraumas:
  — Blutung
  — Ischämie
  — freie abdominelle Flüssigkeit kommt häufig, aber nicht immer, aus der Leber oder Milz

Einteilung

— in stumpfe und penetrierende Gefäßverletzungen nach Linder und Vollmar (1965)

Diagnostik

— Traumaanamnese
— sorgfältige Pulskontrolle im Seitenvergleich!
— klinische Untersuchung im Seitenvergleich
  — Farbe
  — Temperaturdifferenz
  — Motorische Ausfälle
  — Sensible Störungen
— Unterscheidung von:
  — **inkompletter Ischämie** (= Motorik erhalten)
  — **kompletter Ischämie** (= erloschene Sensibilität + aufgehobene Motorik)
— Doppler-/Duplexuntersuchung
— Notfallangiographie (Prä-OP oder on table)
— Angio-CT
— ❶ **Cave** Nicht tastbare Pulse bedingen nicht zwangsläufig eine Gefäßverletzung (RR <100, vorbestehende pAVK, Gefäßspasmus)

Therapie

— **Therapieziele:**
  — 1. Blutstillung
  — 2. Erhalt der Durchblutung
— **Akutversorgung:**
  — provisorische Blutstillung durch manuelle/digitale Kompression oder Druckverband
  — Vermeiden von Klemmen oder Tourniquets (= Abbinden):
    • wenn doch notwendig, dann Zeitpunkt notieren
  — normale, flache Lagerung der betroffenen Extremität
  — sorgfältige Pulskontrolle im Seitenvergleich!

Eigene Notizen

4

- **operative Versorgung:**
  - Rekonstruktion so früh wie möglich
  - Möglichkeit der angiographischen Therapie prüfen, v.a. in anatomisch schwer zugänglichen Regionen:
    - Stent
    - Gefäßokklusion
- **operatives Vorgehen:**
  - sofern mit der Ischämiezeit vereinbar, erfolgt zuerst die Stabilisierung der Knochen
  - danach die Gefäßrekonstruktion
  - anschließend die evtl. notwendige Nervennaht
  - Ligatur eines Gefäßes nur in Ausnahmefällen (»limb for life«)
  - an oberer und unterer Extremität reicht im Normalfall eine durchgehende Arterie
    - obere Extremität: A. radialis oder A. ulnaris
    - untere Extremität: A. tibialis anterior, A. tibialis posterior oder A. fibularis
    - im Notfall ist die Ligatur der A. femoralis superficialis bei erhaltener A. profunda femoris möglich
  - A. femoralis und A. poplitea sollten, wenn möglich, rekonstruiert und niemals ligiert werden
  - großzügige Indikation zur Kompartmentspaltung
  - ❶ **Cave** Vor unklarem Aktionismus immer die Begleitverletzungen und den Gesamtzustand des Patienten beachten und an interdisziplinäre Beurteilung und Behandlung denken
  - bei ausgedehntem Weichteilschaden in Verbindung mit entsprechendem Gefäßtrauma evtl. primäre Amputation
  - Venen im Bereich der peripheren Extremitäten können ligiert werden (Kollateralkreislauf)

5 Viszeralchirurgie

Tag 3 – Viszeralchirurgie

Tag 4 – Viszeralchirurgie

Tag 5 – Viszeralchirurgie

5.1   Hals

M. Binnebösel

5.1.1   Schilddrüse

Anatomie

- Ontogenetisch geht die Schilddrüse aus dem Entoderm der Schlundtasche hervor. Die Schilddrüsenanlage bildet sich in der 4. SSW und wandert nach kaudal bis zur endgültigen Position vor der Trachea.
- Der Ductus thyreoglossus verbindet initial Schilddrüsenanlage und Ursprungsort, dieser verschließt sich in der weiteren Embryonalentwicklung. In seinem Verlauf kann sich dystopes Schilddrüsengewebe ansiedeln, Reste kranial der Schilddrüse bilden den variablen Lobus pyramidalis.
- Anatomisch besteht die Schilddrüse aus 2 Lappen, die über den vor der Trachea liegenden Isthmus miteinander verbunden sind. Die gesunde Schilddrüse wiegt 15–20 g.
- Mikroskopisch sind die Thyreozyten zu Schilddrüsenfollikel zusammengeschlossen. Diese enthalten im Lumen das Kolloid, welches überwiegend aus Thyreoglobulin besteht. Zwischen den Follikel liegen die parafollikulären C-Zellen und Ultimobrachialkörperreste (»solid cell nest«).
- Im Interstitium zwischen den Follikeln sind Nervenfasern, retikuläre Fasern und ein dichtes Netz aus Blut- und Lymphkapillaren ausgebildet.
- **Arterielle Blutversorgung:**
  - Die paarig angelegte A. thyroidea superior entspringt der A. carotis externa und erreicht die Schilddrüse über den oberen Pol.
  - Die paarig angelegte A. thyroidea inferior entspringt dem Truncus thyreocervicalis und versorgt die Schilddrüse über den Unterpol.
  - Die unpaar und mittelständige A. thyroidea ima findet sich in 5–10%, entspringt dem Aortenbogen und erreicht die Schilddrüse am Isthmus oder unteren Pol.
  - Zahlreiche kleinere Arterienäste finden von der Vorder- und Seitenfläche Zutritt zur Schilddrüse, intraparenchymatöse Äste aller versorgenden Arterien bilden ein komplexes Anastomosengeflecht, daher können die vier Hauptarterien ohne resultierende Ernährungsstörung der Schilddrüse ligiert werden.
- **Venöser Blutabfluss:**
  - über ein Venengeflecht unter der Schilddrüsenkapsel
    - überwiegender Abfluss epitracheal über den Plexus thyroideus impar in die V. thyroidea inferior und V. brachiocephalica
    - von den Lappen direkter Abfluss über die V. thyroidea media Kocher in die V. jugularis interna
    - begleitend zu den oberen Polgefäßen ziehen Venen in die V. jugularis interna oder V. facialis.
- **Nervale Innervation:**
  - Die sympathische Innervation erfolgt über Nn. thyroideii superiores, medialis et inferiores vom Ganglion cervicale superior, media

oder inferior. Die parasympathische Innervation erfolgt durch den N. vagus und gelangt durch Nn. laryngei zur Schilddrüse.

– Der N. laryngeus recurrens besitzt eine herausragende Bedeutung für die Phonation, dieser verläuft zwischen Ösophagus und Trachea und kreuzt die A. thyroidea inferior variabel vor, hinter sowie teils vor und hinter Ästen der A. thyroidea inferior. Motorische Äste innervieren die Larynxmuskulatur mit Ausnahme des M. cricothyroideus.

  • Eine unilaterale Schädigung des Nervs führt zum ipsilateralen Stimmbandstillstand, eine bilaterale Läsion zum bilateralen Stillstand, die oft eine Tracheotomie erfordert.

– N. laryngeus superior aus dem Ganglion inferius des N. vagus. R. externus innerviert den M. cricothyroideus und ist topographisch eng mit der A. thyroidea superior verbunden (Voreinstellungen des Kehlkopfes ermöglichen hier die Bildung hoher Töne). Der R. internus führt vorwiegend sensible Fasern welche die Schleimhaut der Epiglottis und des Larynx bis unterhalb der Stimmritze versorgen.

– **Lymphabfluss und Lymphknotengruppen:**

  – Der Lymphabfluss der Schilddrüse erfolgt unter der Capsula fibrosa durch ein weitverzweigtes Netz in die regionären Lymphknoten. Der Abfluss folgt weitestgehend den o.g. Venen. Die Lymphabflussgebiete der Lappen erfolgt nicht streng seitengetrennt, Kommunikationen bestehen durch Querverbindungen über prälaryngeale und prätracheale Lymphknoten.

  – Die lokoregionären Lymphknotengruppen werden nach anatomischen Grenzen in 4 Kompartimente unterteilt:

    • zervikozentrale Lymphknoten (**Kompartiment 1a und 1b**): medial der Trachea und lateral der A. carotis, nach kranial begrenzt durch die Karotisgabel und nach kaudal durch die obere Thoraxapertur

    • zervikolaterale Lymphknoten (**Kompartiment 2 und 3**): retrojuguläre Lymphknoten und die des lateralen Halsdreiecks bis zu den Ästen des Plexus brachialis, nach kranial begrenzt vom N. hypoglossus und kaudal von der oberen Thoraxapertur

    • obere mediastinale Lymphknoten (**Kompartiment 4a und 4b**): kaudal der V. brachiocephalica und der V. subclavia

  – ❯ **Memo** Die Mehrzahl der differenzierten Schilddrüsenkarzinome metastasieren vorwiegend in das zervikozentrale (44%) oder ipsilaterale-zervikolaterale (34%) Kompartiment.

Physiologie

– Die Schilddrüse bildet die Hormone Thyroxin (T4), Trijodthyronin (T3) und Kalzitonin. Während T3 und T4 von den Follikelepithelzellen gebildet werden, wird Kalzitonin von den parafollikulären C-Zellen synthetisiert. Thyreoglobulin wird als Vorstufe der Schilddrüsenhormone in die Follikelzellen abgegeben, dort mit Jod angereichert und in die Hormone Thyroxin und Trijodthyronin aufgespalten.

- Mit der Nahrung aufgenommenes Jod wird nahezu vollständig vom Darm resorbiert, dieses stellt den Hauptteil des Jodpools im Extrazellularraum und bestimmt die Konzentration an freiem Jodid im Plasma (bei normaler Jodzufuhr etwa 10–15 µg/l).
- Die Schilddrüsenhormone T3 und T4 wirken an fast allen Körperzellen und regen den Energiestoffwechsel an und sind für Wachstum und Differenzierung notwendig. Sie wirken zudem gefäßerweiternd, bewirken einen Anstieg der Körpertemperatur, erhöhen den Blutdruck und die Herzfrequenz.
- Entsprechend dem Bedarf des Organismus werden – stimuliert durch das hypophysäre thyroideastimulierende Hormon (TSH) – T4 und T3 in das Blut abgegeben.
- TSH wird in den basophilen, thyreotropen Zellen des Hypophysenvorderlappens gebildet. Seine Freisetzung wird stimuliert durch das Thyreotropin-Releasing-Hormon (TRH) aus dem Hypothalamus als auch durch die Konzentration an freien Schilddrüsenhormonen im Serum. Ziel des Regelkreises ist die Konstanthaltung der Konzentration an freien Schilddrüsenhormonen.
  - Negatives Feedback: Hohe Konzentrationen von T4 und T3 hemmen die Sekretion von TSH und TRH.
  - Positives Feedback: Ein Mangel an T4 und T3 erhöht die Sekretion von TSH und TRH.

Benigne Erkrankungen der Schilddrüse
Epidemiologie
- die Bundesrepublik Deutschland ist ein Jodmangelgebiet
- etwa jeder dritte Bundesbürger leidet deshalb an einer krankhaft veränderten Schilddrüse
- an Erkrankungen der Schilddrüse leiden Frauen und Männer insgesamt gleichermaßen

Diagnostik
- allgemeines diagnostisches Vorgehen:
  - Anamnese
  - Inspektion
  - körperlicher Untersuchung
    - palpiert werden Größe, Schluckverschiebbarkeit und Konsistenz
- **Labor:**
  - **Basisdiagnostik:** Bestimmung von TSH basal, fT3 und fT4
  - **spezifische Diagnostik:** Antikörperbestimmung bei Autoimmunthyreoitiden wie TRAK (TSH-Rezeptor-Autoantikörper), TAK (Thyreoglobulinantikörper), TPO-MAK (TPO = Thyroidperoxidase, MAK = mikrosomaler Antikörper), Thyreoglobulin, Kalzitonin, ggf. TRH-Test bei grenzwertigen TSH-Spiegeln.
- **Bildgebung:**
  - **Sonographie:** zentraler Bestandteil der bildgebenden Diagnostik bei Erkrankungen der Schilddrüse

- Bestimmung des Schilddrüsenvolumens: Länge × Höhe × Breite (in cm) × 0,5 = Volumen (in ml); Norm: w = 18 ml, m = 25 ml
- Echogenität sowie der Vaskularisation der Schilddrüse durch farbkodierte Duplexsonographie
- Beurteilung der zervikalen Lymphknoten
- ggf. Darstellung der Epithelkörperchen
- **Szintigraphie:** zur weiteren Beurteilung der Stoffwechselfunktion der Schilddrüse
  - Verwendung findet das Radionuklid Pertechnat ^{99m}TC, ein Gammastrahler mit einer Halbwertszeit von 6 Stunden. Wird wie Jod in die Thyreozyten aufgenommen.
  - In der Szintigraphie wird das Speicherungsmuster beurteilt (Mehrspeicherung = »heiße« Areale, Minderspeicherung = »kalte« Areale).
- **MRT und CT:** Keine Routinediagnostik, ist ggf. erforderlich zur Abklärung der topographisch benachbarten Weichteile insbesondere bei ausgedehnten Strumen oder bei invasiv wachsenden malignen Neoplasien.
- **invasive Diagnostik:**
  - **Feinnadelbiopsie (FNB):** Zusatzmethode einer Mehrstufendiagnostik (Klinik, Sonographie, Szintigraphie, FNB, Operation).
    - Ziel der punktionszytologischen Schilddrüsenuntersuchung ist die Selektion malignitätsverdächtiger Läsionen zur Vermeidung unnötiger diagnostischer Operationen.
    - Die diagnostische Treffsicherheit ist von der Erfahrung des Untersuchers abhängig (Sensitivität 70–100%, Spezifität 20–90%).
    - Knoten bei Patienten mit hohem Malignitätsrisiko (z.B. >70 Jahre, schnell wachsende Läsion) sollten auch bei negativer FNB der Operation zugeführt werden, ebenso bei positiver oder zweifelhafter Zytologie.
  - Stimmbandkontrolle

Therapie

- **operativ:**
  - die Indikationsstellungen werden im Folgenden mit den einzelnen Erkrankungen der Schilddrüse abgehandelt
  - das allgemeine operationstaktische Vorgehen der modernen Schilddrüsenchirurgie hat die befundorientierte und wenn möglich funktionserhaltende Resektion zum Ziel
  - bei jeder Operation ist die intraoperative Inspektion beider Schilddrüsenlappen obligat
  - der Eingriff wird in Intubationsnarkose durchgeführt, idealerweise mit einem speziellen Elektrodentubus, um eine intraoperatives Neuromonitoring (IONM) durchführen zu können
- **spezielle operative Therapie:**
  - **Enukleation:** Bei glatt begrenzten, kleinen oder solitären Knoten, ohne funktionsgestörtes Restschilddrüsengewebe, ohne Anhalt für Malignität. In jedem Fall erfolgt die histologische Abklärung.

Eigene Notizen

Bei foll. TU Untersch. zw. Adenom & CA ∅möglich foll.

präop. muss Euthyreose vorliegen (ggf. Gabe von Carbimazol, Propanolol)

Eigene Notizen

[Handschriftliche Notizen: Kompl.: Recurrens-parese § der NSD→ ↓Ca2+ Schluck § Nachblutungen Taubheitsgefühl d. Haut]

[Handschriftliche Notiz oben: +4ml Parenchymrest, Near total: <1ml]

- **Subtotale Resektion:** Bei der subtotalen Resektion wird beidseits dorsales Schilddrüsengewebe und die dorsale Kapsel belassen. Ein heute seltener Eingriff, ggf. bei diffuser Autonomie mit dorsal beidseits unauffälligem Gewebe.
- **Hemithyreoidektomie:** Bei großen Knoten bei Struma uninodosa, bei Karzinomverdacht bei »kaltem« Knoten. Nachgewiesenes papilläres Mikrokarzinom. Die betroffene Seite wird am Isthmus abgesetzt und unter Schonung der Epithelkörperchen vollständig reseziert.
- **Hemithyreoidektomie mit subtotaler Resektion der Gegenseite (Dunhill):** Bei unilateraler Struma nodosa mit Knoten am Unterpol der Gegenseite, zur Volumenverkleinerung bei euthyreoter Struma, zur Verringerung des funktionell veränderten Gewebes bei Hyperthyreose. Da sich am Oberpol zumeist gesundes Gewebe findet, wird der obere Pol der weniger betroffenen Seite belassen.
- **Thyreoidektomie:** erforderlich bei:
  - Struma nodosa beidseits
  - Karzinomnachweis mit großem Tumor
  - medullärem Schilddrüsenkarzinom
  - undifferenzierten Karzinomen
  - als Rezidivprophylaxe bei Morbus Basedow
  - thyreotoxischer Krise
- **minimal-invasive Operationstechniken:** Der Anteil an minimalinvasiven Techniken ist mit insgesamt 10% aller Schilddrüsenoperationen noch gering.
  - **minimal-invasive videoassistierte Schilddrüsenoperation (MIVAT):** Häufigste Technik, wird jedoch kontrovers diskutiert. Als Vorteil werden das bessere kosmetische Ergebnis, geringere postoperative Beschwerden und eine gute Detailansicht angegeben.
  - **total-videoendoskopische Strumaresektion via »axillobilateral breast approach« (ABBA):** Die Operation erfolgt minimal-invasiv von submammär und über die Axilla. Sehr seltene Technik die keinerlei Narben am Hals verursacht.

Nachbehandlung

- postoperative Analgesie
- Kalziumkontrolle postoperativ und Substitution bei entsprechender Klinik oder bei sehr niedrigen Werten (initial bis zu 3×1 g i.v., im Verlauf ggf. Umstellung auf 2–8 g oral)
- postoperative Stimmbandkontrolle
- Schilddrüsenhormonkontrolle 4–6 Wochen postoperativ
- Funktionskontrolle der Schilddrüse postoperativ
- **Substitutionstherapie:** richtet sich nach der erfolgten Schilddrüsenoperation (▶ Tabelle), darf jedoch erst nach Erhalt der endgültigen Histologie eingeleitet werden, um bei einem Karzinombefund den Beginn der Radiojodtherapie nicht zu verzögern

Substitutionsprophylaxe nach Schilddrüsenresektionen	
Operation	**Richtlinien**
Enukleation	Prophylaxe mit Jodid
Hemithyreoidektomie	keine generelle Substitution bei Unklarheit der Funktion des verbliebenen Geweberestes oder bei Nachweis erniedrigter Schilddrüsenparameter Substitution von 50–75 µg L-Thyroxin und Jodid, Dosisanpassung nach 4–6 Wochen, dann TSH basal optimiert
Thyreoidektomie oder Near-Total-Thyreoidektomie	100–150 µg L-Thyroxin, Dosisanpassung nach 4–6 Wochen, dann TSH basal optimiert

Euthyreote Struma (Endemische Struma)

Epidemiologie
- die vergrößerte Schilddrüse bei normaler Stoffwechselfunktion (euthyreot) ist die häufigste Erkrankung der Schilddrüse,
- etwa 10–15% der Bevölkerung sind davon betroffen
- Frauen sind 4-mal häufiger betroffen als Männer

Ätiologie
- häufigste Ursache:
  - mangelnde Jodzufuhr mit weniger als den erforderlichen 150–200 µg Jod/Tag über die Nahrung und/oder das Trinkwasser
  - die Synthese an Schilddrüsenhormonen ist reduziert, der Regelkreis regt die Schilddrüse zu mehr Wachstum an, um die Produktion an Schilddrüsenhormonen zu steigern

Klassifikation
- entsprechend ihrer Größe wird die Schilddrüse von der WHO in Strumagrade eingeteilt (► Tabelle)

WHO-Klassifikation	
Grad 0a	keine Struma
Grad 0b	tastbare, aber nicht sichtbare Struma
Grad I	tastbare und bei zurückgebeugtem Kopf eben sichtbare Struma
Grad II	sichtbare Struma
Grad III	große, sichtbare Struma

Klinik
- nicht selten Zufallsbefund
- besonders bei zunächst kleiner Struma keine Symptome
- bei zunehmender Organgröße können eine kollares Engegefühl, Dysphagie, Stridor oder eine Einflussstauung entstehen

Diagnostik

- Labor (fT3, fT4 und TSH normwertig)
- Sonographie:
  - Volumenbestimmung
  - Knotenanalyse
  - Kontrolle der Therapie
- Szintigraphie: nur erforderlich bei Nachweis eines Knotens und/oder V.a. ektopes Schilddrüsengewebe
- Feinnadelpunktion:
  - bei konservativer Therapie und Malignomverdacht

Therapie

- **konservativ:**
  - nach Ausschluss einer Autonomie bei diffuser Struma bis Grad II durch Gabe von Jodid (z.B. 200 µg/Tag) und Schilddrüsenhormonen (z.B. L-Thyroxin, beginnen mit 50 µg/Tag, langsam steigern auf 100–250 µg/Tag)
- **operativ:**
  - nach erfolgloser konservativer Therapie, möglichst nicht vor dem 16. Lebensjahr
  - bei Struma mit Autonomie, kaltem Knoten oder mechanischer Komplikation (Trachealkompression, Einflussstauung)
  - Grundsatz der chirurgischen Sanierung: funktions- und morphologieorientierte Resektion
  - Ausmaß der Resektion:
    - richtet sich intraoperativ nach den lokalen Gegebenheiten, individuell wird das funktionell oder zystisch regressiv veränderte Gewebe reseziert
    - die Epithelkörperchen sind grundsätzlich zu schonen
- **Rezidivprophylaxe:**
  - erfolgt mit L-Thyorxin und Jodid

Prognose

- bei rechtzeitiger Behandlung günstig

Hyperthyreose

Definition

- hyperthyreote Laborkonstellation in Verbindung mit typischen klinischen Symptomen

Ätiologie

- Ursachen sind morphologisch unterschiedliche thyreoidale Autonomieformen (uni-/multifokal und disseminiert)
- immunogene Hyperthyreose (s.u.)
- passager bei Thyreoitiden
- Schilddrüsenkarzinomen
- Hyperthyreosis facticia
- Jodzufuhr

- TSH-produzierende Hypophysenvorderlappentumore
- hypophysäre Hormonresistenz

Klinik

- typische Symptome sind:
  - Tachykardie
  - Extrasystolen
  - psychomotorische Unruhe
  - Gewichtsabnahme
  - Schweißausbruche
  - Wärmeintoleranz
  - warme und feuchte Haut
  - Diarrhö
  - hyperthyreote Myopathie und Osteopathie
  - Haarausfall
  - Zyklusunregelmäßigkeiten der Frau

Diagnostik

- Labor (fT3 und fT4 erhöht, TSH erniedrigt)
- Sonographie
- Szintigraphie
- ggf. Supressionsszintigraphie zur Demaskierung
- Punktionszytologie bei szintigraphisch »kalten« Arealen

Therapie

- **konservativ:**
  - thyreostatische Therapie z.B. mit:
    - Carbimazol (initial 10–40 mg/Tag, dann 5–15 mg/Tag) oder
    - Perchlorat als Jodationshemmer
    - begleitend ggf. β-Blocker zur Linderung der Symptome
- **Radiojodtherapie:**
  - steht als Therapieoption im Hintergrund
  - bei starken Nebenwirkungen unter thyreostatischer Therapie und gleichzeitiger Kontraindikation zur Operation
  - Patientenwunsch
  - Kontraindiziert ist diese Therapieoption bei:
    - Kindern und Jugendlichen
    - während der Gravidität und bei großer Struma mit mechanischen Komplikationen
  - **Verfahren:**
    - radioaktives Jod (^{131}Jod) als Betastrahler wird überwiegend in die Schilddrüse aufgenommen und bewirkt dort den Zelltod
    - die Wirkung tritt erst nach Wochen ein
    - eine Vor- bzw. Nachbehandlung mit Thyreostatika ist obligat
- **operativ:**
  - Indikation:
    - Nachweis von Veränderungen der Knoten
    - Änderung der Stoffwechsellage

- • Veränderungen des übrigen Schilddrüsengewebes
- • dekompensiertes Adenom, großes Adenom mit mechanischer Komplikation, Struma multinodosa, kalten Knoten und Karzinomverdacht
- ▬ Ziel:
  - • funktions- und morphologieorientierte Resektion
- ▬ Durchführung:
  - • die Operation erfolgt in Euthyreose

Immunogene Hyperthyreose Morbus Basedow (Graves Disease)
Definition

- ▬ Morbus Basedow ist eine Autoimmunerkrankung, die durch eine Schilddrüsenüberfunktion verbunden mit einer -vergrößerung charakterisiert ist
- ▬ es werden TSH-Rezeptorantikörper (TRAK) gebildet, diese lagern sich an Thyreozyten an und stimulieren die Produktion von T4 und T3

Ätiologie

- ▬ genaue Ursachen sind nicht eindeutig bekannt
- ▬ genetische Prädispositionen scheinen von Bedeutung (HLA-DR3 oder -B8)
- ▬ Infektionen durch Viren oder Bakterien (Yersenien) werden als Stimulanz kontrovers diskutiert
- ▬ außerdem psychische Belastungen und Stress, aber auch immunstimulierende Medikamente wie Interferon-α oder Interleukin-2
- ▬ selten in der Schwangerschaft aber gehäuft im Anschluss

Klinik

- ▬ Struma, Tachykardie, Exophthalmus (Merseburger Trias)
- ▬ das Fehlen einer Struma oder einer Orbitopathie schließt eine Immunhyperthyreose jedoch nicht aus
- ▬ **Symptome der Hyperthyreose:** Palpitation, Tachykardie, Hypertonie, psychomotorische Unruhe, Muskelschwäche, Muskelschmerzen, Tremor, Schlafstörungen, Hyperhidratation, Heißhunger, Durst, Gewichtsverlust, Kopfschmerzen, Diarrhö, Störungen des Menstruationszyklus, Zunahme des sexuellen Bedürfnisses
- ▬ **Symptome der Immunopathie:** Arthropathien, Haarausfall, prätibiales Myxödem, grippeähnliche Symptome, Muskel- und Rückenschmerzen, Akropachie
- ▬ **Symptome der endokrinen Orbitopathie:** Exophthalmus, seltener Lidschlag (Stellwag-Zeichen), sichtbare Sklerastreifen oberhalb der Iris (Dalrymple-Zeichen), zurückbleiben der Oberlides bei Blicksenkung (Graefe-Zeichen), Konvergenzschwäche mit Diplopie (Moebius-Zeichen), Schwellung unter den lateralen Augenbrauen, Fremdkörpergefühl und Lichtempfindlichkeit

Diagnostik

- Labor (fT3 und fT4 erhöht, TSH erniedrigt, TRAK in 90% nachweisbar)
- Sonographie (diffus verminderte Echogenität, Hypervaskularisation)
- Szintigraphie (diffuse Struma, homogenes Radionuklid-Uptake)

Therapie

- **konservativ:**
  - Bei Patienten mit kleiner Schilddrüse, ohne endokrine Orbitopathie, zur Vorbereitung auf ein ablatives Verfahren, bei Kindern und Jugendlichen oder bei Patienten mit Kontraindikationen zur Radiojod- oder chirurgischen Therapie.
  - Eingesetzt werden Thyreostatika (z.B. Carbimazol, Initialdosis 10–40 mg/Tag) und eine symptomorientierte medikamentöse Therapie (β-Blocker).
  - Therapie über 1 Jahr, danach Ausschleichen. In 50% tritt dann ein Rezidiv auf.
  - Wenn die medikamentöse Therapie nicht erfolgreich ist, kommen ablative Verfahren zum Einsatz. Eine wiederholte medikamentös-thyreostatische Therapie ist nur in 20% erfolgreich.
- **Radiojodtherapie**
  - bei Therapieversagern nach 1 Jahr
  - starke Nebenwirkungen unter thyreostatischer Therapie und mit Kontraindikationen zur Operation
  - Patientenwunsch
  - Kontraindiziert ist diese Therapieoption bei Kindern und Jugendlichen, während der Gravidität und bei großer Struma mit mechanischen Komplikationen.
- **operativ:**
  - Ziel der chirurgischen Sanierung:
    - Beseitigung der Hyperthyreose und der mechanischen Komplikationen sowie die bestmögliche Rezidivprophylaxe
  - Durchführung:
    - Totale Thyreoidektomie
- **Therapie der endokrinen Orbitopathie:**
  - frühe Beendigung der Immunreaktion und Erreichen einer Euthyreose
  - Steroidstoßtherapie
  - ggf. Dekompressionsoperation oder Orbitaspitzenbestrahlung bei Optikuskompression

Prognose

- nach thyreostatischer Therapie ist in 50% mit einem Rezidiv zu rechnen
- auch nach Radiojodtherapie und Near-Total-Resektion sind Rezidive möglich
- sicherste Rezidivprophylaxe wird durch die Thyreoidektomie erreicht

Thyreotoxische Krise
Ätiologie

- entsteht meist auf dem Boden einer nicht therapierten oder nicht diagnostizierten Autonomie der Schilddrüse bzw. einer Autoimmunhyperthyreose vom Typ Basedow
- multiple endogene und exogene Faktoren können den Mechanismus triggern, z.B.
  - Stoffwechselentgleisung
  - akute kardiovaskuläre Ereignisse
  - Schwangerschaft
  - Stress
  - Infektionen
  - Jodexposition
  - Trauma
  - chirurgische Interventionen
  - Absetzen von Thyreostatika
  - Radiojodtherapie

Klinik

- **Kardinalsymptome:**
  - Fieber
  - ungeklärte Tachykardie und Agitiertheit bei laborchemischem Nachweis einer Hyperthyreose
- weitere Symptome:
  - **Stadium I:**
    - Herzrhythmusstörungen
    - Hypertonie
    - Hyperthermie
    - hochrotes Gesicht
    - Exsikkose
    - Muskelschwäche
    - Tremor
    - Unruhe
  - **Stadium II:**
    - zusätzlich Bewusstseinsstörungen wie Verwirrtheit
    - Psychose
    - Stupor bis Somnolenz
  - **Stadium III:**
    - zusätzlich ein Koma

Diagnostik

- maßgebend ist der klinische Befund
- Laborparameter erlauben keine Differenzierung zwischen einer manifesten Hyperthyreose und einer thyreotoxischen Krise

Therapie

- intensivmedizinische Überwachung, sofern bekannt Triggermechanismus behandeln
- antiadrenerge Blockade der peripheren Schilddrüsenhormonwirkung
- thyreostatische Behandlung
- Behandlung systemischer Komplikationen
- ❶ **Cave** Lässt sich innerhalb von 12–24 Stunden keine Stabilisierung erzielen, dann ist die Notfallthyreoidektomie indiziert

Prognose

- abhängig von der frühzeitigen multimodalen und interdisziplinären Therapie mit Mortalitätsraten von 0–10% bei frühzeitiger Thyreoidektomie
- im Stadium III werden Mortalitätsraten von 28% berichtet

Thyreoitiden

- seltene Erkrankungen der Schilddrüse, die akut, subakut oder chronisch verlaufen können
- da in der Einteilung nach Ätiologie und Verlauf nicht alle Thyreoiditisformen abgebildet sind, kann eine Einteilung in
  - schmerzhafte Formen (subakute, akute eitrige und Strahlenthyreoiditis) und
  - schmerzlose Formen (Hashimoto-, Postpartum-, Silent-, Riedel- und medikamentös induzierte Thyreoiditis) erfolgen

Subakute Thyreoiditis de Quervain
Ätiologie

- vermutlich virale Genese
- tritt häufig nach vorhergehenden viralen Infekten der oberen Atemwege auf
- eine genetische Prädisposition (z.B. HLA-B35) wird zudem vermutet

Klinik

- langsam einsetzende Symptome wie:
  - allgemeines Krankheitsgefühl
  - Leistungsminderung
  - Muskelschmerzen
  - subfebrile Temperaturen
  - diffuse Halsschmerzen
  - evtl. druckschmerzhafte Schilddrüse

Diagnostik

- laborchemisch:
  - transiente Hyperthyreose, mündet in 5% in eine dauernde Hypothyreose
  - BSG erhöht
  - Leukozytenzahl normal
  - keine Antikörper nachweisbar
- sonographisch zeigt sich ein inhomogenes Bild
- szintigraphisch eine verminderte Nuklidaufnahme
- Zytologie nach Feinnadelpunktion:
  - granulomatöse Entzündung mit Epitheloid- und Riesenzellen

Therapie

- meist Spontanheilung ohne spezifische Therapie
- Verläufe über Monate sind möglich
- eine passagere Hyperthyreose kann ggf. mit β-Blockern therapiert werden
- eine thyreostatische Therapie wird nicht empfohlen, da die Hyperthyreose auf der Ausschüttung von gespeicherten Hormonen und nicht auf einer gesteigerten Synthese beruht
- bei prolongiertem Verlauf können NSAR und/oder Glukokortikoide eingesetzt werden
- eine passagere Hypothyreose muss ggf. substituiert werden

Prognose

- gut

Akute eitrige Thyreoiditis
Ätiologie

- meist bakterielle Infektion, lokalen, hämatogenen oder lymphogenen Ursprungs

Klinik

- einseitig betonte Schmerzsymptomatik
- Fieber
- Druckschmerz
- Hautrötung

Diagnostik

- laborchemisch systemische Zeichen der Infektion (Leukozytose, erhöhtes CRP)
- sonographisch inhomogenes Bild, ggf. lässt sich bei Einschmelzung eine Abszessformation nachweisen

Therapie

- antimikrobielle Therapie
- symptomatische Therapie mit NSAR
- bei Abszessbildung chirurgische Sanierung, um eine Ausdehnung zu vermeiden (z.B. Mediastinitis)

Strahlenthyreoiditis
Ätiologie
- Radiojodtherapie:
    - in 1% der Fälle nach 5–10 Tagen Auftreten einer entzündlichen Reaktion
    - auch nach perkutaner Radiatio möglich

Klinik
- vergleichbar der subakuten Thyreoiditis (s.o.)

Therapie
- lokale, symptomatische Maßnahmen
- NSAR und/oder Glukokorikoidtherapie

Chronische lymphozytäre Thyreoiditis Hashimoto
Epidemiologie
- häufigste Form der entzündlichen Schilddrüsenerkrankungen
- Frauen sind deutlich häufiger betroffen

Ätiologie
- unklare Krankheitsursache
- erhöhtes Risiko bei:
    - familiärer Disposition (HLA-DR3, HLA-DR5, HLA-B8)
    - Strahlenexposition
    - Hepatitis C
    - Vorliegen anderer Autoimmunerkrankungen (perniziöse Anämie, Lupus erythematodes, Sjögren-Syndrom, Nebennereninsuffizienz)

Pathogenese
- durch Autoantikörper gegen thyreoidale Peroxidase (TPO-Ak) kommt es zur chronischen lymphozytären Infiltration (zytotoxische T-Lymphozyten) der Schilddrüse mit Entzündungsreaktion und konsekutiver Destruktion des Gewebes
- hohe Jodaufnahme oder Rauchen können Triggermechanismen sein

Klinik
- meist asymptomatischer Verlauf ohne lokale Symptome

Diagnostik
- laborchemisch:
    - initial Nachweis einer Hyperthyreose, später Hypothyreose
    - bei 95% der Patienten Nachweis von TPO-Antikörpern
    - bei 70% auch Nachweis von Thyreoglobulin-Antikörpern (TAK)
- sonographisch verminderte Echogenität der Schilddrüse
- szintigraphisch ist der Technitium-Uptake vermindert

Therapie

- abhängig von der aktuellen Stoffwechsellage:
  - in der hypothyreoten Phase kann eine lebenslange Substitution notwendig werden
  - bei konsequenter Substitution ist die Prognose gut
- regelmäßige klinische und sonographische Verlaufskontrolle, da die Hashimoto-Thyreoiditis mit einem gehäuften Auftreten von Lymphomen der Schilddrüse und papillären Schilddrüsenkarzinomen assoziiert ist

Postpartum-Thyreoiditis und Silent-Thyreoiditis

- im Verlauf nach Hashimoto-Thyreoiditis kann bei Müttern ca. 2–8 Monate nach Entbindung eine Postpartum-Thyreoiditis auftreten
- in 80% der Fälle normalisiert sich innerhalb von einem Jahr die Stoffwechsellage
- längerfristig entwickeln 30–50% der Frauen eine Hypothyreose
- **Sonderform** ist die mild verlaufende **Silent-Thyreoiditis:**
  - auf eine kurze Hyperthyreose folgt eine Hypothyreose mit nachfolgender Normalisierung der Stoffwechsellage
  - Nachweis von TPO-Antikörpern

Klinik

- abhängig von der Stoffwechsellage

Therapie

- symptomatisch

Medikamentös induzierte Thyreoiditis

- Medikamente wie Amiadaron, Lithium, Thalidomid, Interleukin, Lenalidomid oder Interferon-α können eine destruktive Thyreoiditis mit Einfluss auf die Stoffwechsellage bedingen

Klinik

- abhängig von der Stoffwechsellage

Therapie

- symptomatisch

Chronisch-fibrosierende Thyreoiditis (Riedel-Struma)
Ätiologie

- seltene Erkrankung mit ungeklärter Ursache

Pathologie

- ausgeprägte und chronisch-progrediente Fibrosierung der Schilddrüse und der umgebenden Halsstrukturen
- gelegentlich gleichzeitige mediastinale oder retroperitoneale Fibrose

Symptomatik

- zunehmendes kollares Engegefühl
- Schluckbeschwerden sind möglich
- klinisch imponiert die Schilddrüse als »eisenharte Struma«

Therapie

- eine wirkungsvolle Therapie ist nicht bekannt
- Glukokortikoide können versucht werden
- bei lokalen Beschwerden oder Malignitätsverdacht chirurgischer Eingriff bis hin zur Thyreoidektomie

Maligne Erkrankungen der Schilddrüse

Epidemiologie

- maligne Erkrankungen der Schilddrüse zählen zu den häufigsten endokrinen Neoplasien
- jährlich erkranken in Deutschland etwa 4000 Personen an einem Malignom der Schilddrüse
- etwa 0,2–0,3% der krebsbedingten Todesfälle sind auf Schilddrüsenkarzinome zurückzuführen
- durch die Operation und die Möglichkeit zur Radiojodtherapie hat die Erkrankung insgesamt eine günstige Überlebensrate

Klassifikation

- für die Prognose ist insbesondere die zelluläre Herkunft von Bedeutung
- die WHO teilt die Karzinome mit Follikelzellursprung in 3 Gruppen ein:
  - differenzierte Karzinome
  - gering differenzierte Karzinome
  - undifferenzierte Karzinome
- Klassifiziert werden Schilddrüsenkarzinome nach der TNM-Klassifikation (▶ Tabelle)
- **Metastasierung:**
  - lokale Lymphknotenmetastasen haben wahrscheinlich eine geringe negative prädiktive Bedeutung für das Langzeitüberleben
  - Fernmetastasen senken jedoch signifikant die Überlebensraten

TNM-Klassifikation der Schilddrüsenkarzinome (2002)		
T (Primärtumor)	pTx	Primärtumor nicht beurteilbar
	pT0	Primärtumor nicht nachweisbar
	pT1a	≤1 cm, auf die Schilddrüse begrenzt, ohne Kapseldurchbruch
	pT1b	1–2 cm, auf die Schilddrüse begrenzt, ohne Kapseldurchbruch
▼		

Eigene Notizen

TNM-Klassifikation der Schilddrüsenkarzinome (2002) (Fortsetzung)		
T (Primär-tumor)	pT2	>2–4 cm, auf die Schilddrüse beschränkt
	pT3a	>4 cm, begrenzt auf die Schilddrüse
	pT3b	Tumor jeder Größe mit Kapseldurchbruch und minimaler extrathyroidaler Ausdehnung
	pT4a	Tumor jeder Größe, Ausdehnung über Schilddrüsen-kapsel hinweg mit Invasion einer oder mehrerer der folgenden Strukturen: subkutanem Gewebe, Larynx, Trachea, Ösophagus, N. recurrens
	pT4b	Tumor jeder Größe, infiltriert prävertebrale Faszie, mediastinale Gefäße und/oder umschließt die A. carotis
	pT4a (nur undifferenziertes Karzinom)	Tumor jeder Größe begrenzt auf die Schilddrüse
	pT4b (nur undifferenziertes Karzinom)	Tumor jeder Größe mit extrathyroidaler Ausdehnung
N (regionale Lymph-knoten)	pNx	regionäre Lymphknoten können nicht beurteilt werden
	pN0	kein Anhalt für regionäre Lymphknotenmetastasen
	pN1a	zentrale Lymphknotenmetastasen
	pN1b	unilaterale, bilaterale oder kontralaterale zervikale oder mediastinale Lymphknotenmetastasen
M (Fern-metastasen)	pMx	Fernmetastasen können nicht beurteilt werden
	pM0	keine Fernmetastasen
	pM1	Fernmetastasen

Klinik

- unspezifische Symptome (Struma, tastb. knoten)
- Dyspnoe
- Rekurrensparese
- Schluckbeschwerden sind Zeichen eines fortgeschrittenen Wachstums
- ❗ **Cave** Bei plötzlicher Heiserkeit ohne Ursache an maligne Erkrankung denken

Diagnostik

- Anamnese und klinischer Befund:
  - Wachstumsgeschwindigkeit des Knotens
  - Familienanamnese
  - Verschiebbarkeit des Knotens
  - Konsistenz des Knotens
  - Heiserkeit

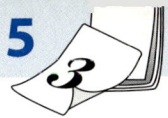

- Labor (Kalzitonin als Marker für das medulläre Schilddrüsenkarzinom)
- Sonographie:
  - echoarmer Knoten
  - unscharfe und unregelmäßige Begrenzung
  - Hypervaskularität
  - Mikroverkalkungen
- Szintigraphie (»kaltes« Areal)
- Röntgen-Thorax (pulmonale Filiae)
- invasive Diagnostik:
  - Feinnadelbiopsie

Papilläres Schilddrüsenkarzinom

Epidemiologie

- mit 50–80% aller Schilddrüsentumore das häufigste Karzinom des Follikelepithels
- häufiger bei Frauen als bei Männern (2–3:1)
- können schon im Kindesalter auftreten
- Durchschnittsalter bei Diagnosestellung: zwischen 30 und 50 Jahren

Ätiologie

- ionisierende Strahlung, insbesondere Strahlenexposition im Kindesalter
- zervikale, perkutane Strahlentherapie

Histologie

- differenziertes Karzinom mit Follikelzellursprung

Metastasierung

- bevorzugt lymphogen in die zervikomediastinalen Lymphknoten
- mit einer Tumorgröße von 3 cm steigt das Risiko für Lymphknotenmetastasen signifikant an
- hämatogene Metastasen erst im weiteren Verlauf
- in ca. 20% der Fälle ist ein multizentrisches Auftreten zu beobachten

Therapie

- entsprechend den **Leitlinien der Deutschen Gesellschaft für Chirurgie:**
  - Thyreoidektomie mit Lymphadenektomie des zervikozentralen und befallsorientiert des zervikolateralen Kompartiments bei präoperativ oder in der Schnellschnittdiagnostik gesichertem differenzierten Karzinom
  - anschließend Radiojodtherapie und Supressionstherapie mit T4
- beim solitären papillären Karzinom T1 N0 M0 als zufälliger Befund bei partieller Schilddrüsenresektion ist bei R0-Resektion und fehlendem Hinweis auf eine Lymphknotenmetastasierung keine Nachresektion und keine Radiojodtherapie erforderlich
- bei anderen erst in der histologischen Aufarbeitung diagnostizierten Karzinomen ist eine Nachresektion erforderlich (Ausnahme: minimal invasives follikuläres Karzinom ohne Angioinvasion), entweder inner-

[Handschriftliche Notizen am Rand: zw. Trachea & Carotis, meist ipsilateral; Ausnahmen: Mikro-CA (PTC) <1cm → Hemith., Ø LK-ektomie; Mikroinvasives FTC ohne Mets / Angioinvasion → Ø LKektomie, Hemi; ipsilat.; x wenn zervikozentr. Kemp. befallen]

[Handschriftliche Notiz unten: Med. & anapl. CA → immer Thyreoidektomie, immer LKektomie]

halb der ersten 24–48 Stunden nach der Primäroperation oder 6–8 Wochen später

— bei organüberschreitendem Wachstum sind multiviszerale Resektionen gerechtfertigt, wenn der Tumor R0 reseziert werden kann

Prognose

— insgesamt sehr günstig
— die Prognose verschlechtert sich mit zunehmender Tumorgröße (über 1 cm) und steigendem Lebensalter zur Diagnosestellung
— es werden 10-Jahresüberlebensraten von 93% berichtet

Papilläres Mikrokarzinom

— pathomorphologische Sonderform des papillären Schilddrüsenkarzinoms
— der WHO folgend definitionsgemäß papilläres Karzinom mit einer Größe von maximal 1 cm
— eine Lymphadenektomie oder Radiojodtherapie ist nicht erforderlich
— die Überlebenskurven unterscheiden sich kaum von der Überlebenskurve der Normalbevölkerung

Follikuläres Schilddrüsenkarzinom
Epidemiologie

— etwa 5–15% aller bösartigen Schilddrüsentumoren
— in Jodmangelgebieten steigt der Anteil auf 30–40%
— Durchschnittsalter zur Diagnosestellung: zwischen 40 und 60 Jahren

Ätiologie

— ionisierende Strahlung, insbesondere Strahlenexposition im Kindesalter
— zervikale, perkutane Strahlentherapie

Histologie

— differenziertes Karzinom mit Follikelzellursprung

Metastasierung

— bevorzugt hämatogen
— Lymphknotenmetastasen finden sich jedoch auch in 10–20%

Therapie

— konform den Leitlinien der Deutschen Gesellschaft für Chirurgie (s.o.)

Prognose

— 10-Jahresüberlebensraten von 85% werden berichtet

Gering differenziertes Karzinom

— sind prognostisch zwischen den differenzierten Karzinomen (gute Prognose) und den anaplastischen Schilddrüsentumoren (sehr schlechte Prognose) eingestuft

Metastasierung
- hämatogen schon in frühen Phasen

Therapie
- ist der Tumor noch auf die Schilddrüse begrenzt, dann entspricht das Vorgehen der Therapie differenzierter Karzinome (s.o.)
- Lymphadenektomie aller 4 Kompartimente
- zusätzlich sollte eine adjuvante perkutane Strahlentherapie erfolgen
- bei organüberschreitendem Wachstum wird der Patient nach histologischer Sicherung multimodal onkologisch therapiert

Prognose
- 10-Jahresüberlebensraten liegen bei nur 25–35%

Undifferenziertes (anaplastisches) Karzinom
- hoch aggressiver Tumor mit einem Anteil von unter 10% an allen Schilddrüsenkarzinomen
- das Auftreten liegt jenseits der 5. Lebensdekade

Histologie
- kein Thyreoglobulin mehr nachweisbar

Therapie
- ist der Tumor noch auf die Schilddrüse begrenzt, dann entspricht das Vorgehen der Therapie differenzierter Karzinome (s.o.)
- Lymphadenektomie
- zusätzlich sollte eine adjuvante perkutane Strahlentherapie erfolgen
- bei organüberschreitendem Wachstum wird der Patient nach histologischer Sicherung multimodal onkologisch therapiert

Prognose
- extrem schlecht, das Überleben liegt meist unter 12 Monaten

Medulläres Karzinom (C-Zellkarzinom, MTC)
Pathogenese und Epidemiologie
- medulläre Schilddrüsenkarzinome haben ihren Ursprung in den kalzitoninproduzierenden parafollikulären C-Zellen
- ca. 10% aller Schilddrüsenkarzinome
  - sporadischen Form (MTC): 75% oder
  - familiär gehäuft (FMTC): 25%
- bei bis zu 30% Manifestation einer multiplen endokrinen Neoplasie vom Typ 2 A und B
- bei der sporadischen Form liegt das Durchschnittsalter zwischen 36 und 51 Jahren
- bei den familiär gehäuften zwischen dem 15. und 20. Lebensjahr

DeJ: Calcitonin Pentagastrin-stim. (⊕ bei MEN 2)

Therapie

- **sporadisches und hereditäres MTC:**
  - unabhängig von der Primärtumorgröße Thyreoidektomie mit Lymphadenektomie
- **unauffällige Genträger eines MEN 2/FMTC-Syndroms:** Es wird eine an die Kalzitoninspiegel und das vorliegen einer RET-Mutation angepasste Vorgehensweise empfohlen:
  - bei pathologischem basalen und Pentagastrin-stimulierten Kalzitonin sollte eine Thyreoidektomie mit Lymphadenektomie unabhängig vom Alter und der Art der Mutation baldmöglichst erfolgen
  - ist der stimulierte Kalzitonin-Wert noch normwertig, richtet sich der Operationszeitpunkt nach der Virulenz der RET-Mutation:
    - Hochrisikoprofil: Operation innerhalb der ersten Lebensmonate
    - mittleres Risikoprofil: Eingriff bis zum 5. Lebensjahr
    - bei Mutationen mit niedrigem Risiko: Thyreoidektomie in der zweiten Lebensdekade

Prognose

- Überlebensraten sind wesentlich vom Tumorstadium und Lebensalter bei Diagnosestellung abhängig
- die 10-Jahresüberlebensraten liegen zwischen 40 und 50%

Seltene primäre Schilddrüsenkarzinome

- neben den klassischen und o.g. Schilddrüsenkarzinomen existieren seltene Tumortypen, die in reiner Form oder als Komponente eines klassischen Schilddrüsenkarzinoms auftreten können:
  - Plattenepithelkarzinome
  - Adenokarzinome
  - Siegelringzellkarzinom
  - mukoepidermoide Karzinome
  - klarzellige Karzinome
- nicht selten ist die Abgrenzung von Metastasen eines Primarius anderer Lokalisation schwierig

Sarkome der Schilddrüse

- primäre Sarkome der Schilddrüse sind außerordentliche Raritäten, z.B.:
  - maligne Hämangioendotheliome
  - Fibrosarkome
  - maligne fibröse Histiozytome
  - Hämangioperizytome
- insbesondere anaplastische Schilddrüsenkarzinome müssen in differenzialdiagnostischer Abwägung sorgfältig ausgeschlossen werden
- klinisch ist dies allerdings nicht von Bedeutung, da die Aggressivität und therapeutische Beeinflussbarkeit dieser Tumorentitäten vergleichbar fatal ist

Maligne Lymphome der Schilddrüse

- primäre Lymphome machen etwa 0,3–1,8% aller malignen Schilddrüsenneoplasien aus
- im Vordergrund stehen Non-Hodgkin-Lymphome der B-Zellreihe
- aufgrund der häufigen Assoziation mit einer Hashimoto-Thyreoiditis werden sie der Gruppe der MALT-Lymphome zugerechnet
- außerordentliche Raritäten der Schilddrüse sind primäre Plasmozytome oder Hodgkin-Lymphome

5.1.2 Nebenschilddrüse

Anatomie

- Ontogenetisch entstehen die Nebenschilddrüsen aus einer Aussprossung der 3. und 4. Schlundtasche des primitiven Vorderdarms. Die oberen Nebenschilddrüsen stammen aus den dorsalen Aussprossungen der 4. Schlundtasche, die unteren Nebenschilddrüsen entwickeln sich aus dorsalen Abschnitten der 3 Schlundtasche und überholen während der embryonalen Entwicklung die oberen Nebenschilddrüsen.
- 4 Epithelkörperchen zwischen der Organfaszie und der Capsula fibrosa der Schilddrüse
- in 3% finden sich weniger als 4 Nebenschilddrüsen, in 13–17% mehr als 4. Die oberen finden sich dorsal des oberen Schilddrüsendrittels, die unteren dorsal des unteren Schilddrüsendrittels oder in naher Beziehung zum Thymus. Die Lokalisationen sind jedoch variabel.

Physiologie

- die Nebenschilddrüsen bilden Parathormon
- Parathormon reguliert zusammen mit Vitamin D_3 und Kalzitonin der Schilddrüse den Kalzium-Phosphat-Haushalt
- bei Hypokalzämie und Mangel an 1,25-Dihydoxy-Vitamin-D_3 wird die Sekretion von Parathormon gefördert
- Parathormon erhöht den Serumkalziumspiegel durch:
  - Steigerung des Knochenabbaus (Kalziumphosphatfreisetzung)
  - Erhöhung der Kalziumresorption aus dem Dünndarm
  - Erhöhung der Kalziumrückresorption in den Nieren durch gesteigerte Phosphatausscheidung
- ist der Serumkalziumspiegel oder die Serum-Vitamin-D-Konzentration erhöht, dann wird die Parathormonsekretion gehemmt
- Kalzitonin senkt den Serumkalziumspiegel durch:
  - Hemmung der Kalziumfreisetzung aus dem Knochen und
  - erhöhte Kalziumausscheidung in der Niere

5

Benigne Erkrankungen der Nebenschilddrüse
Primärer Hyperparathyreoidismus (pHPT)
Definition
- kontinuierlich erhöhte Sekretion von Parathormon (PTH)

Ätiologie
- die Ursache beim pHPT liegt in den Nebenschilddrüsen selbst

Epidemiologie
- 4 Erkrankungen pro 100.000 Einwohner
- der pHPT stellt die dritthäufigste endokrinologische Erkrankung nach Schilddrüsenerkrankungen und dem Diabetes mellitus dar
- Frauen sind häufiger betroffen als Männer (3:1)

Ätiologie
- In 80–85% findet sich ein solitäres Adenom
- in 10–15% eine Mehrdrüsenhyperplasie
- in 5% ein Doppeladenom und in <1% ein Karzinom
- bei einem Doppeladenom oder einer Mehrdrüsenhyperplasie ist in 25% mit einem vererbbaren Syndrom zu rechnen, das ausgeschlossen werden muss (MEN Typ 1 oder 2 A, s.u.)

Klinik
- die Symptomatik ist hauptsächlich durch die resultierende Hyperkalzämie bedingt (»Stein-, Bein-, Magenpein«):
  - **renale Symptome:**
    - Nephrolithiasis in 40%
    - Nephrokalzinose mit Niereninsuffizienz
    - renaler Wasserverlust mit Polyurie und Dehydratation
  - **ossäre Symptome:**
    - Knochenabbau bis zur Osteoporose
    - subperiostale Resorptionszonen an der Radialseite der Fingerphalangen bis zur Ostitis fibrosa generalisata (Morbus Recklinghausen)
  - **gastrointestinale Symptome:**
    - Appetitlosigkeit
    - Gewichtsverlust
    - Erbrechen
    - Obstipation
    - Meteorismus
    - Ulzera duodenal oder gastral
    - gelegentlich Pankreatitiden
  - **neuromuskuläre Symptome:**
    - Muskelschwäche
    - neurologische Veränderungen mit Abgeschlagenheit
    - Antriebslosigkeit und kognitiven Störungen
  - nicht selten **Depressionen**

Diagnostik

- **Labor:**
  - Blut: Kalzium↑, Phosphat↓, PTH↑
  - Urin: Kalzium↑, Phosphat↑
- **bildgebende Diagnostik:** zur Lokalisation und Operationsplanung, insbesondere bei minimalinvasiven Techniken für ein fokusorientiertes Vorgehen
  - **Sonographie:**
    - Lokalisation einer vergrößerten Nebenschilddrüse
    - ggf. Nachweis eines Doppeladenoms oder einer Mehrdrüsenhyperplasie
    - in Kombination FNP möglich
  - **Szintigraphie:**
    - 99^{m}TC-Sestamibi-Szintigraphie Methode der Wahl, wenn sonographisch keine adäquate Aussage

Differenzialdiagnose

- Malignome
- Vitamin-D-Intoxikation
- Sarkoidose
- Immobilisation
- Bronchialkarzinom
- Hyperthyreose
- Addison-Krise
- Medikamentenwirkung (Lithium, Thiazide)
- Milch-Alkali-Syndrom
- familiäre hypokalzurische Hyperkalzämie

Therapie

- **Indikationsstellung:**
  - bei symptomatischem pHPT Indikation zur Operation
  - bei asymptomatischem pHPT wird die Indikation zur Operation kontrovers diskutiert:
    - nach den Empfehlungen der Konsensuskonferenz des National Institut of Health (NIH) wird bei diesen Patienten die Indikation restriktiv gestellt
    - meist werden bei diesen Patienten die Symptome postoperativ offensichtlich
    - zu beachten ist insbesondere, dass eine längerfristige Hyperkalzämie mit einer erhöhten Morbidität und Mortalität einhergeht
  - Standard ist die Adenomresektion mit intraoperativer PTH-Bestimmung sowie Schnellschnittdiagnostik

Handschriftliche Notizen:

Hyperplasie/MEN:
Totale Parathyreoidektomie
& Autotransplantation/
Kryokonservation ggf. Thymektomie
Ektope NSD

Kontrolle:
intraop.
PTH-Best.

5

- **fokussierte Operationsverfahren:**
  - **MIVAP:** minimal-invasive videoassistierte Parathyreoidektomie über eine 2 cm lange Hautinzision am Jugulum, mit Hilfe einer 30°-Optik erfolgt die videoassistierte Resektion
  - **OMIP:** offene minimal-invasive Parathyreoidektomie mit einem Zugang von ca. 3 cm Länge über dem lokalisierten Adenom, ggf. kann der Eingriff in Lokalanästhesie erfolgen
  - **ELPA:** endoskopische Parathyreoidektomie über einen lateralen Zugang mit Präparation im Raum hinter der Schilddrüse. Es werden 3 Trokare eingesetzt vergleichbar zur Thyreoidektomie in ABBA-Technik (s.u.)

Sekundärer Hyperparathyreoidismus (sHPT)

Definition

- kompensatorische Mehrsekretion von PTH bei Hypokalzämie, deren Ursache außerhalb der Nebenschilddrüse liegt, zu 90% bedingt durch eine endokrine oder exokrine Funktionsstörung der Niere

Epidemiologie

- in bis zu 90% bei chronisch dialysepflichtigen Patienten
- seltener bei anderen Grunderkrankungen

Ätiologie

- bei Niereninsuffizienz tritt durch den erhöhten Phosphatspiegel mit Hemmung der renalen Kalzitriolproduktion eine Störung des Regelkreislaufs ein
- Folge ist eine Hypokalzämie mit kompensatorischer Hyperplasie der Nebenschilddrüsen und Stimulation der PTH-Produktion
- extrarenale Ursachen:
  - ein Mangel an Kalzium und/oder Kalzitriol
  - Malabsorptionssyndrome (Morbus Crohn, Sprue)
  - Leberzirrhose
  - Cholestase
  - Vitamin-D-Resistenz

Klinik

- meist erst Symptome bei Dialysepflichtigkeit
- Knochenschmerzen im Fersenbereich, an der BWS und Schultergelenken
- extraossäre Verkalkungen:
  - periartikuläre Verkalkungen
  - vorzeitige Gefäßverkalkungen mit Myokard- oder Nierenparenchymverkalkungen

Diagnostik

- Labor
  - Blut: Kalzium↓ oder normal, Phosphat↑
  - Urin: Kalzium↑, Phosphat↓
- ggf. nativ radiologische Darstellung der betreffenden Skelettabschnitte

Therapie

- vorrangig **konservativ** (der sHPT muss nur selten (2–5%) chirurgisch saniert werden
  - medikamentös:
    - Phosphatbinder
    - ggf. Kalziummimetikum Cinacalcet, das durch Rezeptorblockade an der Nebenschilddrüse die PTH-Freisetzung verhindert
  - phosphatarme Diät
  - Entzug durch Dialyse
- **operativ:** Indikation:
  - bei Versagen der konservativen Therapie
  - vor geplanter Nierentransplantation (NTX) zur Vermeidung der Exazerbation eines sHPT mit hoher Morbidität oder bei Normokalzämie mit 10-fach erhöhtem PTH
  - therapieresistenter Hyperphosphatämie mit extraossären Verkalkungen, fortgeschrittener renaler Osteopathie mit erhöhter AP
  - radiologischen Zeichen der Fibroosteoklastie, therapierefraktären Knochenschmerzen, Spontanfrakturen und Kalziphylaxie
- OP-Verfahren:
  - bilaterale Exploration, subtotale Parathyreoidektomie/3½ Resektion oder totale Parathyreoidektomie *& Kryokonservierung*

Tertiärer Hyperparathyreoidismus

Definition

- Autonomie eines ursprünglich sekundären HPT

Ätiologie

- lange bestehender sHPT
- kompensatorisch bei Hyperplasie der Nebenschilddrüsen
- zunächst Überkompensation mit Kalziummobilisierung aus dem Knochen und einer Überproduktion von Parathormon
- persistiert auch nach Behandlung der Ursache (NTX)

Therapie

- Indikationsstellung wie beim pHPT (s.o.)
- bilaterale Exploration, 3½-Resektion
- ggf. Autotransplantation der unauffälligsten Nebenschilddrüse in den Unterarm

Maligne Erkrankungen der Nebenschilddrüse
Nebenschilddrüsenkarzinom
Epidemiologie

- äußerst seltenes Auftreten mit 0,5–4% aller Fälle mit pHPT
- Frauen sind häufiger betroffen als Männer (3:1)
- das vorwiegende Erkrankungsalter liegt in der 5. und 6. Lebensdekade

Klinik

- vergleichbar dem pHPT (s.o.)

Diagnostik

- Labor: extrem hohe Serumparathormon- und Serumkalziumspiegel
- wird häufig erst intraoperativ apparent bei infiltrativem Wachstum

Therapie

- Parathyreoidektomie mit ipsilateraler Hemithyreoidektomie
- ggf. En-Block-Resektion bei Weichteilinfiltration
- systematische Lymphadenektomie

Nachbehandlung

- vergleichbar wie nach Parathyreoidektomie ohne Autotransplantation mit Substitution von Vitamin D_3 und Kalzium
- perkutane Bestrahlung und Chemotherapie als palliativer Ansatz

Multiple endokrine Neoplasie (MEN)
Definition

- durch Mutationen bedingte und autosomal-dominant vererbbare Erkrankung, die an mehreren Organen mit variablem Befallsmuster zu Tumoren mit unterschiedlicher Dignität führt

Ätiologie

- verschiedene Mutationen:
  - MEN 1: Chromosom 11q13
  - MEN 2: RET-Protoonkogen

Epidemiologie

- etwa 3 Erkrankungen/100.000 Einwohner
- Manifestationsalter zwischen dem 2. und 60. Lebensjahr
- Altersgipfel zwischen der 3. und 4. Lebensdekade

Diagnostik

- beginnt oft nach zufälliger Entdeckung eines pathologischen Laborwertes und/oder Symptomkombinationen und führt zur Suche nach spezifischen endokrinen Ursachen
- zur spezifischen Diagnostik siehe Abschn. ▶ »Benigne Erkrankungen der Schilddrüse«
- Diagnosesicherung durch molekularbiologischen Nachweis MEN-spezifischer Mutationen

Therapie
- abhängig vom betroffenen endokrinen Organ
- insbesondere bei den Typen 2 A und 2 B muss das C-Zellkarzinom frühzeitig und radikal reseziert werden

MEN 1 (Wermer-Syndrom)
- primärer Hyperparathyreoidismus (80–95%)
  - multiple Adenome oder Hyperplasie in allen 4 Nebenschilddrüsen
- Inselzelltumore des Pankreas (30–80%)
  - 50% Gastrinome (Zollinger-Ellison-Syndrom)
  - 35% Insulinome
  - seltener Glukagonome, VIPome, PPome, Somatostatinome
- Hypophysenvorderlappenadenome (15–90%)
  - 60% Prolaktinome
  - 25% STH- und 12% ACTH-sezernierende Tumore
  - selten endokrin aktive Adenome
- assoziierte adrenokortikale Tumore, Karzinoide, Lipome (25–40%)
  - betrifft überwiegend weibliche Patienten
  - 30% der Patienten mit einem Zollinger-Ellison-Syndrom haben eine MEN 1

MEN 2A (Sipple-Syndrom)
- familiäres medulläres Schilddrüsenkarzinom (100%)
- Phäochromozytome (25–70%; häufig bilateral)
- primärer Hyperparathyroidismus (10–85%)
- betrifft überwiegend männliche Patienten

MEN 2B (Gorlin-Syndrom)
- familiäres medulläres Schilddrüsenkarzinom (100%)
- Phäochromozytom (45–100%; häufig bilateral)
- Ganglioneuromatose, Hautfibrome (80–100%)
- Megakolon
- marfanoider Habitus

5.1.3 Halszysten- und -fisteln, Halsrippe, Schiefhals

Halszysten und -fisteln
Laterale Halszysten und -fisteln
Pathogenese
- Entstehung auf dem Boden einer Persistenz des Sinus bzw. Vesicula cervicalis (ektodermale Höhle zwischen dem 2. Kiemenbogen, der über den 3. und 4. Kiemenbogen hinweg wächst)
- eine innere inkomplette Fistel wird als Relikt der 2. Schlundtasche und eine äußere inkomplette Fistel als Relikt der 2. Kiemenfurche angesehen
- eine komplette Fistel entsteht, wenn sowohl Ektoderm der Kiemenfurche als auch Entoderm der Schlundtasche Anschluss an den Sinus cervicalis bekommen und die Verschlussmembran einreißt

Epidemiologie

- **laterale Halszysten** manifestieren sich zwischen dem 15. und 25. Lebensjahr bei ausgeglichenem Geschlechterverhältnis und sind eine der häufigsten Ursachen für eine Halsschwellung im Kindesalter
- **laterale Halsfisteln** werden meist unmittelbar post partum apparent:
- Häufigkeit:
  - laterale Halszysten sind etwa 4-mal häufiger als laterale Halsfisteln
  - maligne Entartungen sind selten

Klinik

- schmerzlose, prallelastische Schwellung im Trigonum caroticum zwischen Os hyoideum und M. sternocleidomastoideus bei lateralen Halszysten
- die äußere Öffnung lateraler Halsfisteln liegt zumeist 1–2 Querfinger oberhalb des Sternoklavikulargelenks am Vorderrand des M. sternocleidomastoideus
- kennzeichnend ist die Sekretion von klarem oder bernsteinfarbenem Sekret
- bei akuten Infektionen ist neben den typischen Entzündungszeichen mit einer putriden Sekretion zu rechnen

Diagnostik

- Inspektion und Palpation
- Sonographie: diagnostische Methode der Wahl
- bei lateralen Halsfisteln bietet sich die radiologische Darstellung nach Kontrastmittelgabe an

Differenzialdiagnose

- Halsabszess
- bei Halszysten: alle möglichen zervikalen Raumforderungen
- bei Halsfisteln:
  - Lymphknotentuberkulose
  - Aktinomykose

Therapie

- die kausale Therapie ist die chirurgische Sanierung
- Halsfisteln werden nach intraoperativer Methylenblaufärbung exzidiert
- die enge topographische Beziehung zu nervalen oder vaskulären zervikalen Strukturen erschwert den Eingriff
- Halszysten sollten ebenfalls exstirpiert werden
- ein potenzieller innerer Sinus sollte immer ausgeschlossen und ggf. exzidiert werden, um Rezidive zu vermeiden
- obligat wird daher simultan eine Tonsillektomie durchgeführt
- akut entzündete Zysten oder Fisteln sollten zunächst antimikrobiell therapiert und im entzündungsfreien Intervall operiert werden

Mediane Halszysten und -fisteln

Pathogenese

- die Entstehung medianer Halszysten wird auf eine unvollständige Obliteration bzw. Resorption des Ductus thyreoglossus zurückgeführt
- mediane Halsfisteln entstehen durch eine Perforation einer medianen Halszyste nach außen (entzündlich oder iatrogen nach Punktion)

Epidemiologie

- bevorzugte Manifestation im ersten Lebensjahr
- insgesamt 75% manifestieren sich vor dem 6. Lebensjahr

Klinik

- pralle, mediane Raumforderung zwischen Kinn und Schilddrüse
- häufig erst manifest durch eine Entzündung
- die Schwellung kann dauerhaft oder intermittierend sein, meist ohne Störung des Schluckaktes
- mediane Halsfisteln fallen durch eine Fistelöffnung mit konsekutiver Sekretion auf
- Entzündungen mit Sekretverhalt und Abszedierung sind möglich

Diagnostik

- Inspektion und Palpation (Verdachtsdiagnose)
- Bestätigung durch den Einsatz der Sonographie
- mediane Halsfisteln können ggf. radiologisch verifiziert werden

Differenzialdiagnose

- Lymphome
- Lymphangiome
- Dermoidzysten
- Teratome und Karzinome der Schilddrüse sind auszuschließen

Therapie

- kausaler Ansatz ist die chirurgische Sanierung
- ❶ **Cave** Sklerosierung von Fisteln oder die Inzision von Zysten sind kontraindiziert
- nach Möglichkeit sollte die operative Therapie im entzündungsfreien Intervall erfolgen
- **OP-Verfahren:**
  - **mediane Halszysten** werden nach querer suprahyoidaler Inzision in toto exzidiert:
    - Reste des Ductus thyroglossus müssen vollständig entfernt werden, da zurückgelassene Epithelreste zu einem nahezu sicheren Rezidiv führen
    - die Resektion des Zungenbeinkörpers wird gefordert, da hier häufig Epithelreste im oder am Knochen vorhanden sind
  - **mediane Halsfisteln:** Exzision in toto

5

Halsrippe
Pathogenese
- als Übergangswirbel können HWK 7 bzw. HWK 6 und 7 eine Halsrippe ausbilden
- diese Variation des Wirbelgefüges entsteht während der Längsdifferenzierung (Segmentation) der Wirbelsäule.

Klinik
- eine persistierende Halsrippe kann zu neurovaskulären Kompressionssyndromen führen
- in wechselnder Zusammensetzung sind A. subclavia, Plexus brachialis und V. subclavia betroffen
- Symptome:
  - lokale Schmerzen
  - Schmerzausstrahlung in die Peripherie
  - N.-ulnaris-Irritationen
  - Paresen der kleinen Handmuskeln
  - Claudicatio
  - Muskelkrämpfe
  - anatomische Besonderheit:
    - die Einengung der V. subclavia kann durch eine Halsrippe eine tiefe Venenthrombose begünstigen (Paget-von-Schroetter-Syndrom), die durch eine Umfangsvermehrung der Arme apparent wird

Diagnostik
- duplexkodierte Sonographie und Angiographie
- nativ-radiologische Darstellung der oberen Thoraxapertur
- ggf. Bestimmung der Nervenleitgeschwindigkeit

Therapie
- bei ausgeprägten nervalen und/oder vaskulären Komplikationen chirurgische Sanierung durch komplette Resektion der Halsrippe
- bei kompletter Dekompression ist in 90% mit einem Erfolg zu rechnen
- neurologische Symptome sind nicht selten aufgrund der meist chronisch strukturellen Nervenschädigungen schlecht reversibel

Schiefhals
Synonyme
- Caput obstipum
- Torticollis

Ätiologie
- kann angeboren oder erworben sein
- **angeborene Ursachen:**
  - muskuläre Ursachen:
    - geburtstraumatische Einrisse und Hämatombildung im M. sternocleidomastoideus

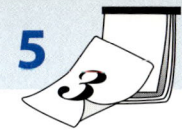

- seltener durch kongenitalen, fibrösen Umbau von Muskelgewebe
- Muskeldystrophien
- ossäre Ursachen:
  - Klippel-Pfeil-Syndrom mit Halswirbelsynosthosen
  - Goldenhar-Syndrom mit Fusion und/oder Fehlen von Halswirbeln
- **erworbene Ursachen:**
  - nach chirurgischer Entfernung des M. sternocleidomastoideus aus onkologischen Gründen
  - Traumata der Halswirbelsäule
  - Funktionsstörungen der Augenmuskulatur (okulärer Schiefhals)
  - schmerzreduzierende Schonhaltung bei Halsabszessen und/oder ausgedehnten Lymphadenitiden
  - narbiger Schiefhals nach Verbrennungen oder Verbrühungen
  - nerval bedingt durch Parese des N. accessorius
  - Torticollis atlantoepistrophealis (Grisel-Syndrom) nach Entzündung, Operation oder Radiatio im Nasenrachenraum

Klinik

- der Kopf ist nach der Seite des verkürzten Muskels geneigt, das Kinn zur gesunden Seite gedreht und leicht angehoben
- Bewegungen in gegenläufiger Richtung sind limitiert
- Asymmetrie des Schädels und Gesichts
- skoliotische Fehlhaltungen des Halses

Therapie

- **konservativ:**
  - nur bei Säuglingen und in den ersten Lebensmonaten sowie in leichten Fällen durch passive Korrekturübungen sinnvoll
- **operativ:**
- Durchtrennung der sternalen und klavikulären Ansätze des M. sternocleidomastoideus, ggf. auch des sehnigen Ursprungs am Proc. mastoideus
- ggf. folgende Retention mit Überkorrektur im Gipsverband und anschließender aktiver und passiver Übungsbehandlung

5.1.4 Tracheotomie

- definitiver Zugangsweg zur Trachea:
  - bei Notfall
  - absolute Indikation bei Verlegung der oberen Atemwege
  - relative Indikation bei Langzeitbeatmung
- Verfahren:
  - offene (konventionelle), chirurgische Tracheotomie
  - Punktionstracheostomie nach Ciaglia

5

Chirurgische Tracheotomie (Inzisionstracheotomie)

- physiologisch ist die obere Tracheotomie unterhalb des 1. Ringknorpels, um Verletzungen des Kehlkopfes sicher zu vermeiden
  - im Notfall hat sich die Koniotomie unterhalb des gut tastbaren Schildknorpels durch das Lig. conicum bewährt
- Durchführung der Tracheotomie abhängig von den anatomischen Verhältnissen:
  - ober- oder unterhalb des Schilddrüsenisthmus
  - gelegentlich ist eine Durchtrennung oder Resektion des Isthmus erforderlich
  - zur Vermeidung von Arrosionsblutungen werden größere Gefäße in der Nachbarschaft zum angelegten Tracheostoma gezielt ligiert werden

Punktionstracheostomie

- oberhalb der Schilddrüse erfolgt unter bronchoskopischer Kontrolle die Punktion der Trachea unterhalb des 1. oder 2. Ringknorpels
- in Seldinger-Technik wird nach Punktion ein Führungsdraht eingebracht und über diesen ein spezieller Bougie zur Dilatation des Tracheostomas

Nachsorge

- der erste Kanülenwechsel sollte unter Intubationsbereitschaft in Seldinger-Technik erfolgen (z.B. über eine durch das Tracheostoma in die Trachea eingeführte Magensonde)
- ein chirurgisches Tracheostoma muss durch plastische Rekonstruktion der Trachea verschlossen werden
- nach Punktionstracheostomie ist mit einer spontanen Abheilung unter Granulation zu rechnen

5.2   Ösophagus

M. Jansen

5.2.1   Allgemeines

Anatomie und Physiologie

- Die Speiseröhre wird kranial zum Pharynx und kaudal zum Magen durch einen Schließmuskel begrenzt. Der Ösophagus wird unterteilt in einen zervikalen, thorakalen und abdominellen Teil.
- Die Wandschichtung des Ösophagus besteht aus der Mukosa, der Muskularis und einer dünnen Adventitia. Es fehlen Serosa und Mesenterium.
- Das Epithel des Ösophagus ist ein geschichtetes, nicht verhornendes Plattenepithel.
- Die Tunica muscularis lässt sich beim entspannten Ösophagus in eine innere Ring- und eine äußere Längsmuskulatur aufteilen, die jedoch

miteinander verflochten und werden als apolares Muskelfaserschraubensystem angesehen.

- Bei der Nahrungspassage durch die Speiseröhre kommt es nach dem Schluckakt zu einer reflektorisch ausgelösten Kontraktionswelle. Der Schluckakt beginnt mit der Relaxation des oberen Ösophagussphinkters (OÖS) und endet mit dem Verschluss des unteren Ösophagussphinkters (UÖS).
- Durch den unterschiedlichen Faserverlauf des M. constrictor pharyngeus inferior (schräg) und den Muskelfasern des Ösophagus (transversal) entsteht oberhalb des M. cricopharyngeus (= OÖS) ein muskelschwaches Dreieck. Dieses Kilian-Dreieck ist die typische Durchtrittsstelle für das Zenker-Divertikel. Kaudal des OÖS liegt das Laimer-Dreieck, das eine mögliche Durchtrittsstelle für Pulsionsdivertikel darstellt.
- Beim Gesunden liegt der mittlere Ruhedruck des UÖS bei 10–20 mmHg, der zum sicheren Verschluss gegenüber der Säure des Magens führt. Der Verschlussmechanismus wird unterstützt durch die intraabdominelle Lage, die Länge der Hochdruckzone und den Mündungswinkel des Ösophagus in den Magen.

5.2.2 Diagnostik

- **Hauptsymptome** einer Erkrankung der Speiseröhre sind:
  - Dysphagie
  - Sodbrennen
  - Regurgitation
  - Globusgefühl
- insbesondere die **Dysphagie als Leitsymptom** eines Ösophaguskarzinoms erfordert eine sofortige diagnostische Abklärung
- **Ösophagoskopie**: ist das zentrale diagnostische Mittel zur Abklärung nahezu aller Ösophaguserkrankungen:
  - direkte Inspektion
  - Möglichkeit zur Biopsie sowie Kombination mit der Endosonographie
- mit Hilfe eines **Ösophagusbreischlucks** Nachweis von:
  - Divertikel
  - Achalasie
  - Defekten oder unklare Funktionsstörungen
- **CT:** ist die Standarduntersuchung im Rahmen des Ösophaguskarzinoms
- **Ösophagusmanometrie:** Differenzierung primärer und sekundärer funktioneller Erkrankungen des Ösophagus
- **24-Stunden-pH-Metrie:** Standarduntersuchung in der Diagnostik der gastroösophagealen Refluxkrankheit
- **Bilitec-Messung:** zum Nachweis eines alkalischen Refluxes: dabei wird Bilirubin durch fiberoptische Messung des Absorptionsspektrums bei 450 nm nachgewiesen

5.2.3 Funktionelle Erkrankungen der Speiseröhre

Divertikel

- **Traktionsdivertikel:**
  - sind Ausstülpungen der gesamten Ösophaguswand
  - »echte« Divertikel entstehen häufig durch extraluminäre, entzündliche Prozesse (z.B. Lymphadenitis)
  - eine weitere Ursache kann die unvollständige embryonale Trennung von Luft- und Speiseröhre sein
  - Traktionsdivertikel sind meist asymptomatisch, selten kommt es zu Dysphagie, Odynophagie oder Regurgitation
  - Komplikationen sind Perforation, Fistelbildung in die Atemwege oder in das Mediastinum
  - symptomlose Traktionsdivertikel werden nicht behandelt, bei Komplikationen kann das Divertikel abgetragen werden
  - ösophagotracheale Fisteln müssen verschlossen und möglichst mit einer Muskel- oder Pleurainterposition gedeckt werden
- **Pulsionsdivertikel:**
  - die Ursache für ein Pulsionsdivertikel liegt meist in der Kombination aus Passagehindernis auf Höhe des Sphinkters und proximaler pathologischer Drucksteigerung
  - treten überwiegend am OÖS (Zenker-Divertikel) und UÖS (epiphrenisches Divertikel) auf

Zenker-Divertikel

- das Zenker-Divertikel (zervikales oder pharyngoösophageales Divertikel) ist mit ca. 70% die häufigste Form eines Ösophagusdivertikels

Pathologie

- wird durch eine Fehlfunktion des OÖS verursacht:
  - meist besteht eine Koordinationsstörung zwischen Sphinkterverschluss und Schluckakt
  - dabei kommt es durch den erhöhten Druck zur Vorwölbung der Mukosa durch die oberhalb der Pars horizontalis des M. cricopharyngeus gelegenen Kilian-Muskellücke

Klinik

- Hauptsymptome sind:
  - Dysphagie
  - Regurgitation von unverdauter Nahrung
  - Foetor
  - rezidivierende Aspiration

Diagnostik

- meist mittels Ösophagusbreischluck

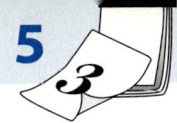

Therapie

- Zenker-Divertikel sollten in jeder Größe operiert werden
- operative Therapie:
    - zervikalen Abtragung des Divertikels mit gleichzeitiger Myotomie der Pars horizontalis des M. cricopharyngeus
    - die Myotomie dient vor allem der Rezidivprophylaxe
    - alternativ kann transoral eine Spaltung der Schwelle zwischen Divertikelhals und Ösophagus mittels eines Linearstaplers erfolgen, dabei wird gleichzeitig auch der OÖS durchtrennt

Epiphrenisches Divertikel
Ätiologie

- entstehen meist auf dem Boden einer Öffnungsstörung des UÖS (z.B. Achalasie)

Klinik

- Leitsymptome:
    - Dysphagie
    - Regurgitation
    - retrosternale Schmerzen oder Oberbauchschmerzen

Therapie

- bei erheblichen Symptomen:
    - meist laparoskopische Divertikelabtragung und Myotomie

Achalasie
Definition

- neuromuskuläre Erkrankung des Ösophagus unklarer Ätiologie

Pathologie

- die klassischen Veränderungen des Ösophagus sind:
    - eine Aperistalsis bei erhöhtem Ruhedruck des tubulären Ösophagus und
    - fehlende schluckreflektorische Erschlaffung im unteren Ösophagussphinkter
- die Achalasie gilt als Präkanzerose

Klinik

- Leitsymptome:
    - Dysphagie und Regurgitation

Diagnostik

- Röntgenbreischluck
- Endoskopie
- Manometrie:
    - manometrische Unterteilung in eine hyper-, hypo- und amotile Form

Therapie

- konservativ:
  - insbesondere bei der hypermotilen Form mit Kalziumantagonisten oder Nitraten
- endoskopische Therapiemöglichkeiten:
  - Ballondilatation oder Botulinumtoxininjektion
- Standardoperationsverfahren:
  - laparoskopische Myotomie des unteren Ösophagussphinkters:
    - die distale Ösophagusmuskulatur und die Muskulatur der proximalen Magenwand werden dabei über eine Länge von 5–6 cm gespalten
    - die Operation wird durch die Bildung einer ventralen Fundoplicatio beendet

5.2.4   Verletzungen

Spontane Ösophagusperforation (Boerhaave-Syndrom)
Definition

- durch forciertes Erbrechen induzierte Ösophagusruptur

Ätiologie

- am ehesten durch massive intraluminale Druckerhöhung kommt es zum Einriss des distalen, links posterolateralen Ösophagus

Klinik

- direkt nach dem Erbrechen retrosternaler »Vernichtungsschmerz«, verbunden mit einem Mediastinal- oder Hautemphysem
- im weiteren Verlauf nach ca. 24 Stunden entsteht eine Mediastinitis mit Zeichen der Sepsis

Diagnostik

- bei V.a. Ösophagusperforation Thorax-CT mit wasserlöslichem Kontrastmittel
- Endoskopie:
  - Beurteilung des genauen Ausmaßes und der Lokalisation

Therapie

- die Therapie ist stark vom Zeitpunkt der Verletzung abhängig:
  - innerhalb der ersten 24 Stunden sollte der Defekt primär über einen transabdominellen Zugang übernäht werden
  - obligat ist die Deckung des Defektes mit einer Fundoplikatio oder mit Omentum majus
  - bei länger zurückliegenden Rupturen sollte einer Diskontinuitätsresektion der Vorzug gegeben werden:
    - dabei wird der Ösophagus transmediastinal reseziert mit Anlage einer kollaren Speichelfistel und einem Gastrostoma
    - in jedem Fall muss das Mediastinum drainiert werden und eine breite Antibiotikatherapie erfolgen

Prognose

- stark abhängig vom Allgemeinzustand des Patienten und dem Zeitpunkt der chirurgischen Intervention

Traumatische Ösophagusperforation

Ätiologie

- häufigste Ursache sind endoskopische Verfahren (Diagnostik, Bougierung, Stenteinlage)
- nur in weniger als 1/3 der Fälle entsteht eine Ruptur durch:
  - verschluckte Fremdkörper
  - Schuss- und Stichverletzungen

Klinik

- starker retrosternaler Schmerz mit Hautemphysem
- im weiteren Verlauf treten vor allem bei Perforationen im mittleren Drittel schwere septische Erkrankungen durch die fortschreitende Mediastinitis auf

Diagnostik

- entspricht dem Vorgehen bei Boerhaave-Syndrom

Therapie

- primär sollte ein Verschluss der Perforation durch endoskopische Einlage eines beschichteten Stents angestrebt werden
- kleine und gedeckte Perforationen können **konservativ** behandelt werden:
  - Schienung des Defektes mit einer Magensonde
  - antibiotische Therapie
  - parenterale Ernährung
- **operativ:**
  - das Vorgehen bei klinischer Verschlechterung oder primär bei großen Defekten reicht von der primären Naht und Deckung mittels Magenfundus, Omentum majus, Pleura oder Perikard bis zur Diskontinuitätsresektion und sekundärer Rekonstruktion

Verätzung

- Verätzungen können durch 2 verschiedene **Noxen** entstehen:
  - **Säuren** führen zu Koagulationsnekrosen, es kommt es zur Schrumpfung des Gewebes
  - **Laugen** verursachen Kolliquationsnekrosen, das Gewebe wird »verflüssigt«
- das Ausmaß der Schädigung hängt von der Konzentration der Noxe und der Einwirkdauer ab
- bevorzugt kommt es zu Schädigungen im Bereich der 3 physiologischen Engen des Ösophagus

Einteilung

- Ösophagusverätzungen werden in **3 Grade** eingeteilt:
  - **Grad I:**
    - oberflächliche Läsionen der Mukosa
    - spontane Abheilung
  - **Grad II:**
    - Ulzerationen bis zur Tunica muscularis mit Blutungen
    - Abheilung mit Narbenbildung
  - **Grad III:**
    - vollständige Zerstörung aller Wandschichten mit Gefahr der Perforation und Ausbildung einer Mediastinitis
    - Ausheilung mit narbiger Striktur

Klinik

- Dysphagie und Odynophagie
- durch ein toxisches Glottisödem kann es zur Dyspnoe kommen
- bei schweren Verätzungen drohen:
  - Schockzustände
  - bei Perforation Ausbildung einer Sepsis und Mediastinitis

Diagnostik

- frühzeitige Endoskopie zur Beurteilung des Ausmaßes der Ösophaguswandschädigung
- in Abhängigkeit vom Lokalbefund erfolgt die Therapie

Therapie

- bei der schweren Ösophagusverätzung:
  - frühzeitige Intensivmedizinische Behandlung mit Schmerz- und Volumentherapie
  - ggf. maschinelle Beatmung
  - zusätzlich sollte eine langfristige Antibiotika- und Kortisontherapie erfolgen
  - zur Vermeidung einer narbigen Striktur sollte frühzeitig und regelmäßig eine endoskopische Bougierung erfolgen
- schwere Verätzungen mit Perforation und Mediastinitis müssen operativ behandelt werden
- Methode der Wahl ist die transmediastinale stumpfe Ösophagusresektion mit kollarer Speichelfistel und Gastrostoma
- eine Ösophagusstriktur wird zunächst (ggf. über mehrere Jahre) endoskopisch bougiert
- bei anhaltender Dysphagie kann eine Ösophagusresektion mit Magenhochzug oder, im Falle einer zusätzlichen Magenverätzung, ein Koloninterponat erfolgen

5.2.5 Refluxösophagitis GERD

Pathophysiologie

- der gesunde untere Ösophagussphinkter verhindert den regelhaften Reflux von saurem Mageninhalt in die Speiseröhre
- durch einen verminderten Ruhedruck und eine zu kurze Länge verbunden mit Motilitätsstörungen kann es zu pathologischen Reflux mit Ausbildung einer Ösophagitis kommen
- Risikofaktoren sind:
    - erhöhter intraabdomineller Druck
    - axiale Hiatushernie

Klinik

- typischen Symptome:
    - Sodbrennen
    - retrosternaler Schmerz
    - Regurgitation

Diagnostik

- endoskopisch anhand der Epithelveränderungen nach **Savary-Miller**
- besser ist jedoch die Beurteilung des Ausmaßes des Säurereflux mit Hilfe der **24-h-pH-Metrie**
- die Säureexposition wird mit dem **Johnson-deMeester-Score** beschrieben: Dauer-pH <4 im Verhältnis zur Gesamtmesszeit, Gesamtzahl der Refluxepisoden
- Nachweis eines alkalischen Refluxes:
    - 24-h-Bilitec-Messung
    - mittels einer kombinierten pH-Metrie und Impedanzmessung
- bei anhaltendem Reflux kann es zur Schleimhautmetaplasie des distalen Ösophagus mit Umwandlung in Zylinderepithel kommen (»Barrett-Ösophagus«)
- die Zylinderepithelmetaplasie ist meist asymptomatisch, allerdings entwickelt sich nicht selten ein Adenokarzinom (»Barrettkarzinom«), weswegen eine regelmäßige endoskopische Kontrolle notwendig ist

Therapie

- **konservativ:**
    - Nikotin- und Alkoholabstinenz
    - medikamentös mit Protonenpumpeninibitoren (ein Großteil der Patienten lässt sich damit erfolgreich behandeln)
- **operativ:** als Alternative zur lebenslangen Medikamenteneinnahme oder bei Therapieversagern:
    - klassischerweise erfolgt eine laparoskopische hintere Hiatoplastik sowie Fundoplicatio, die entweder zirkulär (Nissen) oder dorsal 270° (Toupet) um den Ösophagus gelegt wird
    - ggf. kann die Barrettschleimhaut mit endoskopischen Verfahren (Photodynamisch) abladiert werden

5.2.6 Tumore

Benigne Tumore

Klinik

- gutartige Tumore des Ösophagus (Myome, Fibrome, Lipome, Adenome) werden meist durch Dysphagie symptomatisch

Diagnostik

- mittels Röntgenkontrastuntersuchung oder Endoskopie

Therapie

- symptomatische Tumoren und Tumoren unklarer Dignität sollten entfernt werden:
  - intramurale Enukleation über eine rechtsseitige Thorakoskopie
  - bei distalen Tumoren durch eine Laparoskopie

Maligne Tumore

Pathologie

- überwiegend epitheliale Tumore (Plattenepithel- und Adenokarzinom)
- selten sind mesenchymale Tumore (Leiomyosarkome) und andere Entitäten (<4%)
- das **Plattenepithelkarzinom** kann im gesamten Verlauf des Ösophagus auftreten und ist assoziiert mit Alkohol- und Tabakkonsum und ist daher häufig mit Begleiterkrankungen wie COPD, Leberfunktionsstörung und Malnutrition vergesellschaftet
- kommt lokal gehäuft in Asien, im Nahen Osten und in Südafrika vor
- das **Adenokarzinom** des Ösophagus entsteht ausschließlich im distalen Ösophagus und ist vergesellschaftet mit langjährigem sauren Reflux sowie Adipositas (in dieser Patientengruppe steht als Begleiterkrankung die KHK und Diabetes im Vordergrund)
  - häufigste Ursache ist die intestinale Metaplasie des distalen Ösophagus (Endobrachyösophagus oder Barret-Ösophagus)
  - Patienten mit einem Barrett-Ösophagus haben ein 100-mal höheres Risiko für die Entwicklung eines Adenokarzinoms als die Normalbevölkerung
- das Adenokarzinom ist eine wesentliche Erkrankung in Europa und Nordamerika
- die Häufigkeit des Plattenepithelkarzinoms ist weitestgehend konstant geblieben
- bei der Inzidenz des Adenokarzinoms wird in der westlichen Welt eine starke Zunahme beobachtet

Klassifikation

- die UICC-Klassifikation in der 7. Auflage hat die Ösophaguskarzinome neu definiert:
  - formal wird nicht mehr zwischen Ösophaguskarzinom und Karzinom des gastroösophagealen Übergangs unterschieden
  - Ösophaguskarzinome sind Tumore deren Zentrum in einem Abstand von 5 cm zum ösophagogastralen Übergang liegen und die auch in den Ösophagus reichen:

- • die Definition erfasst viele Tumore, die vormalig als Kardiakarzinome bezeichnet wurden
- • alle anderen Tumore, deren Zentrum im Magen in einem Abstand von mehr als 5 cm zum ösophagogastralen Übergang bzw. innerhalb der 5 cm liegen und nicht in den Ösophagus reichen, werden als Magenkarzinome klassifiziert
- beim Lymphknotenstatus finden sich die umfassendsten Veränderungen zur 6. Auflage; die Definition der regionären Lymphknoten wurde überarbeitet und lautet nun: unabhängig vom Sitz des Primärtumors im Ösophagus
- bei der Fernmetastasierung werden der Befall von nicht regionären Lymphknoten (vormals M1a) nicht mehr berücksichtigt
- weiterhin wurden neue histologische Beschreibungen und Definitionen für Ösophaguskarzinome nach neoadjuvanter Therapie eingeführt

TNM-Klassifikation der Ösophaguskarzinome		
TX		Primärtumor kann nicht beurteilt werden
T0		Kein Anhalt für Primärtumor
Tis		Carcinoma in situ
T1		Tumor infiltriert Lamina propria, Muscularis mucosae oder Submukosa
	T1a	Tumor infiltriert Lamina propria oder Muscularis mucosae
	T1b	Tumor infiltriert Submukosa
T2		Tumor infiltriert Muscularis propria
T3		Tumor infiltriert Adventitia
T4		Tumor infiltriert Nachbarstrukturen
	T4a	Tumor infiltriert Pleura, Perikard oder Zwerchfell
	T4b	Tumor infiltriert andere Nachbarstrukturen wie Aorta, Wirbelkörper oder Trachea
NX		Regionäre Lymphknoten können nicht beurteilt werden
N0		Keine regionären Lymphknotenmetastasen
	pN0	Regionäre Lymphadenektomie und histologische Untersuchung üblicherweise von 6 oder mehr Lymphknoten ohne Befund
N1		Metastasen in 1–2 regionären Lymphknoten
N2		Metastasen in 3–6 regionären Lymphknoten
N3		Metastasen in 7 oder mehr regionären Lymphknoten
MX		Fernmetastasen können nicht beurteilt werden
M0		Keine Fernmetastasen
M1		Fernmetastasen

Klinik

- Leitsymptom des Ösophaguskarzinoms:
  - Dysphagie
- andere wesentliche Symptome:
  - Gewichtsverlust
  - Heiserkeit

Diagnostik

- obligate Untersuchungen zur Abschätzung der R0-Resektabilität sind:
  - Endoskopie
  - Biopsie und Endosonographie
  - CT-Thorax und -Oberbauch zum Ausschluss von Fernmetastasen
- weiterhin ist eine Bronchoskopie zum Ausschluss einer Tumorinfiltration der Atemwege sinnvoll

Therapie

- Sowohl beim Plattenepithelkarzinom, als auch beim Adenokarzinom haben sich multimodale Therapieschemata etabliert.
- Das lokal fortgeschrittene Plattenepithelkarzinom ($\geq$T2, N+) wird zunächst durch eine neoadjuvante Radiochemotherapie vorbehandelt und im Anschluss reseziert. Ist der Patient aufgrund seiner Begleiterkrankung nicht operabel, kann eine definitive Radiochemotherapie durchgeführt werden.
- Das Adenokarzinom wird in fortgeschrittenen Stadien ($\geq$T3, N+) ebenfalls neoadjuvant vorbehandelt. Hier kommen Chemotherapiekonzepte analog der MAGIC-Studie oder Radiochemtherapiekonzepte zum Einsatz.
- Dabei steht zunächst die lokale Tumorkontrolle im Vordergrund. Der Effekt auf das Langzeitüberleben konnte bisher nicht abschließend bewiesen werden.
- Zentraler Bestandteil der kurativen Therapie ist die R0-Resektion des Tumors mit Lymphadenektomie. Die Standardoperation ist die subtotale Ösophagektomie und proximale Magenresektion und Rekonstruktion mittels Magenschlauchinterposition. Der Magenschlauch kann im hinteren Mediastinum und somit im alten Ösophagusbett, retrosternal oder selten prästernal subkutan hochgezogen werden.
- Es kommen 2 Operationstechniken zum Einsatz:
  - transmediastinale stumpfe Ösophagusdissektion mit mediastinaler (Ivor-Lewis) oder kollarer Anastomose
  - transthorakale Ösophagusresektion mit mediastinaler oder kollarer Anastomose
- Beim Plattenepithelkarzinom des mittleren Drittels wird obligat eine rechtsseitige Thorakotomie zur Mobilisation des Ösophagus und mediastinaler Lymphadenektomie durchgeführt.
- Beim Adenokarzinom kann eine Laparotomie ausreichend sein. Die Lymphadenektomie wird dann ausgehend vom Truncus coeliacus transhiatal bis zur Trachealbifurkation durchgeführt. Der mittlere Ösophagus kann dann stumpf, transmediastinal mobilisiert werden. Alter-

— T1m, <2cm → endoskop.
Mukosektomie, bei Adeno-CA
Merendino-OP

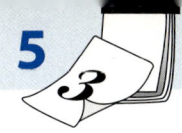

nativ wird auch in diesen Fällen die transthorakale Resektion durchgeführt.
- Ist eine Transposition des Magens nicht möglich, kann ein Kolonseg-
ment interponiert werden.
- Eine Ausnahme bildet die Therapie des proximalen Ösophaguskarzinoms bzw. Hypopharynxkarzinoms. Hier wird zumeist in einer interdisziplinären Operation nur der kollare Ösophagus mit kollaren
Lymphknoten reseziert und mittels eines freien Jejunuminterponates
ersetzt.
- Bei nichtresektablen Befunden können palliativ Radio- oder Brachytherapie eingesetzt werden. Bei zunehmender Dysphagie kann endoskopisch ein selbstexpandierender Stent oder eine PEG eingesetzt werden.

Prognose
- die Prognose des Adenokarzinoms ist deutlich besser als die des Plattenepithelkarzinoms
- 5-Jahresüberlebensrate bei kurativer Behandlung:
    - Adenokarzinoms: ca. 35%
    - Plattenepithelkarzinoms: ca. 20%

5.3 Zwerchfell

A. Röth

5.3.1 Anatomie

- kuppelförmige Grenzschicht zwischen Thorax und Bauchraum
- Muskel-Sehnen-Platte, die am Sternum, dem Rippenbogen sowie den
LWK 1–3 fixiert ist
- Aufteilung der Muskulatur in:
    - Pars sternalis
    - Pars costalis
    - Pars lumbalis
- nach medial geht die Muskulatur in eine herzförmige Sehnenplatte
(Centrum tendineum) über
- Innervation durch Nn. phrenici aus dem Plexus cervicalis (C3–5)
- arterielle Versorgung durch Aa. phrenicae aus den Aa. thoracicae inter-
nae und direkt aus der Aorta
- **Funktion:**
    - willkürlicher Atemmuskel (erbringt 75% der Atemleistung)
    - unterstützt die Bauchpresse
- **Öffnungen:**
    - Hiatus aorticus
        - Durchtritt von Aorta und Ductus thoracicus
        - prävertebral gelegen
        - von einem Sehnenbogen umrandet, damit es bei Kontraktion
        nicht zur Lumeneinengung kommt

- Hiatus oesophagus
  - Durchtritt von Ösophagus und den Trunci vagales anterior et posterior
  - ventral des Hiatus aorticus gelegen
- Foramen v. cavae
  - Durchtritt der V. cava inferior
  - rechts paramedian im Centrum tendineum
- **Lücken:**
  - Larrey-Spalte am sternokostalen Übergang mit Durchtritt der Aa. thoracicae internae
  - Trigonum lumbocostale (Bochdalek-Dreieck) am lumbokostalen Übergang

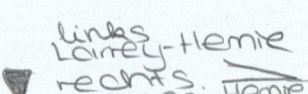

links Larrey-Hernie
rechts Morgagni-Hernie

5.3.2 Hernien

Angeborene Zwerchfellhernien

Pathologie

- können von Teildefekten bis zur totalen Aplasie reichen
- Hemmungsmissbildung während der 8.–10. SSW
- am häufigsten als lumbokostale Hernie links (auf der rechten Seite ist die Leber als Schutz)
- gehen häufig mit einer Lungenhypoplasie einher

Klinik

- Dyspnoe und Zyanose
- schnelle Verschlechterung des Zustandes, da durch Schreien Magen und Dünndarm mit Luft gefüllt werden und die Kompression der Lunge verstärken

Therapie

- Magensonde zum Ablassen der Luft
- auf betreffende Seite lagern
- endotracheale Intubation

Hiatushernien

- häufigste Form (90%)

Axiale Gleithernie

Definition

- Kardia gleitet entlang der Ösophagusachse in den Thorax
- stumpfer His-Winkel (Winkel zwischen intraabdominellem Ösophagus und Magenfundus)
- ca. 80% aller Hiatushernien

Epidemiologie

- Erkrankungsalter >50 Jahre
- Frauen häufiger als Männer betroffen
- bei ca. 70% der über 70-Jährigen

Ursache

- Lockerung der elastischen Kardiaaufhängung
- begünstigend: Adipositas, Emphysemerkrankungen

Klinik

- 60–70% asymptomatisch
- bei 20% durch die begleitende Refluxkrankheit: Sodbrennen, Dysphagie, Zunehmen der Schmerzen im Liegen
- retrosternale Schmerzen durch mechanische Reizung

Diagnostik

- Ösophagusbreischluck
- Endoskopie
- ggf. Manometrie und pH-Metrie

Therapie

- meist nicht therapiepflichtig
- zunächst konservativer Therapieversuch:
    - Gewichtsreduktion
    - Alkohol- und Nikotinverbot
    - Protonenpumpenhemmer
- laparoskopische Reposition und Sicherung mittels:
    - Fundoplicatio nach Nissen (Anlegen einer Magen-Manschette um den Ösophagus)
    - Hiatoplastik (Einengung des Hiatus oesophageus)
    - Fundopexie (Rekonstruktion des His-Winkels)

Paraösophageale Hernie
Definition

- Hernierung von Magen und anderen Bauchorganen in den Thoraxraum bei regelrechter Lage der Kardia
- regelrechter His-Winkel
- Extremvariante bei Totalverlagerung des Magens in den Thorax und Rotation um Längsachse: »upside-down-stomach«

Klinik

- häufig Zufallsbefund
- Dysphagie
- kardiorespiratorische Symptome
- ggf. Ileussymptomatik
- ggf. »riding ulcer« im Bereich des Bruchschnürrings

Diagnostik

- Ösophagusbreischluck
- Röntgen-Thorax
- Endoskopie

Therapie

- Operationsindikation aufgrund Komplikationsgefahr gegeben:
    - laparoskopische Reposition und anschließend Fundopexie und ggf. Fundoplicatio und Hiatoplastik
    - ggf. Einbringung von Mesh-Materialien

Mischform

- häufig kombiniertes Auftreten einer axialen und paraösophagealen Hernie
- Operationsindikation wie bei den paraösophagealen Hernien gegeben
- Operationsverfahren wie oben beschrieben

Hernien im Bereich von Muskellücken
Hernia diaphragmatica sternocostalis
Definition

- Erweiterung der Larrey-Spalte zur Bruchpforte als:
    - sog. Larrey-Hernie bei Durchtritt durch die linke Larrey-Spalte
    - sog. Morgagni-Hernie bei Durchtritt durch die rechte Larrey-Spalte (10-mal häufiger, da links Perikard und Herz die Schwachstelle abdecken)

Epidemiologie

- meist im Erwachsenenalter
- Frauen häufiger als Männer betroffen

Klinik

- retrosternales Druckgefühl
- Tachykardie oder Dyspnoe

Therapie

- operativer Bruchlückenverschluss

Hernia diaphragmatica lumbocostalis
Synonyme

- Bochdalek-Hernie

Definition

- Erweiterung des Bochdalek-Dreiecks zur Bruchpforte

Epidemiologie

- tritt im späteren Kindes- oder Erwachsenenalter auf
- bei bis zu 6% der Erwachsenen

Klinik

- häufig symptomlos
- Tachykardie und Dyspnoe
- Einklemmungsbeschwerden

Therapie
- operativer Bruchlückenverschluss

5.3.3 Zwerchfellruptur

Ätiologie
- meistens Scherkräfte durch stumpfe Bauch- und Thoraxtraumen
- Dezelerationstraumen (Sturz aus großer Höhe)
- selten perforierende Verletzungen
- sehr selten spontan

Pathologie
- in 95% der Fälle ist die linke Zwerchfellhälfte betroffen, da die rechte Hälfte durch die Leber geschützt wird
- häufig im Übergang vom Centrum tendineum zur Muskulatur (Locus minoris resistentiae)
- Prolabierung der Baucheingeweide (Magen, Dünn- und Dickdarm, Milz, Omentum majus, Leber) in den Thorax
- manchmal zweizeitige Verlagerung der Organe

Klinik
- gehört zu den am häufigsten übersehenen Unfallfolgen
- häufig symptomarm
- bei den meist polytraumatisierten Patienten stehen andere Verletzungen im Vordergrund
- ggf. Arrhythmie und Dyspnoe durch Verdrängung von Herz und Lunge
- ggf. Ileus-Symptomatik

Diagnostik
- Auskultation und Perkussion: Darmgeräusche im Thorax?
- Sonographie
- Röntgen-Thorax
- CT
- ggf. Magen-Darm-Passage

Therapie
- Dekompression mittels Magensonde
- Laparotomie mit Nahtverschluss der Ruptur
- bei Fehlen von Symptomen aufgeschobene Dringlichkeit
- keine blinde Pleurapunktion oder Bülau-Drainage!

5.3.4 Relaxatio diaphragmatica

Definition
- Erschlaffung einer Zwerchfellhälfte
- konsekutiver Zwerchfellhochstand
- meistens linke Seite betroffen
- häufig Lungenatelektase

Ätiologie

- kongenital:
    - mangelhafte Muskeleinsprossung
    - N.-phrenicus-Parese (idiopathisch, geburtstraumatisch)
- erworben:
    - degenerative Gefügedilation mit Muskeltonusverlust
    - N.-phrenicus-Parese (dabei behält das Zwerchfell noch den Eigentonus)

Klinik

- ca. 50% asymptomatisch
- mögliche Symptome:
    - paradoxe Atmungsbewegungen
    - Tachypnoe, Dyspnoe
    - rezidivierende einseitige Pneumonien
    - Herzrhythmusstörungen

Diagnostik

- Röntgen-Thorax
    - Überblähung der Magenblase und linken Kolonflexur
- Röntgendurchleuchtung (fehlende Atemverschieblichkeit)

Therapie

- Operationsindikation nur bei Symptomatik:
    - transthorakale oder transabdominelle Raffung des Zwerchfells
    - ggf. Muskelplastik aus dem M. latissimus dorsi
    - ggf. Einbringung von Mesh-Materialien

5.3.5 Tumore

Pathophysiologie

- primäre Zwerchfelltumore sind sehr selten
- maligne und benigne Tumore kommen etwa gleich häufig vor
    - maligne Tumore:
        - Sarkome
    - benigne Tumore:
        - Lipome
        - Angiome
        - Fibrome
        - Myome
- Tumore der Nachbarorgane können das Zwerchfell per continuitatem infiltrieren, z.B.:
    - Lebermetastasen
    - Kardiakarzinom
    - Bronchialkarzinom
    - Pleuramesotheliom

Klinik
- unspezifisch
- häufig Zufallsbefund

Therapie
- Resektion soweit chirurgisch radikal möglich

5.4 Magen und Duodenum

F. Ulmer

5.4.1 Gastroduodenale Ulkuskrankheit

Definition
- exkavierte Schleimhautdefekte, die kraterförmig über die Lamina muscularis mucosae hinaus reichen können (bei Erosionen ist diese Schicht intakt!)
- Lokalisation:
  - im Magen v.a. im Antrum, im Bereich Angulusfalte und entlang der kleinen Kurvatur
  - im Duodenum fast ausschließlich im Bulbus duodeni, hier v.a. an der Vorderwand
  - gelegentlich zwei gegenüber liegende Ulzera (»kissing ulcers«).
    ❶ **Cave** Atypische Lage ist immer karzinomverdächtig

Epidemiologie
- jährliche Inzidenz: 0,5–0,2%
  - Ulcus duodeni:Ulcus ventriculi ca. 3:1
  - Ulcus duodeni: m:w = ca. 3:1
  - Ulcus ventriculi: m:w = 1:1

Pathogenese
- ein Großteil der Ulzera ist durch die Infektion mit H. pylori bedingt
- H.-p.-negatives Ulkus gehäuft bei ASS- und NSAR-Einnahme (Prostaglandine↓), Risiko erhöht bei gleichzeitiger Therapie mit Kortikosteroiden, bei Hyperparathyreoidismus (Kalzium↑) und Zollinger-Ellison-Syndrom, Gallereflux
- begünstigt durch Stress, Nikotin, Blutgruppe 0
- unkomplizierte Ulzera sind meist solitär und kleiner als 2 cm
- multiple Läsionen deuten eher auf systemische oder medikamentenassoziierte Genese hin

Klinik
- epigastrische Schmerzen:
  - beim Ulcus duodeni Nüchternschmerz typisch
  - beim Ulcus ventriculi sind dagegen Schmerzen nach der Nahrungsaufnahme typisch

- Völlegefühl nach Nahrungsaufnahme
- Erbrechen
- häufig Krankheitsverlauf jedoch symptomlos bis zum Auftreten von Komplikationen

Komplikationen

- obere gastrointestinale Blutung (Hämatemesis, Melaena): machen 20% aller Fälle aus
- Einteilung der Ulkusblutung nach der Forrest-Klassifikation (▶ Tabelle), ❶ **Cave** Lebensgefährliche Blutungen bei aortoduodenalen Fisteln
- Perforation (akutes Abdomen mit freier Luft in der radiologischen Übersichtsaufnahme)
- Penetration (gedeckte Perforation, z.B. in das Pankreas)
- Magenausgangsstenose (»Sanduhrmagen«)
- maligne Entartung bei chronischem Ulcus ventriculi

Forrest-Klassifikation zur Beurteilung der Blutungsaktivität von Ulzera im Magen und Duodenum		
Stadium		**Beschreibung**
I		**Aktive Blutung**
	Ia	Spritzende arterielle Blutung
	Ib	Sickernde arterielle Blutung
II		**Stattgehabte Blutung**
	IIa	Keine aktive Blutung, aber sichtbarer Gefäßstumpf
	IIb	Ulkus mit Koagel bedeckt
	IIc	Ulkus mit Hämatin bedeckt
III		**Ulkus ohne Blutungszeichen, fibrinbelegt**

Diagnostik

- Ösophago-Gastro-Duodenoskopie:
  - neben der Diagnostik besteht auch die Möglichkeit von Biopsien und der Therapie von Blutungen
- beim Ulcus ventriculi sind multiple Schleimhautbiopsien obligat (vor und nach der medikamentösen Therapie zum sicheren Ausschluss eines Magenkarzinoms)
- evtl. Nachweis von H.-p.-Infektionen im Biopsiematerial (histologisch, mikrobiologisch, Urease-Schnelltest)
- ggf. ^{13}C-Atemtest
- ggf. Bestimmung von: Gastrin basal↑↑, Kalzium↑ bzw. Parathormon↑ i.S.

Differenzialdiagnose

- Refluxkrankheit (GERD)
- Reizmagen (Non-Ulcer-Dyspepsie)

- Magenkarzinom
- Cholezystolithiasis, Cholezystitis
- Pankreatitis, Pankreaskarzinom
- Hepatitis
- Kolonerkrankung

Therapie

- **konservativ:**
  - bei **H. pylori-Infektion:** Eradikationstherapie (Triple Therapie) über 7 Tage:
    - Amoxicillin 2×1000 mg/d (French triple) oder Metronidazol 2×400 mg/d (Italian triple)
    - Clarithromycin 2×500 mg/d
    - Protonenpumpenhemmer (PPI) in zweifacher Standarddosierung (s.u.)
    - nach 6–8 Wochen Kontrolle des Eradikationserfolges
    - Reserveschema: Levofloxacin/Rifabutin oder Quadruple-Therapie mit Tetracyclin
  - bei **H.-p.-negativem Ulkus:**
    - Protonenpumpenhemmer (PPI), z.B. Omeprazol (Antra®), Pantpoprazol (Pantozol®)
    - bei PPI-Unverträglichkeit evtl. H$_2$-Rezeptorantagonisten, z.B. Ranitidin (Ranitic®)
    - evtl. Misoprostol (Cytotec®), ein zytoprotektives Prostaglandinanalogon zur Ulkusprophylaxe
  - **endoskopische Therapie:** zur gezielten Blutstillung, z.B.:
    - durch Unterspritzung mit verdünnter Adrenalinlösung/Fibrinkleber (❗ **Cave** Rezidivblutungen)
    - mit Hämoclip
  - ggf. radiologisch-interventionelle Embolisation
- **operativ:**
  - wegen effektiver medikamentöser Therapie heute nur noch selten
  - Indikation bei:
    - medikamentöser Therapieresistenz
    - fehlender Patienten-Compliance
    - Malignomverdacht
  - beim **Ulcus ventriculi:** Resektion des bestehenden Ulkus und gleichzeitige Rezidivprophylaxe durch 2/3 Resektion sowie möglichst physiologische Wiederherstellung der Magen/Darmpassage mit Vermeidung von Folgezuständen:
    - Magenresektion nach Billroth I ist das Verfahren der Wahl
    - ist dies nicht spannungsfrei möglich: Gastrojejunostomie nach Roux-Y- oder Billroth-II-Resektion mit Braun-Fußpunktanastomose
    - bei pylorischen oder präpylorischen Ulzera zusätzlich selektive gastrale Vagotomie wegen der Hyperazidität
    - Magenresektionen sind grundsätzlich auch laparoskopisch möglich

5

- beim **Ulcus duodeni:**
  - Ziel ist die gastrale Säurereduktion und Vermeidung postoperativer Folgezustände
  - Methoden: proximal gastrische Vagotomie (PGV), evtl. selektive gastrische Vagotomie (SGV), hier jedoch häufiger Störung der Magenentleerung
- operative Therapie der Komplikationen:
  - **Blutung:** durch Weiterentwicklung der Notfallendoskopie und medikamentösen Möglichkeiten werden nur noch 5–7% der gastroduodenalen Blutungen operiert:
    - **Ulcus ventriculi:** Vollwandresektion des blutenden Ulkus (Schnellschnittdiagnose); bei präpylorischer Lokalisation evtl. Resektion nach Billroth I oder II zur Stenosenvermeidung
    - **Ulcus duodeni:** Ligatur der A. gastroduodenalis und ihrer Zuflüsse (A. gastroepiploica dextra und A. pancreaticoduodenalis [dextra] superior), bei kreislaufinstabilen Verhältnissen zunächst Längsduodenotomie und »Vier-Quadranten-Umstechung«
  - **Perforation:**
    - Übernähung (reicht im Duodenum aus) und spindelförmige Ulkusexzision (im Magen zum Ausschluss Malignität) mit querem Nahtverschluss
    - zusätzlich Eradikationstherapie, da häufig (50–90%) H.-p.-Infektion
  - **Magenausgangsstenose:** Indikation bei Versagen der konservativen Therapie einschließlich der endokospischen Dilatation, zur Anwendung kommen:
    - Pyloroplastik nach Heineke-Mikulicz, Jaboulay oder Finney
    - Manschettenresektion
    - distale Magenresektion (Billroth)
    - Gastroenterostomie
- **OP-Komplikationen:**
  - Nahtinsuffizienz (1–2,5%)
  - Duodenalstumpfinsuffizienz (1%)
  - Nachblutungen (2%)
  - Passagestörung (2–5%)
  - postoperative Pankreatitis (0,9%)
  - **Dumpingsyndrom** (1–9% aller magenresezierter Patienten), bei Billroth II häufiger als bei Billroth I:
    - **Frühdumping:** binnen einer halben Stunde nach Nahrungsaufnahme von v.a. flüssigen, kohlenhydrat- und fettreichen Mahlzeiten können gastrointestinale und kardiovaskuläre vasomotorische Symptome (Übelkeit, Erbrechen, Völlegefühl, Diarrhö, Hitzegefühl, Schwitzen, Tachykardie, Blutdruckabfall) auftreten. Ursächlich ist hierfür die in den Dünndarm rasch einströmende hyperosmolare Nahrung (passagere Hypovolämie durch Volumenentzug aus dem Blutplasma) sowie ein hyperosmolarer Reiz der intestinalen Mukosa mit konsekutiver Ausschüttung humoraler Faktoren (Bradykinin, Neurotensin, VIP, Polypeptid YY)

- **Spätdumping:** 1–3 Stunden nach Nahrungsaufnahme Hypoglykämie durch überschießende Insulinsekretion bei GLP-1-Erhöhung und primärer Hyperglykämie durch zu schnelle Glukosereorption
- **Therapie des Dumpingsyndrom:** Flüssigkeitsrestriktion während den Mahlzeiten, Fraktionierung in mehrere kleine Mahlzeiten, Vermeidung von freien Zuckern oder Disacchariden, evtl. Verwendung von Quellstoffen, ggf. Somatostatinanalogons Octreotid

- **Afferent-Loop- und Efferent-Loop-Syndrom«:** Stase von Nahrung und Duodenalsaft durch eine proximale (afferent) oder distale (efferent) Stenose an der Gastrojejunostomie nach Billroth-II- oder Roux-Y-Operationen
- **Maldigestion** mit Gewichtsverlust, Vitamin B_{12}- und/oder Eisenmangelanämie
- **Blindsacksyndrom:** bakterielle Überwucherung der Dünndarmflora mit Malnutrition, Steatorrhö und perniziöse Anämie
- **Magenstumpfkarzinom:** Therapie der Wahl ist die Restgastrektomie mit Lymphadenektomie
- **Magenentleerungsstörungen** nach selektiven und proximalen Vagotomien

5.4.2 Benigne Tumore und GIST

Benigne Tumore
Epidemiologie
- bei bis zu 2% aller Patienten
- Anteil mesenchymaler Tumoren liegt zwischen 40–80%

Klassifikation

Klassifikation gutartige Magentumore	
Epithelial	Polypen Morbus Ménétrier Karzinoide
Mesenchymal	GIST Myome Lipome Neurogene Tumoren u.a.
Lymphome und Non-Hodgkin-Lymphome	CLL, MALT u.a.
Tumorähnliche Veränderungen	Morbus Crohn, Tbc, Lues u.a.

- **Einteilung der Polypen:**
  - fokale Hyperplasie: hyperplastischer Polyp, keine Neoplasie
  - hyperplasiogener Polyp: hyperplastisch-adenomatöser Polyp mit seltener Entartung

— Adenome: unterschiedlicher Differenzierungsgrad bestimmt die Entartungstendenz (Entartungen in 20–40% der Fälle)
— Polypen beim Peutz-Jeghers-Syndrom, Cronkhite-Canada-Syndrom
— ❶ **Cave** DD polypöse Wachstumsform eines Magenkarzinoms

Klinik

— meist keine Klinik
— selten Übelkeit, Erbrechen, Völlegefühl, Blutungen
— je nach Entität ggf. spezifische Symptome wie Flush bei Karzinoiden etc.

Diagnostik

— ÖGD mit Biposie
— Endosonographie
— Röntgen
— CT, ggf. PET-CT
— MRT

Therapie

— endoskopische Polypabtragung
— operative Exploration und Resektion falls endoskopische Abtragung nicht möglich, da diagnostisch Karzinomausschluss schwierig, meist laparoskopisch möglich
— hyperplastische Polypen bei H.-p.-Gastritis verschwinden meist nach H.-p.-Eradikationtherapie
— je nach Tumorart ggf. spezifische Therapie

GIST (gastrointestinale Stromatumore)
Definition

— heterogene Gruppe von mesenchymalen Tumoren
— überwiegend im GI-Trakt lokalisiert

Inzidenz

— ca. 2/100000

Pathophysiologie

— häufigste Lokalisation:
  — Magen 50–60%
  — Dünndarm 20–30%
  — Kolon 6–10%
  — Rektum 9%
  — Ösophagus 2%
— **Histologie:**
  — spindelzellig (70–80%)
  — epiheloidzellig (20–30%)
  — auch gemischtzellig vorkommend
  — wahrscheinlich von Cajal-Zellen (Schrittmacherzellen) abstammend

- Protoonkogen ist der c-kit-Rezeptor (CD117)
  - Daueraktivierung der zelleigenen Tyrosinkinase und konsekutiv der zellulären Proliferation durch Mutation im Exon-11 (67%), Exon-9 (18%) und seltener Exon-13 und -17
  - selten Wildtyp (keine c-kit Mutation, in 35% PDGFRA-Mutation)
- etwa 50% der neu diagnostizierten GIST weisen bereits Metastasen auf:
  - häufigste Lokalisationen: Leber (65%) und Peritoneum (20%)
  - extraabdominelle Metastasen in 10% der Fälle

Klinik

- meist symptomlos, daher häufig Zufallsbefund und bei Diagnosestellung bereits sehr groß
- mögliche klinische Symptome abhängig von Größe und Lokalisation des Primärtumors im Bereich:
  - Magen/Duodenum am häufigsten Schmerzen und Blutungen
  - im Ösophagus Dysphagie
  - im Dickdarm Obstruktion

Diagnostik

- Endoskopie
- Endosonographie
- CT, ggf. MRT
- FDG-PET
- Knochenszintigramm
- bei Primärdiagnose Durchführung einer Mutationsanalyse für c-kit empfohlen
- TNM-Klassifikation (▶ Tabelle)

TNM-Klassifikation		
T		Primärtumor
	T1	Tumor 2 cm oder weniger in größter Ausdehnung
	T2	Tumor mehr als 2 cm, aber nicht mehr als 5 cm
	T3	Tumor mehr als 5 cm, aber nicht mehr als 10 cm
	T4	Tumor mehr als 10 cm in größter Ausdehnung
N		Regionäre Lymphknoten
	N0	Keine regionären Lymphknotenmetastasen
	N1	Regionäre Lymphknotenmetastasen
M		Fernmetastasen
	M0	Keine Fernmetastasen
	M1	Fernmetastasen

Eigene Notizen

Therapie

- Operation ist die derzeit einzig kurative Therapieoption und Therapie der Wahl der lokalisierten Erkrankung
- adjuvante Therapie mit Tyrosinkinase-Inhibitor Imatinib (Glivec®), da postoperative Rezidive in bis zu 50% bei R0-reserzierten Patienten auftreten
- bei Metastasen oder Irresektabilität neoadjuvant oder palliativ Imatinib:
  - Dosierung abhängig von Mutation (400 mg bei Exon-11-Mutation, 800 mg bei Exon-9-Mutation)
- Zweitlinientherapie bei Resistenz gegen Imatinib mit Sunitinib (Sutent®)
- wenn Operation nicht möglich, alternativ:
  - Radiofrequenz-Ablation (RFA)
  - laserinduzierte Thermotherapie (LITT)
  - transarterielle Chemoembolisation

Prognose

- 5-Jahresüberlebensrate nach R0-Resektion ca. 50%
- bei metastasierten GIST lag die mediane Überlebenszeit vor der Verfügbarkeit von Imatinib bei etwa 10–20 Monaten, seit dessen Einführung bei etwa 57 Monaten!

5.4.3 **Magenkarzinom**

Epidemiologie

- Inzidenz des Magenkarzinoms nimmt in Europa und USA kontinuierlich ab und beträgt derzeit ca. 19/100.000 Einwohner/Jahr
- m:w = ~1:1,5
- hohe Inzidenz in China, Japan, Chile, Kolumbien
- Erkrankung des höheren Lebensalters (Altersgipfel in der 7. Dekade)

Risikofaktoren

- **Präkanzerosen** (Gastroskopien in Zeitintervallen empfohlen)
  - adenomatöse Magenpolypen
  - Morbus Ménétrier
  - H.-p.-positive Gastritis (Typ-B-Gastritis), etwa 60% der Karzinome durch H.-p.-Infektionen
  - chronisch-atrophische Autoimmungastritis (Typ-A-Gastritis)
  - vorausgegangene Magenresektion vom Typ Billroth II oder Roux-Y
  - intestinale Metaplasie
  - genetische Faktoren, z.B. Mutationen des E-Cadherin-Gens, Peutz-Jeghers-Syndrom
- **exogene Risikofaktoren**
  - Alkohol- und Nikotinabusus
  - Speisen mit hohem Nitratgehalt (bakterielle Umwandlung → Nitrit → karzinogenes Nitrosamin)

Klassifikation

▬ nach **WHO** (▶ Tabelle)

WHO-Klassifikation des Magenkarzinoms		
Adenokarzinom		(95%)
	papillärer Typ	
	tubulärer Typ	(70%)
	muzinöser Typ	
	Siegelringkarzinom	(20%)
Adenosquamöses Karzinom		(4%)
Plattenepithelkarzinom		(<1%)
Undifferenziertes Karzinom		(<1%)
Unklassifiziertes Karzinom		(<1%)

▬ nach **Borrmann** (▶ Tabelle)

Klassifikation nach Bormann: makroskopische Typen	
I	polypoid, exophyt
II	ulzeriert mit wallartigem Rand und scharfen Grenzen
III	wie II ohne scharfe Abgrenzung zur Umgebung
IV	diffuse Tumorinfiltration (Linitis plastica)

▬ nach **Laurén:** die präoperative Bestimmung der Laurén-Klassifikation im Biposiematerial ist zusammen mit der Primärlokalisation entscheidend für das Ausmaß der Operation
  - **intestinaler Typ:** betrifft ca. 50% aller Magenkarzinome
    - zytologisch: intestinale Charakteristika mit Drüsenstruktur
    - polypöses Wachstum und relativ scharf begrenzt, daher auch geringere chirurgische Resektionsabstände als beim diffusen Typ möglich
    - mit Borrmann Typ I assoziiert
  - **diffuser Typ:** betrifft ca. 40% aller Magenkarzinome
    - infiltratives Wachstum und schlecht begrenzt
    - histologisch ohne Drüsenstruktur, in Zellnestern verstreute Tumorausbreitung
    - häufig in der Kardia lokalisiert und bei jüngeren Menschen zu finden
    - häufig ausgedehnte Lymphknotenmetastasierung
    - schlechtere Prognose als beim intestinalen Typ
    - vielfach Tumorinvasion in makroskopisch unverdächtiger Magenmukosa, so dass sich das Karzinom über mehrere Zentimeter ausbreiten kann, ohne intraoperativ sichtbar zu sein → größerer

Resektionsabstand als beim intestinalen Typ (Sicherheitsabstand mindestens 8 cm zum Tumorrand → meist Gastrektomie nötig)
- Siegelringzellkarzinome gehören zum diffusen Typ; mit Borrmann Typ IV assoziiert

Klinik

- häufig erst im fortgeschrittenem Stadium symptomatisch (zeitlich begrenzter Therapieversuch, dann jede Art von Magenschmerzen nach 2–3 Wochen endoskopisch abklären!)
- unspezifische Oberbauchschmerzen
- Übelkeit, Erbrechen, Völlegefühl, Inappetenz
- Widerwille gegen Fleisch
- Gewichtsabnahme, Leistungsminderung
- Zeichen der Metastasierung:
    - Aszites
    - Virchow-Lymphknoten (links supraklavikulär zu tasten)
    - Krukenberg-Tumor (»Abtropfmetatasen« in den Ovarien)
    - paraneoplastische Syndrome
- **Komplikationen:**
    - Magenausgangsstenose
    - gedeckte oder freie Perforation mit Peritonitis
    - Magenblutung mit Hämatemesis und Teerstühlen
    - evtl. Kreislaufschock

Diagnostik

- die **Frühdiagnose** ist entscheidend (da bei fortgeschrittenem Magenkarzinom schlechte Prognose)
- ❶ **Cave** Bei Risikoerkrankungen (Präkanzerosen) regelmäßig endoskopieren
- Gastroskopie mit multiplen (5–10) Biopsien
- Endosonographie zum lokoregionären Tumorstaging (Tiefenausdehnung und benachbarter Lymphknoten)
- Sonographie des Abdomens
- Röntgen-Thorax in 2 Ebenen
- CT (Metastasensuche, lokoregionäres Tumorwachstum)
- laborchemisch evtl. Eisenmangelanämie
- Tumormarker (CA72-4, CA19-9, CEA)
- evtl. positiver Blutnachweis im Stuhl
- evtl. Laparoskopie zum Ausschluss einer Peritonealkarzinose und Beurteilung Resektabilität
- **Lokalisation:**
    - Antrum/Pylorusbereich: 35%
    - kleine Kurvatur: 30%
    - Kardiabereich: 25%
    - übrige Lokalisationen: 10%

Klassifikation und Stadieneinteilung

- **TNM-Klassifikation** (▶ Tabelle)

TNM-Klassifikation des Magenkarzinoms

T			Primärtumor
	Tis		Carcinoma in situ (intraepithelial ohne Infiltration der Lamina propria mucosae)
	T1		Tumor infiltriert Lamina propria, Muscularis mucosae oder Submucosa
		T1a	Invasion der Lamina propria oder M. mucosae
		T1b	Tumor infiltriert Submucosa
	T2		Tumor infiltriert Muscularis propria
	T3		Tumor infiltriert Subserosa
	T4		Tumor perforiert Serosa (viszerales Peritoneum) und infiltriert benachbarte Strukturen (Colon transversum, Dünndarm, Leber, Pankreas etc.)
		T4a	Tumor perforiert Serosa
		T4b	Tumor infiltriert benachbarte Organe
N			Regionäre Lymphknoten
	N0		Keine regionären Lymphknotenmetastasen
	N1		Metastasen in 1–2 regionäre Lymphknoten
	N2		Metastasen in 3–6 regionäre Lymphknoten
	N3		Metastasen in >7 regionären Lymphknoten
		N3a	Metastasen in 7–15 Lymphknoten
		N3b	Metastasen in ≥16 Lymphknoten
M			Fernmetastasen
	M0		Keine Fernmetastasen
	M1		Fernmetastasen

— **UICC-Stadieneinteilung** (▶ Tabelle)

UICC-Stadieneinteilung des Magenkarzinoms

Stadium	Primärtumor	Regionäre Lymphknoten	Fernmetastasen
0	Tis	N0	M0
IA	T1	N0	M0
IB	T2	N0	M0
	T1	N1	M0
▼			

UICC-Stadieneinteilung des Magenkarzinoms (Fortsetzung)			
Stadium	**Primärtumor**	**Regionäre Lymphknoten**	**Fernmetastasen**
II	T1	N2	M0
	T2	N1	
	T3	N0	
IIIA	T2	N2	M0
	T3	N1	
	T4	N0	
IIIB	T3	N2	M0
IV	T1–3	N3	M0
	T4	N1–3	M0
	Jedes T	Jedes N	M1

Differenzialdiagnose

- Ulcus ventriculi
- Refluxkrankheit
- Erkrankungen der Gallenwege, Leber, Pankreas
- andere Raumforderungen (siehe Kapitel benigne Tumore), z.B. GIST, Karzinoide, MALT-Lymphome, Adenome, Karzinoid
- Reizmagensyndrom (Ausschlussdiagnose!)

Therapie

- **kurativ:**
  - Frühkarzinome (T1) können endoskopisch abgetragen werden
  - neben der endoskpischen Mukosaresektion mittlerweile auch endoskopische submukosale Dissektion (ESD) möglich
- **operativ:**
  - Ziel ist eine R0-Resektion inkl. des extragastralen Lymphabflussgebietes
  - Resektionsausmaß am Magen orientiert sich an:
    - Lokalisation
    - Infiltrationstiefe
    - dem Wachstumstyp nach Laurén
  - Gastrektomie mit D2-Lymphadenektomie (▶ Tabelle) und Resektion des großen Netzes wird am häufigsten durchgeführt
  - subtotale Magenresektion bei Lokalisation im unteren Magendrittel mit Einhaltung eines Sicherheitsabstandes von 6 cm in situ und intestinalem Typ, Lymphknotendissektion der Kompartimente I und II und Resektion des großen Netzes
  - bei Kardiakarzinomen je nach Höhe erweiterte Gastrektomie mit distaler Ösophagusresektion oder subtotale Ösophagektomie (inkl. Kardia) mit Magenschlauchtransposition

- Multiviszeralresektion bei T4-Tumoren mit Infiltration von Nachbarorganen (En-Bloc-Resektion z.B. linker Leberlappen, Milz, Pankreas oder Kolon)
- **Rekonstruktion:**
  - nach Gastrektomie am häufigsten Ösophagojejunostomie mit ausgeschalteter Roux-Y-Schlinge
  - alternative Rekonstruktionsverfahren: Jejunuminterposition nach Longmire-Gütgemann, Jejunumhochzug mit Braun-Anastomose nach Hoffmann, Ersatzmagen und Jejunoplicatio nach Siewert und Peiper u.a.
  - nach subtotaler Gastrektomie: Operation nach Billroth I oder Billroth II, Roux-Y
- **Lymphadenektomie:**
  - in den meisten europäischen Zentren wird heute aufgrund eines signifikanten Prognosevorteils die D2-Lymphadenektomie durchgeführt (systematische oder radikale Lymphknotendissektion mit zusätzlicher Entfernung weiter vom Tumor entfernter regionaler LK → Kompartiment I und II)
  - es wird eine Entfernung von mehr als 15 LK gefordert

Definition der Lymphknotenkompartimente des Magens	
Kompartiment I	perigastrische LK entlang der kleinen und großen Kurvatur, inkl. kardialer und supra- sowie infrapylorischen LK
Kompartiment II	LK entlang der Aa. gastrica sinistra, hepatica communis, lienalis, Truncus coeliacus und im Lig. hepatoduodenale
Kompartiment III	LK retropankreatisch, mesenterial, paraaortal

- **neoadjuvante Therapie:**
  - in der MAGIC- und FFCD-Studie wird die Chemotherapie des operablen Magenkarzinoms der Stadien ≥ uT3, jedes uN1 M0 mit 5-FU, Folinsäure und Cisplatin oder 5-FU, Epirubicin und Cisplatin empfohlen
- **adjuvante Therapie:**
  - im Gegensatz zu den USA in Europa weiterhin umstritten, jedoch mittlerweile Radio-/Chemotherapie aufgrund in Studien nachgewiesenem verbessertem Gesamtüberleben als auch krankheitsfreiem Überleben empfohlen
  - als Chemotherpeutika kommen 5-FU, Epirubicin, Cisplatin, Oxaliplatin, Paclitaxel, Irinotecan u.a. zum Einsatz
- **postoperativ:**
  - nach Gastrektomie Substitution von Eisen und Vitamin B_{12}
- **palliative Therapie:**
  - endoskopische Bougierung
  - Stentimplantation
  - PEG
  - Witzel-Fistel

- ━ Umgehungsanastomosen (Gastroenterostomie)
- ━ palliative Gastrektomie
- ━ **OP-Komplikationen:**
- ━ Anastomoseninsuffizienz
- ━ verzögerte Passage
- ━ Blutung
- ━ Wundinfekt
- ━ Abszess

Prognose

- ━ 5-Jahresüberlebensrate nach R0-Resektion (entscheidend ist die frühe Diagnosestellung und das Ausmaß der Lymphadenektomie):
  - ━ stadienabhängig zwischen 33 und 70%
  - ━ beim Frühkarzinom 90%

5.4.4 Adipositas

- ━ die Schwere der Adipositas wird heute nach der WHO-Klassifikation eingeteilt (▶ Tabelle)
- ━ indirekte Einschätzung der Fettmasse durch den Körpermasseindex (Body-Mass-Index = BMI):
  - ━ BMI = Körpergewicht (kg)/Körpergröße (m)^2

Klassifizierung der Adipositas nach WHO	
Einteilung	**BMI in kg/m^2**
Normalgewicht	18,5–24,9
Übergewicht	25–29,9
Adipositas Grad I	30–34,9
Adipositas Grad II	35–39,9
Adipositas Grad III (morbide Adipositas)	≥40

- ━ Inzidenz der morbiden Adipositas hat in den westlichen Industrieländern in den vergangen Jahren stetig zugenommen: ca. 20% der Erwachsenen haben einen BMI ≥30
- ━ durch kostenintensive gesundheitliche Spätfolgen der morbiden Adipositas und die knapper werdende Ressourcen in den Gesundheitssystemen hat die Adipositas ein zunehmendes gesundheitsökonomisches Gewicht

Ätiologie

- ━ **primäre Adipositas:**
  - ━ genetische Faktoren:
    - • bei ca. 5% aller extremen Adipösen findet sich eine monogenetische Erkrankung, z.B. Mutation im Melanocortin-4-Rezeptor (MC4R)

- eine Leptinresistenz (Leptin drosselt über Rezeptoren im Hypothalamus den Appetit) wird diskutiert
- Überernährung
- körperliche Inaktivität
- psychische Faktoren:
  - Stress, Frustration
  - Einsamkeit → Essen als Belohnung oder als Trost, evtl. mit Heißhungerattacken (Binge Eating)
- Nikotinverzicht
- **sekundäre Adipositas:**
  - endokrinologischer Erkrankungen:
    - Hypothyreose
    - Morbus Cushing
  - zentrale Erkrankungen:
    - Hypothalamus- oder Hypophysentumore
    - Z.n. zerebraler Operation oder Bestrahlung

Klinik

- verminderte körperliche Belastbarkeit
- Belastungsdyspnoe
- Wirbelsäulen- und Gelenkbeschwerden
- verstärkte Schweißneigung
- Intertrigo
- Striae
- Hormonstörungen:
  - Männer: evtl. Potenzstörungen (Aromataseaktivität der Fettzellen↑ → Östrogen↑ und Testosteron↓)
  - Frauen: evtl. Hirsutismus, sekundäre Amenorrhö, Seborrhö, Akne, Haarausfall, Infertilität, (Androgene↑)
- evtl. vermindertes Selbstwertgefühl mit reaktiven Depressionen
- metabolisches Syndrom
- Adipositas ist ein Risikofaktor für:
  - KHK
  - Apoplex
  - Schlafapnoe
  - Cholezystolithiasis
  - EPH-Gestose
  - Malignome (z.B. von Mamma, Prostata, Kolon/Rektum, u.a.)
  - Hüftgelenk- und Kniegelenkarthrose
  - evtl. vorhandene Herzinsuffizienz wird negativ beeinflusst

Diagnostik

- Bestimmung des BMI
- Bestimmung des Fettverteilungstyp
  - androider (stammbetonter oder abdominaler) Fettverteilungstyp:
    - bauchbetonter »Apfeltyp«
    - Gesundheitsrisiko beim androiden Typ besonders hoch

— gynoider (hüftbetonter oder gluteofemoraler) Fettverteilungstyp:
  • hüft- und oberschenkelbetonter »Birnentyp«
  • Gesundheitsrisiko kleiner
— Erfassung des kardiovaskulären Risikoprofils, z.B. Nüchternblutzucker, Blutdruckmessung u.a.
— Ernährungsanamnese:
  • Essverhalten
  • körperliche Aktivität u.a.
— Ausschluss einer Endokrinopathie:
  • Dexamethason-Hemmtest
  • TSH basal
  • oraler Glukosetoleranztest

Therapie

— **konservativ:**
  — Energiezufuhr verringern durch kalorienreduzierte, fettarme, ballaststoffreiche Mischkost:
    • ca. 1200 kcal/d, 50 g Eiweiß/d, ausreichend Flüssigkeitszufuhr (mind. 2,5 l)
  — Erhöhung des Energieverbrauchs durch vermehrte körperliche Aktivität
  — Diätberatung und Verhaltenstherapie, ggf. psycholgische Betreuung
  — evtl. medikamentöse Gewichtsreduktion:
    • Orlistat (Xenical®), ein nichtresorbierbarer Lipasehemmer
    • Rimonabant (Acomplia®)
    • Sibutramin (Reductil®)
  — generell nach konservativer Therapie häufig wieder Gewichtszunahme (Jo-Jo-Effekt)
— **operativ:**
  — bei erfolgloser konservativer Therapie und BMI >40, in besonderen Fällen (Folgeerkrankungen, starke Herzinsuffizienz u.a.) auch bei BMI >35
  — Patienten müssen konservativen Therapieversuch nachweisen, sollten motiviert und informiert sein mit akzeptablem operativem Risiko
  — Indikationsstellung durch interdisziplinäres Team (Chirurgen, Gastroenterologen, Endokrinologen, Diätberatern, Psychiatern)
  — chirurgische Therapie ist der konservativen Behandlung in Bezug auf lang anhaltende Gewichtskontrolle und Verbesserung der Komorbiditäten überlegen
  — präoperative ÖGD und Ausschluss einer Cholezystolithiasis obligat (ansonsten simultane Cholezystektomie)
  — lebenslange medizinische Nachsorge nach der Operation mit Substitution von Spurenelementen (Fe, Ca) und Vitaminen (B_{12})
  — chirurgische Therapie basiert im wesentlichen auf Restriktion und/oder Malabsorption (► Tabelle)

Chirurgische Therapieverfahren	
Restriktive Operationen	– Magenballon (endoskopisch) – Magenband (»gastric banding«) – Schlauchmagen (»vertical banded gastroplasty«, »sleeve gastrectomy«)
Malabsorptive Operationen	– biliopankreatische Diversion (Scopinaro) – intestinaler Bypass
Kombinationsverfahren	– biliopankreatische Diversion mit Duodenalswitch (BPD-DS) – proximaler Magenbypass (RYGB, Wittgrove)
Andere	– Magenstimulation (IGS-System, TANTALUS™-System)

– **OP-Verfahren:** die beiden am häufigsten in Europa angewanden Verfahren sind:
  – **Magenband:**
    - kann laparoskopisch eingesetzt werden
    - relativ unkomplizierter Eingriff
    - Operation ist reversibel
    - Vorteil der Verstellbarkeit des Restriktionsgrades
    - strenge Indikationsstellung, da nicht geeignet für Essstörungen wie »binge eating disorders« und »sweet eaters«, Patienten mit insuffizientem unterem Ösophagussphinkter
    - hohe Reoperationsrate mit 17% aufgrund Bandverrutschen (sog. Slippage) und Ösophagusdekompensation, Bandarrosion und -migration
  – **proximaler Magenbypass (Roux-Y-Gastric-Bypass = RYGB):**
    - Bildung eines kleinen Magenpouch (20 ml) als restriktive Komponente mit Ausschaltung einer Dünndarmschlinge (alimentärer Schenkel) von 120–150 cm als malabsorptive Komponente
    - die Operation wird heutzutage laparoskopisch durchgeführt
    - in Hinsicht auf Gewichtsreduktion und Abbau von Komorbiditäten dem Magenband überlegen
    - die Patienten verlieren etwa 61–77% des Übergewichts innerhalb von 2 Jahren!
    - Risiken sind Nahtinsuffizienz, Anastomosenstenosen, Wundinfekt, Abszesse, Protein-, Vitamin- und Spurenelementverlust, Leberverfettung

5.5 Dünndarm

S. Kalverkamp

5.5.1 Allgemeines

- die Chirurgie des Dünndarms besteht nur in geringem Maße aus der Behandlung seiner Krankheiten selbst aufgrund:
  - der besonderen anatomischen Lage und physiologischen Funktion
  - durch seine ausgesprochen hohe Mobilität und
  - durch seine organübergreifenden Schnittstellen
- häufiger ist eine rekonstruktive Chirurgie des Dünndarms notwendig:
  - Wiederherstellung der Darmkontinuität nach Gastrektomien oder Kolonresektionen
  - Rekonstruktion einer Kontinuitätsherstellung des biliodigestiven oder des pankreatodigestiven Apparats (z.B. nach Whipple-Operation)
  - Dünndarmtransposition als Interponat (z.B. bei der »Merendino«-Operation)
- es gibt verschiedene operative Methoden, z.B. im Rahmen der Oberbauchrekonstruktionen mittels Roux-Y-Rekonstruktion oder Omega-Schlinge und Fußpunktanastomose
- bei Gastrektomien oder Kolektomien werden neben der Kontinuitätsherstellung Ersatzreservoirbildungen eingesetzt, z.B. bei der ösophagojejunalen Anastomose mit Pouch oder der ileoanalen Pouchanlage
- bei der Darmanastomose stehen vielfältige Anastomosierungsmöglichkeiten zur Verfügung:
  - End-End-Anastomosen
  - Seit-End-Anastomosen
  - End-Seit-Anastomosen
  - Seit-Seit-Anastomosen, die iso- oder anisoperistaltisch erfolgen kann

5.5.2 Divertikel

Pathologie

- Dünndarmdivertikel stellen im Rahmen der gastrointestinalen Divertikulose eine seltene Entität dar
- **Meckel-Divertikel:**
  - ist ein Relikt des embryonalen Dottergangs und findet sich im Bereich des Ileum ungefähr 70–80 cm oralwärts der Bauhin-Klappe
  - es liegt antimesenterial und besitzt nicht selten ektope Magenschleimhaut (vermehrte Gefahr der Ulkusbildung mit den typischen Komplikationen Blutung und Perforation)

- **Duodenaldivertikel:**
  - diese eigentlich als Pseudodivertikel zu bezeichnende Ausstülpung findet sich in aller Regel nach dorsokaudal in Richtung des Pankreas gelegen
  - Komplikationen sind Entzündungen (ggf. mit konsekutiver Pankreatitis), Blutungen oder (meist gedeckte) Perforation
- **diffuse Dünndarmdivertikulose:**
  - hier finden sich Dutzende Divertikel, mesenterialwärts oder antimesenterial gelegen
  - Komplikationen sind hier sehr selten, meistens in Form einer Perforation

Diagnostik

- meistens sind Duodenaldivertikel wie alle Dünndarmdivertikel asymptomatisch und werden nebenbefundlich im Rahmen einer ÖGD in unmittelbarer Umgebung der Papilla vateri gefunden
- Meckel-Divertikel finden sich bei aktiver Suche intraoperativ (z.B. bei Appendektomie) oder seltener noch bei Verdacht auf ektopes Magengewebe mittels Na-^{99m}Tc-Pertechneat-Szintigraphie (insbesondere bei Kindern)
- die diffuse Divertikulose des Dünndarms fällt in der Regel als operativer Nebenbefund auf
- bei Ausbildung eines akuten Abdomens gelingt die Diagnose in der Regel durch bildgebende Verfahren mittels Sonographie oder CT
- laborchemisch:
  - Anämie bei Blutung
  - Erhöhung der Infektparameter bei Entzündung oder Perforation

Klinik

- in der Regel sind Dünndarmdivertikel asymptomatisch
- bei Blutungskomplikationen je nach Lage des Divertikels:
  - Symptome der oberen gastrointestinalen Blutung:
    - Kaffeesatzerbrechen
    - Teerstuhl
  - Symptome der unteren Blutung:
    - blutige Stuhlbeimengungen
  - chronische Anämie bis hin zur Symptomatik des hämorrhagischen Schocks
- entzündungsbedingte Schmerzen:
  - je nach Ursprungsort nach Projektion im Sinne der Head-Zonen, z.B.
    - Duodenaldivertikel: ringförmig im Oberbauch
    - freie Perforation als generalisierter Peritonismus

Therapie

- spontane Divertikelblutungen sistieren in aller Regel spontan, die Therapie beschränkt sich hierbei meist auf die Transfusion
- endoskopische interventionelle Verfahren mittels Unterspritzung oder Koagulation

— bei Versagen dieser Therapie chirurgische Therapie mit Segmentresektion oder Ausschneidung und Übernähung

— selten ist bei papillennahen Duodenaldivertikelblutungen eine partielle Duodenektomie, ggf. mit Rekonstruktion der Gallen- und Pankreaswege notwendig; hier zeigt sich jedoch wenn verfügbar die angiographiegesteuerte selektive Embolisation als deutlich risikoärmeres Verfahren

— akute Entzündungen können ohne Zeichen der Perforation oder Abszedierung mittels diätetischer Maßnahmen sowie antibiotischer Abdeckung erfolgen (Cephalosporin + Metronidazol)

— bei Perforation:
  – chirurgische Sanierung mit Ausschaltung des betroffenen Darmanteils
  – regelhaft ist hier eine Segmentresektion mit anschließender Anastomosierung erforderlich
  – eine Besonderheit bieten z.B. gedeckte Duodenaldivertikelperforationen, welche einen konservativen Therapieversuch unter fortlaufender bildgebender und klinischer Kontrolle erlauben

— bei großen Divertikeln (insbesondere beim Meckel-Divertikel) kann auch eine Abtragung allein des Divertikels mit dem Linearstapler erfolgen

5.5.3 Morbus Crohn

Definition
— chronische entzündliche Erkrankung des Gastrointestinaltrakts, typischerweise mit ursprünglicher Beteiligung des terminalen Ileums, die in der Regel schubweise auftritt

Pathologie
— Befall des gesamten Gastrointestinaltraktes (von Mundschleimhaut bis Anoderm) ist möglich, meist jedoch Befall von terminalem Ileum und Kolon

— eine chirurgische Heilung ist im Gegensatz zur Colitis ulcerosa nicht möglich

— typischerweise diskontinuierlicher Verlauf

— häufig treten Komplikationen im Sinne von Abszessen, Fisteln und Fissuren auf

Ätiologie
— am ehesten autoimmuner Genese

— jedoch auch multilokuläre genetische Disposition (CARD15, NELL1, u.a.)

Diagnostik
— Grundlage der Diagnosestellung ist die ausgiebige Anamnese mit Erhebung der Stuhlanamnese, Rezidivneigung, Abszessanamnese oder psychosomatische Assoziation

- Histologie von Wandanteilen mit lymphozytärer, eosinophiler und histiozytärer Infiltration aller Wandschichten mit Granulombildung (Mikro- und Epitheloidzellgranulome)
- makroskopisch zeigen sich:
    - Pflastersteinrelief (entzündliche Wandanteile unterbrochen durch tiefe Ulzerationen)
    - Gartenschlauchphänomen (Fibrose-bedingte Segmentstenosen)
    - entzündlich bedingte Konglomerattumore mit lokaler Lymphknotenvergrößerung
- die sichere Diagnostik gelingt durch die Histologiegewinnung durch endoskopische Biopsie oder Aufarbeitung des gewonnenen Resektats
- apparative diagnostische Hilfsmittel sind:
    - (Endo-)Sonographie
    - Endoskopie und (Hydro-)MRT
    - bei der Akutdiagnostik: CT zur Diagnostik der Abszedierung und Perforation

Klinik

- rezidivierende, wässrige Diarrhoen sowie krampfartige abdominelle Schmerzen
- ggf. Abszesse in Anamnese
- bei akuter **Komplikation** Indikation zur chirurgischen Intervention:
    - lokale Abwehrspannung bis hin zum generalisierten Peritonismus als Zeichen der exazerbierten Fistelung
    - Abszedierung oder Perforation
    - Fieber (im Rahmen der beginnenden Sepsis) mit Leukozytose und CRP-Erhöhung (❗ **Cave** Kann unter systemischer Immunsuppression bei schon behandelter Erkrankung fehlen)

Therapie

- **konservativ:**
    - diätetische Maßnahmen (abhängig nach Schwere des Schubs) und medkamentös:
        - Mesalazin
        - lokale Steroide (Budesonid)
        - systemische Glukosteroide
        - ggf. Zytostatika (Azathioprin, MTX) oder TNF-Alpha-Inhibitoren (Infliximab)
- **operativ;**
- bei hochgradiger symptomatischer Stenose, Abszess, septischer Fistelung oder Perforation frühzeitiger Entschluss zur operativen Sanierung
- bei akuten Komplikationen
- chirurgische Therapie unter dem Motto: »Soviel wie nötig, sowenig wie möglich«
- insgesamt sparsame Resektion anstreben

5.5.4 Tumore des Dünndarms

- Dünndarmtumore insgesamt selten
- maligne Tumore treten doppelt so häufig wie benigne auf
- aufgrund des dünnen Organlumens sowie der interventionell schlechten Erreichbarkeit ist die Indikation zur chirurgischen Entfernung relativ häufig

Benigne Dünndarmtumore

- Adenome/Polypen
- häufig Leiomyome
- aber auch Lipome, Angiome , Fibrome, etc.

Maligne Dünndarmtumore

Pathologie

- Unterscheidung zwischen primären und sekundären
- **primäre Dünndarmmalignome:**
  - Adenokarzinome
  - neuroendokrine Karzinome/Karzinoide (häufige Lokalisierung im terminalen Ileum)
  - Lymphome
  - Sarkome (diese treten gemessen an der Gesamtheit der Sarkome sehr häufig im Dünndarm auf)
- **sekundäre Dünndarmmalignome:**
  - jegliche Organe können in den Dünndarm metastasieren, eine deutliche Häufung ist hier jedoch mit einem Viertel bis zu einem Drittel der Metastasen dem malignen Melanom zuzuschreiben
  - meistens tritt eine maligne Beteiligung des Dünndarms malignombedingt per continuitatem oder im Rahmen einer Peritonealkarzinose auf

Diagnostik

- frühzeitige Diagnosestellung selten möglich:
  - wegen eingeschränkter Erreichbarkeit der intraluminalen Diagnostik
  - häufig späte Diagnosefindung bedingt dann eingeschränkte kurative Resektabilität
- apparative Diagnostik:
  - Röntgen (Ileus)
  - Sonographie, CT und MRT (Lymphknotenvergrößerung, Darmwandverdickung etc.)
  - ggf. Octreotid-Szintigraphie (zur Suche neuroendokriner Tumoren) bei Karzinoid-Syndrom oder erhöhtem Chromogranin A
  - endoskopisch:
    - Ösophagogastroduodenoskopie (Duodenum, proximales Jejunum)
    - Koloskopie (terminales Ileum)
    - Push-Enteroskopie (restl. Dünndarm)

- Videokapselenteroskopie und Mono- oder Doppelballonentero-skopie
- Labor: erhöhte Tumormarker (z.B. CA19-9, CEA, Chromogranin A)

Klinik

- Symptomatik häufig durch Passagebehinderung (Subileus/Ileus) und durch Blutung (untergeordnete Rolle an der Gesamtheit der gastrointestinalen Blutungen)
- häufig zeigt die Passagebehinderung schon einen fortgeschrittenen malignen Befund durch ein metastasiertes primäres Dünndarmmalignom oder eine sekundäre maligne Dünndarmbeeinträchtigung
- seltener Invagination durch benigne oder maligne Dünndarmtumore

Therapie

- kleine gutartige Tumore:
  - Abtragung interventionell durch endoskopische Verfahren
  - chirurgisch mittels Dünndarmsegmentresektion (bei Malignomen mit entsprechender radikaler mesenterialer Resektion)
- chirurgische Verfahren bei palliativer Situation:
  - tubuläre Segmentresektion
  - entero-enterischer Umgehungsanastomosen bis hin zu hohen Dünndarmstomaanlagen
- bei akuten Blutungen:
  - interventionelle Verfahren
  - chirurgische Segmentresektionen
  - Übernähungen
  - angiographiegestützten Embolisation
- bei Dünndarmlymphomen:
  - chirurgische Therapie nur bei Komplikationen (Ileus, Perforation)

5.6 Kolon und Rektum

R. Rosch

5.6.1 Appendizitis

Anatomie

- A. appendicularis im Mesenteriolum (Endast der A. ileocolica)
- Lagevariabilität der Appendix vermiformis:
  - im Becken: 30%
  - retrozökal: 65%

Pathologie

- Entzündungsstadien:
  - katarrhalisch
  - ulzerophlegmonös
  - gangränös

- perforiert
- mit perityphlitischem Abszess
- mit Peritonitis

Klinik

- Druckschmerz am McBurney- und/oder Lanz-Punkt
- Blumberg-Zeichen: ipsi- bzw. kontralateraler Loslassschmerz bei lokalem Peritonismus
- Perkussions- und Erschütterungsschmerz
- lokale Abwehrspannung
- Rovsing-Zeichen bei retrogradem Ausstreichen des Kolons
- Psoasschmerz (retroperitoneale Lage)
- Douglas-Schmerz bei rektaler Untersuchung (Lage im kleinen Becken)

Diagnostik

- Körpertemperatur erhöht
- laborchemisch: Entzündungszeichen (Leukozytose, CRP, BSG)
- Urinuntersuchung (urologische Differenzialdiagnosen)
- Sonographie (Wandverdickung/Kokarde, freie Flüssigkeit, evtl. Abszessnachweis)
- ggf. Röntgenaufnahme des Abdomens im Stehen/Linksseitenlage zum Nachweis freier Luft bei Perforation
- ggf. konsiliarische urologische oder gynäkologische Vorstellung

Differenzialdiagnose

- Ileitis terminalis (Morbus Crohn)
- Meckel-Divertikulitis
- Enteritis mit Lymphadenitis mesenterialis
- Affektionen/Infektionen der inneren Genitale (Adnexitis, Extrauteringravidität, stielgedrehter Adnextumor) und Harnwege (Zystitis, Pyelonephritis, Urolithiasis)

Therapie

- **operativ:**
  - konventionelle Appendektomie über Wechselschnitt
  - laparoskopische Appendektomie
  - ggf. Konversion/Medianlaparotomie bei ausgeprägter Entzündung/Peritonitis oder komplizierter Anatomie
- **postoperative Komplikationen:**
  - Nachblutung
  - Appendixstumpfinsuffizienz
  - Abszess
  - Peritonitis
  - Sepsis
  - Wundheilungsstörungen

5.6.2 Colitis ulcerosa

Definition
- chronisch entzündliche Darmerkrankung, kontinuierliche Ausdehnung von distal nach proximal bis hin zur Pankolitis

Pathogenese
- Entzündung befällt v.a. Mukosa und Submukosa
- in ca. 10% Beteiligung des terminalen Ileum (Backwash-Ileitis)
- Morphologie:
  - Erosionen
  - Ulzera
  - Kryptenabszesse
  - entzündliche Pseudopolypen
  - narbige Schrumpfung bis zur Entwicklung eines funktionslosen »Fahrradschlauches«

Klinik
- teilweise blutig-schleimige Diarrhoen
- abdominelle Schmerzen
- Tenesmen
- Defäkationsschmerz
- ggf. Fieber
- Gewichtsverlust
- extraintestinale Symptome:
  - primär sklerosierende Cholangitis (PSC)
  - Arthritis
  - Spondylitis ankylosans
  - Iritis, Episkleritis, Uveitis
  - Aphten
  - Erythema nodosum
  - Pyoderma gangraenosum

Komplikationen
- toxisches Megakolon
- Perforationen
- Blutungen
- Risiko für Entwicklung eines kolorektalen Karzinom signifikant erhöht

Diagnostik
- klinische Untersuchung inkl. rektal digitale Untersuchung (peranale Blutung)
- laborchemisch:
  - Anämie
  - Thrombozytose
  - Entzündungszeichen (Leukozytose, BSG, CRP)
  - ggf. γGT$\uparrow$ und AP bei PSC
  - ggf. pANCA

- Sonographie:
    - Kolonwandverdickung/Kokarde
- hohe Koloskopie mit Stufenbiospien
- Röntgenaufnahme des Abdomens im Stehen/Linksseitenlage:
    - Nachweis freier Luft bei Perforation

Differenzialdiagnose

- Morbus Crohn
- infektiöse Kolitis
- pseudomembranöse Kolitis
- ischämische Kolitis
- Divertikulitis
- Appendizitis
- kollagene Kolitis

Therapie

- **konservativ:**
    - leichter bis mittelschwerer Schub:
        - 5-Aminosalicylsäure/Mesalazin
        - bei solitärer Proktitis als Suppositorium
        - bei isolierter Linkskolitis mittels Klysma
    - distale Kolitis/leichte Verläufe:
        - topische Kortikosteroide wie Budenosid (Budenofalk®, Entocort®) als Klysma oder Hydrocortisonschaum (Colifoam®)
    - bei mittelschwerem und schwerem Schub:
        - systemische Kortikosteroide (Prednisolon)
    - bei hochakutem Schub:
        - Ciclosporin
    - steroidrefraktäre Kolitis:
        - Azathioprin (Imurek®)
        - TNF-Antikörper (Remicade®)
- **operativ:**
    - chirurgische Therapie ist kausal und führt zur definitiven Heilung
    - Indikation: therapierefraktäre Kolitis, Therapiekomplikationen, Dysplasie, Kolitiskarzinom, toxisches Megakolon, Perforation, Blutung
    - OP-Verfahren je nach Indikation:
        - Proktokolektomie mit Ileum-Pouch-analer Anastomose (IPAA, auch präventiv)
        - Proktokolektomie mit endständiger Ileostomie (bei Sphinkterinsuffizienz)
        - Karzinom: Proktokolektomie und Lymphadenektomie mit IPAA oder mit endständiger Ileostomie bei Sphinkterinsuffizienz oder -infiltration
        - subtotale Kolektomie mit ileorektaler Anastomose (Palliation, temporäres Verfahren bei Kinderwunsch)
        - subtotale Kolektomie mit endständiger Ileostomie, spätere Proktektomie mit Pouchanlage (fulminante Kolitis, toxisches Megakolon, Perforation, Blutung, unklare Histologie)

- **postoperative Komplikationen:**
  - Blutung
  - Anastomoseninsuffizienz
  - Abszess
  - Peritonitis
  - Sepsis
  - Anastomose/Pouch:
    - Pouchitis
    - Strikturen
    - Stenosen oder komplette Sklerosierung

5.6.3 Divertikulitis und Divertikelblutung

Divertikulitis
Ätiologie

- **Divertikulose:**
  - Lokalisation v.a. im Linkskolon
  - steigende Prävalenz mit höherem Lebensalter
  - meist symptomloser Zufallsbefund
- **Komplikationen:**
  - Blutung

Einteilung

- nach Hansen und Stock:
  - **Typ 0:** asymptomatische Divertikulitis
  - **Typ I:** unkomplizierte Divertikulitis
  - **Typ II:** komplizierte Divertikulitis
    - **A:** phlegmonös
    - **B:** gedeckt perforiert
    - **C:** frei perforiert
  - **Typ III:** chronisch rezidivierend

Klinik

- akuter linker Unterbauch (»Linksappendizitis«)
- Stuhlunregelmäßigkeiten
- Temperaturerhöhung/Fieber
- peranaler Blutabgang

Komplikationen

- Abszess
- Perforation
- Peritonitis
- Stenose
- Passagestörung bis hin zum Ileus
- Fisteln

5

Diagnostik
- klinische Untersuchung
- laborchemisch Entzündungszeichen:
  - Leukozytose, BSG, CRP
- Sonographie:
  - Kolonwandverdickung/Kokarde
  - Divertikelnachweis
- Röntgenaufnahme des Abdomens im Stehen/Linksseitenlage zum Nachweis freier Luft bei Perforation oder Spiegel bei Ileus
- Kolonkontrasteinlauf (KKE, mit wasserlöslichem Kontrastmittel, z.B. Gastrografin):
  - Nachweis von Stenosen, Fisteln, Extraintestinat
- CT/MRT:
  - hohe Sensitivität (Goldstandard)
  - zusätzlich Nachweis von Abszessen
- Sigmoideoskopie/Koloskopie (wegen Perforationsgefahr nicht bei akuter Entzündung):
  - Ausdehnung
  - Stenosen
  - Fisteln
  - Abklärung Restkolon/Ausschluss Zusatzbefunde

Differenzialdiagnose
- chronisch-entzündliche Darmerkrankungen
- kolorektales Karzinom
- Adnexitis
- Extrauteringravidität
- stielgedrehter Adnextumor

Therapie
- Breitbandantibiose: z.B. Cephalosporine der 2. Generation (z.B. Cefuroxim) + Metronidazol
- interventionelle Abszessdrainage (CT- oder sonographisch gesteuert)
- **elektive Operation** im entzündungsfreien Intervall ab dem 2. Schub:
  - konventionelle oder laparoskopische Sigmaresektion mit primärer Anastomose (Deszendorektostomie)
- **Notfall (Perforation, Peritonitis):**
  - **Kolonresektion** (z.B. Sigmaresektion) mit primärer Anastomose (z.B. Deszendorektostomie) ggf. mit protektivem Ileo- oder Transversostoma (temporär)
  - **Perforation mit ausgeprägter Peritonitis:**
    - zweizeitiges Verfahren mit Diskontinuitätsresektion = endständiges Kolostoma und Blindverschluss des aboralen Darms, z.B. Sigmaresektion mit endständiger Deszendostomie und Rektumblindverschluss
    - Kontinuitätswiederherstellung nach ca. 3 Monaten

- **Komplikationen:**
  - Blutung
  - Harnleiterverletzungen
  - Anastomoseninsuffizienz
  - Abszess
  - Peritonitis
  - Sepsis
  - langfristig: Rezidivdivertikulitis, Anastomosenstenose

Divertikelblutung

- häufigste Ursache für akute Kolonblutung
- ca. 10–15% der Patienten mit Divertikulose
- ca. 80% der Fälle spontanes Sistieren der Blutung

Diagnostik

- Monitoring von Vitalzeichen
- Labor: Hb
- Ausscheidung
- Notfallkoloskopie:
  - zur Diagnostik (Lokalisation) und
  - Primärtherapie, z.B. Unterspritzung mit verdünnter Adrenalinlösung, Argon-Plasma-Koagulation, Gefäßverschluss mittels Clip
- ggf. Szintigraphie (erforderliche Blutungsintensität 0,1 ml/min) oder
- ggf. Angiographie (erforderliche Blutungsintensität 0,5–1 ml/min)

Therapie

- OP-Indikation:
  - massive oder rezidivierende Divertikuloseblutung bei klarer Lokalisationsangabe
- operative Therapie der Wahl:
  - segmentale Resektion
  - ggf. intraoperative Endoskopie zur Lokalisationseingrenzung

5.6.4 Polypen und Adenome

Pathologie

- hyperplastische oder entzündliche Polypen
- tubuläre, tubulovillöse, villöse Adenome
- Adenom-Karzinom-Sequenz: mit Adenomgröße zunehmendes Entartungsrisiko
- Polyposis-Syndrome:
  - familiäre adenomatöse Polyposis (FAP, Mutation im APC-Tumorsuppressorgen, Mehrzahl autosomal dominant vererbt, 100% Entartungsrisiko)
  - andere:
    - Gardner-Syndrom (Adenomatosis coli, Osteome, Epidermoidzysten)

- Turcot-Syndrom (Adenomatosis coli, Glio-/Medulloblastom)
- Cronkhite-Canada-Syndrom (generalisierte gastrointestinale Polyposis)
- Peutz-Jeghers Syndrom (hamartomatöse Polypen)

Klinik

- meist asymptomatisch
- Komplikationen:
  - Blutung
  - Obstruktion/Stenose
  - maligne Entartung

Diagnostik

- rektal digitale Untersuchung
- endoskopische Therapie
  - Prokto-/Rektoskopie
  - flexible Koloskopie mit bioptischer Sicherung (PE: Probeexzision) bzw. Abtragung in toto (Polypektomie mittels Biopsiezange oder Diathermieschlinge)
  - ggf. virtuelle Koloskopie mittels CT oder MRT (Nachteil: keine histologische Klassifizierung)

Therapie

- endoskopische präoperative Lokalisationsdiagnostik und -markierung (z.B. Clip, Tusche)
- **operativ:** Indikation:
  - benigne, endoskopisch nicht abtragbare Adenome (>4 cm, breitbasig)
  - malignitätsverdächtige Adenome
- **OP-Verfahren:**
  - laparoskopische oder konventionelle segmentale Resektion bzw. Kolotomie/Vollwandexzision im Gesunden
  - bei FAP prophylaktische (kontinenzerhaltende) restaurative Proktokolektomie nach Abschluss der Pubertät und vor dem 20. Lebensjahr
- **Nachsorge:** jährliche Pouchoskopie
- **Komplikationen:**
  - endoskopisch nicht beherrschbare Blutung
  - Perforation

5.6.5 Kolorektales Karzinom (KRK)

Epidemiologie

- einer der häufigsten malignen Tumoren mit 70.000 Neuerkrankungen und ca. 30.000 Todesfällen pro Jahr in Deutschland
- steigende Inzidenz ab dem 50. Lebensjahr

Ätiologie

- häufig Entstehung aus Adenomen
- **Risikofaktoren:**
  - multiple oder große Adenome
  - Colitis ulcerosa
  - geringeres Risiko auch bei Morbus Crohn
- **hereditäre KRK:**
  - familiäre adenomatöse Polyposis (FAP): Patienten entwickeln fast alle ein KRK
  - HNPCC (hereditäres kolorektales Karzinom ohne Polyposis):
    - Definition nach anamnestischen Kriterien (Amsterdam-I- und -II-Kriterien, Bethesda-Kriterien)
    - Risiko der Mutationsträger für ein KRK: ca.80%
    - auch extrakolische Neoplasien wie Endometrium-, Ovarial-, Magen-, Dünndarm- und Urothelkarzinome

Einteilung

- TNM-Klassifikation (UICC 2010): ▶ Tabelle
- Stadiengruppierungen des KRK (UICC 2010): ▶ Tabelle

Eigene Notizen

TNM-Klassifikation (UICC 2010)		
T: Primärtumor		
TX		Primärtumor kann nicht beurteilt werden
T0		Kein Anhalt für Primärtumor
Tis		Carcinoma in situ: intraepithelial oder Infiltration der Lamina propria
T1		Tumor infiltriert Submukosa
T2		Tumor infiltriert Muscularis propria
T3		Tumor infiltriert durch die Muscularis propria in die Subserosa oder in nichtperitonealisiertes perikolisches oder perirektales Gewebe
T4		Tumor infiltriert direkt in andere Organe oder Strukturen und/ oder perforiert das viszerale Peritoneum
	T4a	Tumor durchbricht das Pertioneum viszerale
	T4b	Tumor infiltriert direkt in andere Organe oder Strukturen
N: Regionäre Lymphknoten		
NX		Regionäre Lymphknoten können nicht beurteilt werden
N0		Keine regionären Lymphknotenmetastasen
N1		Metastasen in 1–3 regionären Lymphknoten
	N1a	Metastasen in 1 regionären Lymphknoten
▼	N1b	Metastasen in 2–3 regionären Lymphknoten

TNM-Klassifikation (UICC 2010) (Fortsetzung)

N: Regionäre Lymphknoten

N1	N1c	Tumorabsiedlung, z.B. in Satelliten, in der Subserosa, oder im nichtperitonealisierten parakolischen oder pararektalem Weichteilgewebe ohne regionäre Lymphknotenmetastasen
N2		Metastasen in 4 oder mehr regionären Lymphknoten
	N2a	Metastasen in 4–6 regionären Lymphknoten
	N2b	Metastasen in 7 oder mehr regionären Lymphknoten

Fernmetastasen

MX		Fernmetastasen können nicht beurteilt werden
M0		Keine Fernmetastasen
M1		Fernmetastasen
	M1a	Metastasen auf ein Organ beschränkt (Leber, Lunge, Ovar, nichtregionäre Lymphknoten)
	M1b	Metastasen in mehr als einem Organ oder Peritoneum

Stadiengruppierung des kolorektalen Karzinoms (UICC 2010)

	Tis	N0	M0
Stadium 0	–	–	–
Stadium I	T1,T2	N0	M0
Stadium II	T3,T4	N0	M0
Stadium IIA	T3	N0	M0
Stadium IIB	T4a	N0	M0
Stadium IIC	T4b	N0	M0
Stadium III	Jedes T	N1,N2	M0
Stadium IIIA	T1,T2	N1	M0
	T1	N2a	M0
Stadium IIIB	T3,T4a	N1	M0
	T2,T3	N2a	M0
	T1,T2	N2b	M0
Stadium IIIC	T4a	N2a	M0
	T3,T4a	N2b	M0
	T4b	N1,N2	M0
Stadium IV	Jedes T	Jedes N	M1a/b
Stadium IVA	Jedes T	Jedes N	M1a
Stadium IVB	Jedes T	Jedes N	M1b

Klinik

- häufig längere Zeit asymptomatisch
- abdominelle Schmerzen
- Stuhlunregelmäßigkeiten:
  - paradoxe Diarrhoen
  - Bleistiftstühle
- B-Symptomatik
- Anämie
- sichtbares/okkultes Blut
- **Komplikationen:**
  - Blutung
  - Obstruktion/Stenose

Diagnostik

- **Vorsorgeuntersuchung:**
  - bei durchschnittlichem Risiko (leere Familienanamnese für KRK bzw. Polypen/Adenome) ab dem 50. Lebensjahr Standardverfahren:
    - Koloskopie
    - bei Ablehnung der Koloskopie: Sigmoideoskopie alle 5 Jahre + jährliche Untersuchung auf okkultes Blut im Stuhl
  - bei positiver Familienanamnese mit jungen Indexpatienten:
    - HNPCC-Diagnostik (Mikrosatellitenanalyse und/oder immunhistochemische Untersuchung der Mismatch-Reparatur-Proteine)
    - Risikopersonen: jährliche Koloskopie und Oberbauchsonographie ab dem 25. Lebensjahr
  - Verwandte von FAP-Patienten:
    - humangenetische Beratung der Familie und eine prädiktive genetische Diagnostik ab dem 10. Lebensjahr
    - bei bestätigter Mutation jährliche Endoskopie bis zur Proktokolektomie
- **obligate Ausbreitungsdiagnostik:**
  - digital-rektale Untersuchung
  - komplette Koloskopie mit Biopsie
  - Abdomensonographie
  - Röntgen-Thorax in 2 Ebenen
  - Tumormarker CEA-/CA 19-9-Bestimmung
  - ggf. CT-Thorax, CT/MRT-Abdomen
- **spezielle Diagnostik beim Rektumkarzinom:**
  - **Endosonographie**
  - ggf. Becken-CT oder -MRT
  - Sphinktermanometrie
  - gynäkologische Untersuchung und Zystoskopie zum Ausschluss einer Organinfiltration

Therapie

- intraoperative Inspektion und Palpation der Leber zum Ausschluss/Nachweis einer hepatischen Metastasierung!

- endoskopisch R0-entferntes pT1-Karzinom: onkologische Nachresektion nicht zwingend, wenn Low-Risk-Situation
- **Kolonkarzinom:**
    - Ausmaß der Darmresektion abhängig von versorgenden Gefäßen und Lymphabflussgebiet
    - **Karzinome des Zökums und Colon ascendens:** Hemikolektomie rechts mit radikulärer Durchtrennung der A. colica dextra und der A. ileocolica
    - **Karzinome der rechten Flexur und proximales Kolon transversum:** erweiterte Hemikolektomie rechts mit zusätzlich zentralem Absetzen der A. colica media
    - **Karzinome des distalen Transversums und der linken Kolonflexur:** erweiterte Hemikolektomie links mit Resektion der Lymphabflussgebiete von A. colica media und A. mesenterica inferior oder abgangsnahe Ligatur der A. colica sinistra
    - **Karzinome des Colon descendens und proximalen Sigmas:** Hemikolektomie links mit stammnaher Durchtrennung der A. mesenterica inferior; distale Resektionsgrenze im oberen Rektumdrittel
    - **Karzinome des mittleren und distalen Sigmas:** (radikale) Sigmaresektion; die A. mesenterica inferior wird zentral oder distal des Abgangs der A. colica sinistra durchtrennt
    - **Karzinome bei FAP und Colitis ulcerosa:** restaurative Proktokolektomie mit Lymphknotendissektion und Dünndarm-Pouch
    - **bei Sphinkterinsuffizienz oder nicht kurabler Tumorerkrankung:** Proktokolektomie oder limitierte Resektion
- **Rektumkarzinom:**
    - **oberes Rektumdrittel:** Durchtrennung des Rektums mit partieller Mesorektumexzision (PME) 5 cm distal des makroskopischen Tumorrands
    - **mittleres und unteres Rektumdrittel:** totale Mesorektumexzision (TME) bis zum Beckenboden unter Schonung des Plexus hypogastricus superior, der Nn. hypogastrici und der Plexus hypogastrici inferiores
        - **Low-Grade-Tumore:** Sicherheitsabstand von 2 cm in situ bzw. 1 cm am frischen, nicht ausgespannten Resektat, um kontinenzerhaltende Resektion zu ermöglichen
        - ggf. Anlage eines (temporären) protektiven, doppelläufigen Ileo- oder Kolostomas (v.a. bei Anastomosen im unteren Rektumdrittel wegen erhöhtem Risiko für Anastomoseninsuffizienz)
        - **bei Spinkterinfiltration:** abdominoperineale Rektumexstirpation mit Anlage eines definitiven endständigen Descendostomas
    - lokale chirurgische R0-Tumorexzision (Vollwandexzision) onkologisch ausreichend bei pT1-Karzinomen ≤3 cm, guter oder mäßiger Differenzierung, ohne Lymphgefäßinvasion (Low-Risk-Histologie)
- **Ileus oder Perforation bei Tumorstenose:**
    - je nach Klinik onkologische oder palliative Resektion, Anlage einer Kolostomie

- Rektumkarzinom mit Ileus ggf. auch Anlage eines endoluminalen Stents

- **Komplikationen:**
  - Blutung, Harnleiterverletzungen, Anastomoseninsuffizienz, Abszess, Peritonitis, Sepsis
  - Rektumresektionen: Inkontinenz, Harnblasendysfunktion, sexuelle Dysfunktion
  - langfristig: Lokalrezidiv, Anastomosenstenose

- **(neo-)adjuvante Therapie:**
  - **Kolonkarzinom:**
    - adjuvante Chemotherapie im Stadium III
    - bei Stadium II ggf. adjuvante Chemotherapie, insbesondere in Risikosituationen (T4, Tumorperforation, Notfall-OP, geringe Lymphknotenanzahl im Resektat)
  - **Rektumkarzinom:**
    - neoadjuvante Radio- oder Radiochemotherapie im UICC-Stadium II und III und adjuvante Chemotherapie unabhängig vom postoperativen Tumorstadium
    - bei Tumoren im oberen Rektumdrittel kann eine adjuvante Therapie wie beim Kolonkarzinom oder eine perioperative Radio(chemo-)therapie wie beim Rektumkarzinom durchgeführt werden
  - **Stadium IV:**
    - resektable synchrone Leber- und Lungenmetastasen sollten ein- oder zweizeitig reseziert werden (kurativer Therapieansatz)
    - ggf. neoadjuvante Therapie, v.a. bei potenziell resektablen Metastasen
    - ggf. adjuvante Chemotherapie
    - bei irresektablen Fernmetastasen primär systemische Kombinationschemotherapie möglich, sofern keine Komplikationen durch Primärtumor

5.7 Anus

G. Böhm

Anatomie

- der »**chirurgische**« **Analkanal** ist 2,5–4 cm lang und erstreckt sich von der Anokutanlinie bis zum anorektalen Übergang
- die Linea dentata liegt 1,5–2 cm proximal der Anokutanlinie (anatomische proximale Grenze des Analkanals)
  - bis hier reicht das Plattenepithel, um in der sich anschließenden Übergangszone des Analkanals in zylinderförmiges Epithel überzugehen
  - auf Höhe der Linea dentata finden sich die **Analkrypten** mit den korrespondierenden 5–15 Proktodealdrüsen, deren Sinus hier mündet

Eigene Notizen

5

Symptome der Proktologie:
Jucken
Sz
Blutung
Nässen
Inkontinenz

- die Drüsen selbst liegen im M. ani internus bis an die Grenze zum M. ani externus
- sie sind bedeutsam für die Ätiologie bzw. Lokalisation der perianalen Abszesse

■ **M. ani internus:** entspricht dem zirkulären Anteil des Rektummuskels
   - es handelt sich um glatte Muskulatur
   - sein Dauertonus macht den Ruhekontraktionstonus des Schließmuskelapparats aus (80% der Kontinenzleistung)

■ der willkürlich innervierte **M. ani externus** ist für die Kneiffunktion zuständig

■ **Corpus cavernosum recti** (oder Anulus haemorrhoidalis):
   - arteriovenöse Verbindungen, die von der A. rectalis superior gespeist werden, typischerweise bei 3, 7 und 11 Uhr Steinschnittlage (SSL)
   - der Abfluss von den Kavernen erfolgt über Venen, die durch den internen Sphinkter laufen, damit reguliert der Sphinktertonus auch den Füllungszustand in den Kavernen, entsprechend die Prominenz der Hämorrhoidalkissen, welche wiederum die Kontinenz beeinflussen

■ nervale Versorgung:
   - Rektum und oberer Analkanal durch autonome Nerven
   - unterer Analkanal von somatischen Fasern des N. pudendus (S2–4)   *M. sphincter ext.*
     M. puborectalis

5.7.1 Hämorrhoiden

Definition

■ Hypertrophie der normalen arteriovenösen Analpolster
■ Lokalisation:
   - häufigste Lokalisation bei 3, 7 und 11 Uhr SSL (entsprechend den Aufzweigungen der A. rectalis superior)
   - innere und äußere Hämorrhoiden entsprechend ihrer Lage oberhalb oder unterhalb der Linea dentata

Epidemiologie

■ eine der häufigsten Erkrankungen in den westlichen industrialisierten Ländern

Pathogenese

■ Dysregulation des arteriovenösen Shunts mit Stau der Analkissen
■ venöse Abflussbehinderung, erhöhter intraabdomineller Druck wie z.B. bei Beckentumoren oder Schwangerschaft
■ erhöhter intraluminaler Druck bei Obstipation *, SS, Stress*
■ chronischer Sphinkterhypertonus
■ ❯ Memo Letztendlich führen alle diese Zustände zur Schwellung der Analpolster mit Lockerung der feinen submukösen Aufhängeligamente und damit Prolaps der Polster.

Einteilung

- **Grad 1:** Hypertrophie der Analpolster, kein Prolaps
- **Grad 2:** Analpolster prolabieren beim Pressen distal der Linea dentata, retrahieren aber spontan
- **Grad 3:** klinisch deutlicher Prolaps, der manuell reponiert werden muss
- **Grad 4:** permanenter Prolaps, irreponibel

Klinik

- Prolaps
- Schleimsekretion, Stuhlschmieren, Nässen, Brennen, Jucken, Hautekzem
- Blutung
- Schmerzen bei Thrombosierung

Diagnostik

- Anamnese
- Klinik mit Inspektion, digitaler Austastung, Pressversuch
- Prokto- und Rektoskopie
- bei Blutung: andere Blutungsursachen mit Koloskopie ausschließen (TU)

Differenzialdiagnose

- Mariske, Analprolaps, Rektumprolaps u.a.
- bei akuten Schmerzen:
  - Perianalvenenthrombose: isolierte subkutane perianale venöse Thrombose, die sich nicht in den Analkanal fortsetzt (Therapie: subkutane Thrombektomie in lokaler Anästhesie) durch Inzision

Therapie

- als Basis stets konservativ unterstützende Maßnahmen:
  - Stuhlregulierung
  - abschwellende Maßnahmen
  - Analgetika
  - Reduzierung des Sphinktertonus u.a.
- bei Persistenz der Symptome in Abhängigkeit vom Grad:
  - **Grad 1 und 2:**
    - Gummibandligatur → Ulkusentst.
    - Sklerosierung
    - Infrarotkoagulation
  - **Grad 3 und 4:** je nach Lokalisation und zirkumferentiellem Ausmaß:
    - Stapler-Mukosektomie (Longo)
    - traditionelle Hämorrhoidektomie z.B. nach Milligan-Morgan, Parks offen submukös
    - Ligatur der zuführenden Arterien (Grad 3)

KI: M. Crohn, portale HTN, Gerinnungs↓

5.7.2 Analfissur

Definition

- sehr schmerzhafte, radiär verlaufende Ulzeration im distalen Analkanal
- Lokalisation:
  - meist bei 6 Uhr (90%)
  - weniger häufig bei 12 Uhr SSL

Ätiologie

- unklar, Theorie der lokalen Ischämie
- akute und chronische Verläufe

Klinik

- starke (reißende) Schmerzen bei Defäkation
- Blutabgang geringer Mengen nach Defäkation

Diagnostik

- Anamnese
- Inspektion:
  - Ulkus der distalen Analschleimhaut bei 6 Uhr SSL in 90% der Fälle
  - gelegentlich Freilegung des Sphincter ani internus im Ulkusgrund
  - Bei Chronizität (über 3 Monate Persistenz): Ausbildung einer Mariske (Wachtpostenfalte) und Hypertrophie der proximal gelegenen Analpapille
- Proktoskopie (in Kurznarkose, falls schmerzbedingt nicht möglich)

Differenzialdiagnose

- sekundäre/atypische Fissuren bei z.B.
  - Morbus Crohn
  - Lues u.a. sexuell übertragbaren Erkrankungen
  - Morbus Bowen
  - Leukämien u.a. Tumoren

Therapie

- Stuhlregulierung
- Sitzbäder und heilende lokale Cremes
- Sphinkterrelaxanzien:
  - Kalziumkanalblocker wie Diltiazemsalbe topisch 2% für 4–8 Wochen 3-mal täglich
  - evtl. Botulinumtoxin (chemische Sphinkterotomie)
- bei chronischen Verläufen: Fissurektomie
- heute selten indiziert: laterale subkutane Sphinkterotomie

5.7.3 Anorektaler Abszess und Fistel

- in ca. 90% entstehen diese Abszesse durch eine infizierte Proktodealdrüse, es handelt sich dann um perianale Abszesse (ektodermaler Abszess)

- liegt die Ursache weiter proximal, z.B. bei Abszedierungen im Bauch-raum bei Morbus Crohn mit Senkung in den perirektalen Raum, so handelt es sich um entodermale anorektale Abszesse (extrasphinktär), hierbei muss die primäre Erkrankung therapiert werden:
  - beim Morbus Crohn kann die Ursache intraabdominal oder auch lokal in der anorektalen Crohn-Entzündung liegen, 11% der Patien-ten präsentieren sich mit alleiniger proktologischer Erkrankung
  - die Rezidivrate von Abszessen ist hier sehr hoch, eine enge Anbin-dung an Gastroenterologen und Chirurgen ist erforderlich
- bei von den Proktodealdrüsen ausgehenden Perianalabszessen sind Männer 5-mal häufiger betroffen als Frauen, wahrscheinlich wegen der höheren Anzahl der Proktodealdrüsen
- bei über 50% der Patienten mit Abszess findet sich eine Fistel oder ein Rezidivabszess

Abszess
Klinik
- Anamnese:
  - Schmerzen
  - evtl. Malaise und Fieber bei Verschleppung
- Inspektion:
  - Rötung
  - Schwellung
  - evtl. Fluktuation

Diagnostik
- digitale Austastung (evtl. Narkose notwendig):
  - Druckschmerzhaftigkeit
  - Schwellung
  - eitrige Sekretion nach extern oder intraluminal
- ❶ **Cave** bei manchen Abszessen, z.B. intersphinktär gelegen, sieht man keine Auffälligkeit bei der einfachen Untersuchung. Bei akuten Schmer-zen stets Evaluation in Narkose

Therapie
- dringende Drainage des Abszesses nach extern *& sehr aus-heilen lassen*
- Fistel: Fadeneinlage bis zur definitiven Therapie

Analfistel
Klassifikation
- Einteilung der perianalen Fisteln nach Parks in 4 Typen:
  - intersphinktär
  - transsphinktär
  - suprasphinktär
  - extrasphinktär (selten, primärer Fokus außerhalb der Proktodeal-drüsen)

5

Klinik

— chronische Sekretion perianal: mukös, eitrig oder gelegentlich fäkal
— rezidivierende Abszesse
— Inkontinenz bei destruktiver chronischer Entzündung

Diagnostik

— Inspektion, digital, Sondierung
— Proktoskopie
— Endosonographie: 10 MHz und 360° rotierender Schallkopf, H_2O_2-Injektion
— MRT

Therapie

— in der akuten Situation mit Abszess: Fadeneinlage in die Fistel bis zur definitiven Therapie wie folgt:
  — für Fisteln im unteren Drittel des externen Sphinkters:
    Spaltung • Fistulotomie und Débridement des Fisteltrakts
    • Fistulektomie *(vollst. Exzision)*
  — für Fisteln in den oberen 2 Dritteln:
    • Exzision des externen Fistelteils und intraluminale Exzision der Fistelöffnung anorektal mit Sphinkterverschluss und Mukosa-Verschiebelappenplastik *(sliding flap)*
    • Fibrinkleber (in Evaluation)
    • *Fadeneinlage (Abszessprav.)*

Komplikationen

— Rezidivraten: 20–50%
— Risiko: Inkontinenz

5.7.4   Pilonidalsinus

Definition

— akute oder chronische Entzündung im subkutanen Fettgewebe der Kreuzbeinregion (Steißbeinfistel)
— Lokalisation:
  — von der Mittellinie ausgehend, meist in der Rima ani vorzufinden
  — Haare wandern in die Haut, wobei die Haarschuppen als Widerhaken fungieren

Ätiologie

— erworbene Erkrankung
— Risikofaktoren:
  — Alter 18–30 Jahre
  — männliches Geschlecht
  — starke Körperbehaarung
  — Adipositas
  — tiefe Analfalte
  — ungenügende Hygiene

Klinik

- immer sind eine oder mehrere Hautkrypten in der Mittellinie vorhanden
- häufig Haare im Sinus
- asymptomatisch, chronisch sezernierend oder als akuter Abszess
- eine Follikulitis, ähnlich der Akne, kann Primärereignis sein
- Hautfisteln bilden sich nach lateral

Diagnostik

- Inspektion: typisches Erscheinungsbild
- Sonographie zur Ausbreitungsdiagnostik und Abszessnachweis

Therapie

- asymptomatischer Sinus:
    - keine Therapie, Depilation
- akuter Abszess:
    - Entdeckelung, Drainage
    - bei kleinem Abszess evtl. totale Exzision mit dazugehörigem Sinus
- multiple Krypten und chronische Abszesse:
    - lokale Kryptenexzision mit lateraler Abszessexzision und Bürstendébridement des Fistelgangs
- bei Rezidiv oder größerem konfluierendem Befund weite Exzision mit sekundärer Wundheilung, evtl. Schwenklappenplastik
- die mediane Wunde hat eine schlechte Heilungstendenz und bei weiter Exzision ist eine engmaschige Wundversorgung mit adäquater Hygiene essenziell, diese Therapie ist mit langer Arbeitsunfähigkeit verbunden

5.7.5 Anorektalprolaps, obstruktives Defäkationssyndrom, Inkontinenz

Analprolaps
Definition

- Mukosa prolabiert zirkumferenziell oder lokalisiert

Klinik

- Vorfall spürbar — *radiäre Furchung!*
- Mukussekretion
- Inkontinenz

Diagnostik

- Inspektion im Pressversuch
- digitale Austastung
- Proktoskopie

Therapie

- Gummibandapplikation
- Mukosektomie nach Milligan-Morgan wie bei Hämorrhoiden

- bei 360° Befall: Stapler-Mukosektomie (PPH: Procedure for Prolapse and Hemorrhoids)

Rektumprolpas
Definition

zirkulär

- die gesamte Rektumwand (auch Muskelschicht) prolabiert
- der Prolaps kann bis extern oder auch nur intern erfolgen

Pathogenese

- unklar

Klinik

- Vorfall (kann meist bewusst provoziert werden)
- Mukussekretion
- Blutung
- gelegentlich solitäres Rektumulkus
- Inkontinenz in 70% und/oder Obstipation in 60%

Diagnostik

- Inspektion im Pressversuch
- digitale Austastung
- Proktoskopie
- Defäkographie (MR oder konventionell) bei V.a. internen Prolaps
- Koloskopie zum Ausschluss anderer Pathologie

Therapie

- im Kleinkindalter: konservativ
- im Erwachsenenalter: abhängig von Ausmaß und Begleiterkrankungen, häufig chirurgisch:
  - **transabdominale Verfahren:** laparoskopische oder offene Rektopexie mit/ohne Mesh zur Fixation mit/ohne Sigmoidektomie (Resektionsrektopexie)
  - **perineale Verfahren:**
    - Rektosigmoidektomie nach Altemeier
    - rektale Mukosektomie und Muskelplikation nach Delorme
    - Stapled Transanal Rectal Resection (STARR) (in Evaluation)

Obstruktives Defäkationssyndrom (ODS)
Ätiologie

- nach Ausschluss anatomischer (Tumor) und entzündlicher Pathologien müssen funktionelle Ursachen differenziert untersucht werden
- Ausschluss von Ursachen außerhalb des Anus:
  - »slow-transit« des GI-Trakts
  - Inertia recti
- Ursachen für das ODS im Anorektum sind:
  - Intussuszeption
  - Rektozele (❯ Memo Die meisten isolierten Rektozelen (ohne ODS) sind ohne klinische Relevanz)

- Enterozele
- Beckenbodensenkungen
- Morbus Hirschsprung u.a.

Klinik

- inkomplette Entleerung (auch bei weichem Stuhl)
- manuelle Manöver am Perineum durch Patienten zur Entleerungshilfe
- digitale Ausräumung
- Gefühl eines Fremdkörpers, Blockierungsgefühl beim Pressen
- Druck, v.a. beim Sitzen

Diagnostik

- Inspektion, Pressversuch, digitale Austastung rektal und vaginal
- Prokto- und Rektoskopie
- anorektale Manometrie
- Defäkographie (MR oder konventionell) hier sehr wichtig

Therapie

- **konservativ:**
  - Stuhlregulierung
  - Prokinetika
  - Biofeedback
  - Beckenbodentraining
  - Evakuationshilfen wie Klysmen oder rektale Abführhilfen
- **operativ:** bei Nachweis:
  - einer Rektozele
  - Intussuszeption und/oder Enterozele mit entsprechendem ODS
- **OP-Verfahren:**
  - transanal:
    - Rektozelenwandraffung und Exzision der Mukosa bei Rektozele
    - Stapled transanal rectal resection (STARR) bei Rektozele mit Intussuzeption
  - **transperineal/vaginal:**
    - Rektozelenplikation
    - Levatorplastik bei Rektozele
  - transabdominal:
    - laparoskopische Vagino- und/oder Rektopexie bei Rektozele, Sigmoidozele, Enterozele
  - ❶ **Cave** Bei allen Prozeduren: Mesh-Einlage und mögliche Komplikationen

Inkontinenz
Anatomie

- Kontinenz: willkürliche Kontrolle über die Stuhlentleerung
- verantwortlich für die komplexe Kontinenzfunktion sind:
  - anatomische Gegebenheiten:
    - Puboraktalisschlinge mit winkelförmiger Einziehung des Rektums
    - externer Schließmuskel mit Konstriktion

- interner Schließmuskel mit röhrenförmiger Einengung
- Corpus cavernosum recti mit seinem kissenförmigen Verschluss
- das Rektum als Reservoir
— intakte Innervation durch autonome und somatische Fasern:
  - anodermales Segment mit seiner hoch diskriminativen somatischen Wahrnehmung für den Ampulleninhalt
  - viszerale Wahrnehmung des Füllungszustandes der Rektumampulle (Dehnungsrezeptoren)

Klassifikation

— nach der Ätiologie (therapieorientiert):
  — veränderte Stuhlkonsistenz (Diarrhö, Strahlenenteritis u.a.)
  — gestörte Reservefunktion der Rektumkapazität und Compliance (postoperativ, Rektumtumore, Kollagenosen u.a.)
  — Beckenbodendysfunktionen (Neuropathien u.a.)
  — Sphinkterpathologien (Defekt, Degeneration u.a.)
  — Störungen der Sensitivität (Demenz, Diabetes, Neuropathien u.a.)
— Grade der Inkontinenz
  — Grad 1 (für Flatus)
  — Grad 2 (für flüssigen Stuhl)
  — Grad 3 (für festen Stuhl)

Diagnostik

— Anamnese, Fragebögen
— Inspektion, digitale Austastung
— Endoanalultraschall (Sphinkterdarstellung)
— Anorektalmanometrie
— neurologische Untersuchung, Sensitivitätstestung
— weiteres je nach Befund

Therapie

— **konservativ:**
  — Stuhlregulierer
  — Stuhleindickung
  — Klysmen
  — Darmirrigation
  — Analtampon
  — Beckenbodengymnastik
  — Biofeedback
  — Elektrostimulation
  — sakrale Nervenstimulation (Schrittmacherimplantation mit Elektrode an S2/3)
— **operativ:**
  — Sphinkterrekonstruktion bei Defekt
  — Levatorplastik
  — Spinkterersatz (dynamische Graziloplastik, künstlicher Sphinkterersatz)
  — Stomaanlage

5.7.6 Anale Infektionskrankheiten

- wichtig als Differenzialdiagnose bei verschiedenen chirurgisch prokto-
  logischen Erkrankungen

Ätiologie

- **Analmykosen:**
  - Kandidose
  - Tinea
- **virusinduziert:**
  - anorektale Feigwarzen:
    - spitze Formen (Condylomata acuminata) am häufigsten
    - Durchseuchung in Bevölkerung 60%
    - auch bei Kindern auftretend
    - häufig assoziiert mit HPV-6, -11 oder auch -16
    - meist latent verlaufend
    - hohe Spontanremissionsrate (bis 30%)
    - Vorkommen perianal und intraanal, sehr selten rektal
  - anale bowenoide Papulose
  - anorektale Herpes-simplex-Virus-Infektion
  - anorektale Varizella-Zoster-Infektion
- **venerische Erkrankungen:**
  - Gonorrhö
  - Syphilis: Der Primärbefund stellt sich als schüsselförmiges, derbes,
    relativ asymptomatisches Ulkus dar
  - HIV-Infektion

Anorektale Feigwarzen

Klinik

- schmierende Sekretion
- Juckreiz
- geringe Blutung

Therapie

- Elektro- oder Laserkoagulation

5.7.7 Tumore des Analbereichs

Pathologie

- Unterscheidung zwischen:
  - Analrandtumore (vom Plattenepithel der Haut ausgehend)
  - Analkanaltumore (vom Plattenepithel-, Übergangsepithel-, bis
    Zylinderepithel ausgehend)
- **benigne Tumore des Analkanals:**
  - Fibrome, Lipome u.a.
- **maligne Tumore des Analkanals:**
  - Plattenepithelkarzinome (75–85%)
  - Adenokarzinome (5–10%)

- Melanome (5%)
- neuroendokrine Tumore, Sarkome, Lymphome (<5%)

Risikofaktoren
- Promiskuität
- Nikotinkonsum
- anogenitale Kondylome, vor allem mit dem humanem Papillomavirus (HPV) Typ 16
- HPV kann zur analen intraepithelialen Neoplasie (AIN Grad 1–3) führen, Vorstufen des Plattenepithelkarzinoms
- AIN tritt z.B. auf bei Kondylomen, Morbus Bowen (AIN Grad 3) oder bowenoider Papulose (AIN Grad 3); diese Erkrankungen sind virusinduziert (meist HPV 6, 11, oder auch HPV 16, 18, 58)

Klinik
- Blutung
- Schmerzen
- Tumor
- perianale Irritation, Juckreiz
- 20% asymptomatisch, Präsentation mit Lymphknotenbefall der Leisten oder distal

Diagnostik
- Inspektion
- digital Untersuchung
- Proktoskopie
- Biopsie
- Lymphknotenstationen
- Staging:
  - endoanaler Ultraschall
  - CT vom Becken/Abdomen/Thorax
  - evtl. MR
- TNM-Klassifikation

Therapie

- **Plattenepithelkarzinom:**
  - 1. Wahl bei den meisten analen Plattenepithelkarzinomen:
    - Radiochemotherapie: fraktionierte externe Bestrahlung mit 5-FU und Mitomycin oder anderen Chemotherapeutika
  - bei Persistenz oder Rezidiv:
    - abdominoperineale Resektion
    - Salvage-Operation
  - bei sehr kleinen T1-Karzinomen:
    - lokale Exzision im Gesunden, Kontinenz darf bei Resektion nicht gefährdet sein
- **Adenokarzinom und Sarkom:**
  - abdominoperineale Resektion (nicht strahlensensibel)

- **Melanom:**
  - bei sehr kleinem Befund lokale Exzision
  - abdominoperineale Resektion
  - Prognose: bei beiden Therapien gleichermaßen schlecht
- **Analrandtumoren:** entsprechen Hauttumoren, entstehen im Plattenepithel distal der Anokutanlinie
  - das **Plattenepithelkarzinom des Analrands** wird lokal im Gesunden (Sicherheitsabstand >5 mm) reseziert
  - plastische Deckung bei größeren Tumoren
  - ggf. Strahlentherapie
  - Analkanalstenose kann auch Jahre später auftreten
  - Prognose des Plattenepithelkarzinoms im Analrand ist besser als die von Karzinomen im Analkanal
- **Morbus Bowen:** meist solitär am Analrand gelegene, scharf begrenzte, braunrote, erosiv nässende Läsion; gewisse Assoziation mit humanen Papillomaviren (HPV 16, 18, 58)
  - Klinik: asymptomatisch, Jucken, Blutungen, Schmerzen
  - Diagnostik: Histologie
  - Therapie: Exzision weit im Gesunden
  - regelmäßige Nachkontrollen wegen Rezidivrisiko
  - **Differenzialdiagnose: bowenoide Papulose:** virusbedingte Erkrankung, meist asymptomatische multiple bräunliche Papeln perianal bis intraanal, hohe Spontanremissionsrate, daher Zuwarten mit regelmäßiger Kontrolle
- **Morbus Paget:**
  - weite lokale Exzision solange keine Invasion besteht, **❶ Cave** Fokale Invasionen, hohes Rezidivrisiko, in 50% mit synchronen oder metachronen Malignitäten andernorts assoziiert, meist kolorektale Karzinome, engmaschige Kontrollen
- **Buschke-Loewenstein-Tumor:** selten, gut differenziertes Plattenepithelkarzinom der Perianalhaut, in Riesenkondylomen entstehend; weite lokale Exzision

5.7.8 Sonstige Analerkrankungen

- Mariske n
- Analekzem
- Schmerzsyndrome: Proctalgia fugax, Kokzygodynie
- Tumor mit Fistelung in den Analrandbereich: **perirektales Dermoid:**
  ❯ Memo Bei chronischer perianaler Fistel und digitaler rektaler extraluminaler Raumforderung ohne die Zeichen eines akuten Abszesses an diese Diagnose denken.
  - Ätiologie: in der Embryonalzeit entstandene Hautverwerfung, die ähnlich dem Atherom Talg und verhorntes Plattenepithel enthält (Retentionszyste) und eine stielartige Verbindung zur Haut hat
- Diagnostik: MRT
- Therapie: komplette chirurgische Exzision

5

viszeraler Sz
↳kontr. glatter
Musk.
wandernder
Pat.

parietaler Sz
↳ irrit. des par.
Peritoneums→
bewegungs-
loser Pat.

Druck-
Loslass!
Erschütt.-
Sz

Head-Zonen
durch verschalt.
von somat.
& visz. Nerven im
RM
∠Galle→re. Schulter
Milz→li. Schulter
Pankr.→Rücken
Ureter→Genitale

5.8 Akutes Abdomen, Peritonitis, Ileus und gastrointestinale Blutung

J. Otto

5.8.1 Akutes Abdomen

Definition
- Sammelbezeichnung für Erkrankungen mit <u>akut</u> einsetzender, rasch progredienter Abdominalsymptomatik

Ätiologie
- entzündliche Prozesse
- Hohlorganperforationen
- Ileus
- intraabdominelle Durchblutungsstörungen
- Bauchtraumata
- Blutungen
- extraabdominelle Ursachen

1. Cholezystitis
2. Appendizitis
3. Divertikulitis
4. Pankreatitis

Klinik
- Leitsymptome:
  - heftige Bauchschmerzen
  - Peritonismus *(∅ bei Kindern, Alten)*
  - Kreislaufdysregulation bis hin zum Schock
- vegetative Begleitsymptomatik:
  - Übelkeit
  - Erbrechen
  - Angstzustände
  - Unruhe
  - Tachykardie
  - Kaltschweißigkeit und Blässe (Facies abdominalis)
  - Head-Zonen-Erregung

Diagnostik
- ❯ **Memo** Primärdiagnostik: Notfalloperation indiziert oder Zeit für Differenzialdiagnostik?
- Anamnese
- körperliche Untersuchung
- Inspektion
- Palpation
- rektal digitale Untersuchung
- **Basisdiagnostik/Erstmaßnahmen:**
  - **Vitalzeichen-Monitoring:** Blutdruck, Puls, Sauerstoffsättigung, Körpertemperatur
  - Venöser Zugang (ausreichend dimensioniert)
  - **Notfalllabor:**
    - kapilläre Blutgasanalyse

- Blutbild, Gerinnungsstatus, Elektrolyte, CRP, Harnstoff und Kreatinin, Lipase und Amylase, Bilirubin, AST/GOT, γ-GT, alkalische Phosphatase, ggf. Troponin und Serumlaktat, ggf. Blutgruppenbestimmung und Bereitstellung von Erythrozytenkonzentraten
- ggf. Sauerstoffzufuhr oder intensivmedizinische Überwachung und Stabilisierung
- Urinuntersuchung: Urin-Stix (z.B. Leukozyturie, Mikrohämaturie), Schwangerschaftstest (β-HCG)
- **Infusion:** entsprechend der Klinik (Hydratationszustand des Patienten, Blutdruck, Schockindex)
- **Analgetika/Antiemetika:** Schmerzlinderung (Novaminsulfon, Pethidin oder Morphinderivate), Linderung von Koliken (Butylscopolamin), Antiemetika (Triflupromazin oder Metoclopramid)
- ggf. transurethrale Urinkatheterisierung bei sonographisch nachgewiesenem Harnverhalt
- **Magensonde:** Aspirationsprophylaxe, Beurteilung des Drainagesekretes
- ggf. zentralvenösen Zugangs (ZVK), großlumige venöse Zugänge bei gastrointestinalen Blutungen
- Sonographie
- Röntgendiagnostik:
  - Abdomenübersicht im Stehen oder in Linksseitenlage: Flüssigkeitsspiegel, Konkremente, Darmgasverteilung, freie Luft, Luft in den Gallengängen (Aerobilie)?
  - Thorax: Herzkonfiguration, pulmonale Infiltration, Pleuraerguss, freie Luft unter den Zwerchfellkuppen?
  - CT ggf. mit oralem, rektalem und intravenösem Kontrastmittel
- diagnostische/explorative Laparotomie oder Laparoskopie bei weiterhin unklarer Situation

Differenzialdiagnose

- topografische Differenzialdiagnose intraabdomineller Ursachen
- **rechter Oberbauch:**
  - **Ulkusperforation:**
    - akuter Schmerzbeginn
    - Peritonitis
    - freie Luft
  - **Cholangitis:** Charcot-Trias:
    - Fieber
    - Schmerz
    - Ikterus
  - **akute Cholezystitis:** _innerh. v. 72 h OP,_
    >72 h → Kons. + CHE
    nach 4-6 Wo.
    - Fieber
    - Schmerz (Murphy-Zeichen)
    - Gallenblasenhydrops
  - **Gallenkolik:**
    - Schulterschmerz (Head-Zone)
    - unruhiger Patient

Eigene Notizen

- **akute Pankreatitis:**
  - Rückenschmerz
  - federnde Abwehrspannung
  - Mallet-Guy-Druckschmerz (Oberbauchdruckschmerz links)
- **Abszesse der Leber und des Subphreniums:**
  - dumpfer viszeraler Dauerschmerz
  - Zwerchfellhochstand
  - Fieber
  - sympathischer Pleuraerguss rechts
  - Kapselspannung der Leber bei Rechtsherzinsuffizienz, Tumor u.a.
- retrozäkale Appendizitis, Appendizitis bei Malrotation (Appendizitis: diagnostisches Chamäleon!)
- entzündliche Prozesse der Niere, Nierenbeckenstein

- **linker Oberbauch:**
  - **Milzruptur:**
    - ggf. plötzlicher Schmerz
    - Zeichen des Volumenmangels
    - ❗ **Cave** freies Intervall bei Zweizeitigkeit
  - **andere Milzaffektionen,** z.B. Infarkt, Abszess, Zysteneinblutung
  - **Pankreatitis:**
    - federnde Abwehrspannung
    - sympathischer Pleuraerguss
  - **subphrenischer Abszess:**
    - Zwerchfellhochstand
    - Fieber
    - sympathischer Pleuraerguss-Affektionen im Bereich der Niere und der proximalen ableitenden Harnwege

- **Mittelbauch:**
  - paraösphageale Hernie:
    - Rhythmusstörungen?
    - Perforation des distalen Ösophagus oder des proximalen Magens (Boerhaave-Syndrom, Mallory-Weiss-Syndrom, instrumentelle Perforation)
  - Pankreatitis
  - Mesenterialinfarkt
  - Läsionen des linken Leberlappens (Blutung, Kapselschmerz)
  - disseziierendes Aortenaneurysma: Schmerzausstrahlung in den Rücken
  - inkarzerierte Hernien (epigastrisch, umbilikal)
  - Komplikationen eines Meckel-Divertikels (Blutung, Entzündung, Perforation, Ileus)
  - Ileus
  - Harnverhalt

- **rechter Unterbauch:**
  - Appendizitis
  - Adnexitis, Pyosalpinx, komplizierte Ovarialzysten (Stieldrehung, Blutung, Ruptur)

- Extrauteringravidität: rasche Schockzeichen!
- Ureterstein: »wandernde Patienten«
- inkarzerierte Hernien (inguinal, femoral, Narbenhernie)
- Morbus Crohn (terminales Ileum)
- Rektusscheidenhämatom
- Perforation der rechtsseitigen Oberbauchorgane Galle, Magen und Duodenum → Reizperitonitis

- **linker Unterbauch:**
  - Divertikulitis:
    - Fieber
    - Schmerz
    - tastbarer Tumor
  - Rektusscheidenhämatom
  - inkarzerierte Hernien
  - gynäkologische und urologische Affektionen
- **> Memo** Häufige Ursachen des akuten Abdomens: Appendizitis, Ileus, Gallenblasen- und Gallenwegserkrankungen, Ulkusperforation, Pankreatitis, Darmperforation (meist Sigmadivertikulitis).
- **extraabdominelle Ursachen:**
  - **pulmonale Erkrankungen:**
    - Pneumonie
    - Pleuritis
    - Pneumothorax
    - Lungenembolie
    - Rippenfraktur
    - Morbus Bornholm (Pleurodynie)
  - **kardiovaskuläre Erkrankungen:**
    - Herzinfarkt (Hinterwandinfarkt!)
    - Herzinsuffizienz
    - Perikarditis
    - Aneurysma dissecans der thorakalen Aorta
  - **neurologische Erkrankungen:**
    - Diskusprolaps
    - Wirbelsäulensyndrome
  - **metabolische und endokrine Erkrankungen:**
    - Diabetes mellitus
    - Porphyrie
    - C1-Esterase-Inhibitor-Mangel (angioneurotisches Ödem)
    - Urämie
    - Hyperparathyreoidismus
    - Intoxikationen
    - Hyperlipidämie
  - **hämatologische Erkrankungen:**
    - Leukosen
    - Hämophilie
- **> Memo** Akutes Abdomen >90% der Fälle chirurgisch behandlungspflichtige Ursache.

Akutes Abd. → IMMER OP

Therapie

- akute intraabdominelle Ursache: Indikation zur Laparoskopie bzw. Laparotomie
- im Zweifelsfall chirurgische Exploration, da Zeitverzögerung, z.B. bei Peritonitis, die Prognose verschlechtert

5.8.2 Peritonitis

Pathophysiologie

- generalisierte Peritonitis → lebensbedrohliche Infektions-/Intoxikationskrankheit → progredient-dynamischer, septischer, toxischer Reaktionsablauf des Gesamtorganismus → Schädigung vitaler Organfunktionen (**Peritonitiskrankheit**)
- Differenzialdiagnosen:
  - sog. »Pseudoperitonitiden« bei:
    - Diabetes mellitus
    - Urämie
    - Porphyrie und C1-Esterase-Inhibitor-Mangel (angioneurotisches Ödem)
- **Peritonitiskrankheit:**
  - Gesamtoberfläche des Bauchfells entspricht etwa der Körperoberfläche → peritoneales Ödem kann schweren hypovolämischen Schock verursachen (Volumendefizit von 3–6 l)
  - Peritonitiserreger → Ductus thoracicus → Blutbahn (Bakteriämie)
  - zusätzlich entstehen toxische Zellmembranbruchstücke → systemische Freisetzung von Mediatoren → septischer Schock mit Verbrauchskoagulopathie (DIC) und Beeinträchtigung der Organfunktionen
  - Schockorgane sind:
    - Lunge: akute respiratorische Insuffizienz (ARDS)
    - Leber: Schockleber mit dem Leitsymptom Ikterus
    - Niere: akutes Nierenversagen (ANV)
    - Herz-Kreislauf-System: Rhythmusstörungen, Hypovolämie
    - Nebenniere: Tachyphylaxie körpereigener Stresshormone

Einteilung

- intraoperative Einteilung der Peritonitis nach dem Mannheimer Peritonitis-Index (▶ Tabelle):
  - Prognoseabschätzung und weitere Therapieplanung:
    - MPI <20: geringe Letalität
    - MPI >29: 50% Letalität

Mannheimer Peritonitis-Index (MPI)		
Risikofaktor		**Punkte**
Alter >50 Jahre		5
weiblich		5
Organversagen		7
Malignom		4
Peritonitisdauer präoperativ >24 h		4
Herd nicht im Kolon		4
Ausbreitung diffus		6
Exsudat	klar	6
	trüb-eitrig	6
	kotig-jauchig	12

Ätiologie

- **primäre Peritonitis:**
  - keine Ursache im Abdominalraum nachweisbar
  - häufig hämatogene oder lymphogene Entstehung bei systemischer Infektion von Risikopatienten/Immunsuppression
  - meist Monoinfektion (E. coli, Streptokokken, Gonokokken, Anaerobier, Pseudomonas)
- **sekundäre Peritonitis:**
  - Grunderkrankung im Abdominalraum
  - Durchwanderungs- oder Perforationsperitonitis
  - meist Mischinfektion (Erregerspektrum organabhängig)
  - häufige Ursachen sind:
    - Organentzündungen (z.B. Ileus, Divertikulitis, Salpingitis, chronisch-entzündliche Darmerkrankungen)
    - Hohlorgan- und Gallenblasenperforation (entzündlich oder traumatisch)
    - Darminfarkt (Mesenterialvenenthrombose, Mesenterialarterienverschluss)
    - Anastomoseninsuffizienz oder iatrogene Leckage
- **Morphologie:**
  - serös
  - fibrinös
  - hämorrhagisch
  - gallig
  - eitrig
  - kotig
- **Ausbreitungsgrad:**
  - begrenzte/lokale Peritonitis z.B. intraabdominelle Abszesse
  - Organentzündung (❶ Cave Mögliche Progredienz) und diffuse Peritonitis

Klinik

- diffuse Peritonitis → akutes, bretthartes Abdomen mit generalisiertem Abdominalschmerz
- Schonhaltung
- paralytischem Ileus

Diagnostik

- **Labor:** Blutbild:
  - Leukozytose
  - erhöhtes CRP
  - Anstieg des Hkt sowie von Harnstoff und Kreatinin (Hämokonzentration)
  - Elektrolyte
  - Blutgasanalyse (metabolische Azidose mit kompensatorischer respiratorischer Alkalose)
- **Sonographie:**
  - freie Flüssigkeit
  - Organpathologien
- Radiologie:
  - Abdomenübersicht im Stehen oder in Linksseitenlage (Spiegelbildung, stehende Darmschlingen, freie Luft)
  - ❶ **Cave** Bei Magenperforation ist nur in 60–80% freie Luft nachweisbar
  - ggf. CT-Abdomen (freie Luft, Abszess, Organpathologien)

Therapie

- primäre Peritonitis: primär konservativ (Antibiotika)
- sekundäre Peritonitis: operative Therapie

5.8.3   Ileus

Einteilung

- **mechanischer Ileus:**
  - Passage partiell oder vollständig durch mechanisches Hindernis beeinträchtigt
  - Obstruktion (Darmlumen verschlossen):
    - extramurale Obstruktion (Kompression)
    - intramurale Obstruktion (Okklusion)
    - intraluminäre Obstruktion (Obturation)
  - Strangulation führt zu venöser oder arterieller Durchblutungsstörung
  - Dünndarmileus (hohe und tiefe Form)
  - Dickdarmileus
- **paralytischer Ileus:**
  - funktionelle Motilitätsstörung beeinträchtigt die Passage
  - primär paralytischer Ileus:
    - selten
    - Affektionen des Darmes selbst wie Neuropathien

- Myopathien oder auch die sog. »Pseudoobstruktionen«, z.B. das Ogilvie-Syndrom (akute Pseudoobstruktion des Dickdarmes)
– sekundär paralytischer Ileus:
  - häufiger
  - systemische Auslöser wie toxische (Gifte)
  - medikamentöse Auslöser (z.B. Tranquilizer, Neuroleptika mit anticholinerger Wirkung)
  - metabolische Auslöser (z.B. Hypokaliämie, Urämie, Elektrolytstörungen, Myxödem, Hypoparathyreoidismus)
  - entzündliche Auslöser (z.B. Sepsis, Pneumonie, Tetanus, Peritonitis)
  - reflektorische Ursachen (postoperativ, Rückenmarkverletzung, retroperitoneale Irritation)

Pathophysiologie
– **Obstruktion:**
  – Obstruktion des Darmes → gesteigerte Peristaltik (Pendelperistaltik) → im weiteren Verlauf schwächer werdende Peristaltik bis zur Atonie oder Darmparalyse → Darmdistension proximal des Verschlusses → Wandspannung ↑ → Durchblutungsstörungen
  – Entzündungsvorgänge und erhöhte intraluminäre Osmolarität → verminderte Rückresorption, gesteigerten Sekretion ins Darmlumen → Druckanstieg, intravasales Flüssigkeits-/Elektrolytdefizit → Verschiebung der bakteriellen Besiedlung → Bakterien überwinden Schleimhautbarriere über Lymph-/Pfortadersystem → Bakteriämie
– **Strangulation:**
  – zusätzliche mechanischen Beeinträchtigung des Blutflusses → Stase und Thrombosierung des venösen Blutabflusses → erhaltener arteriellen Einstrom → Blut im Kapillarnetz gefangen → lokale Hypoxie, Azidose, Freisetzung von Entzündungsmediatoren (z.B. Histamin und Prostaglandinen) → Mikrorupturen der Schleimhäute → frühzeitige Durchwanderung von Bakterien in Pfortader und Lymphbahnen → Bakteriämie, Sepsis, septischer Schock
– ❯ **Memo** Aus der mechanischen Motilitätsstörung des Darmes entwickelt sich die systemische »Ileuskrankheit«.

Klinik
– **Leitsymptome:**
  – Übelkeit
  – Erbrechen
  – krampfartige Bauchschmerzen
  – Meteorismus
  – Stuhl- und Windverhalt
  – je nach Höhe des Verschlusses unterschiedliche Ausprägung
– **mechanischer Ileus:**
  – **hoher Dünndarmverschluss:**
    - Schmerzen
    - Übelkeit und schwallartiges Erbrechen (Gesamtmenge 1–3 l)

- kein Stuhl- und Windverhalt → restliche Darm distal des Verschlusses entleert weiter → »leerer Bauch«
- pathognomonisch: hypochlorämische Alkalose wegen Erbrechens
  - **tiefer Dünndarmverschluss:**
    - kolikartiger Schmerz
    - Erbrechen
    - Meteorismus
    - Stuhl- und Windverhalt,
    - hochgestellte und »klingende« Darmgeräusche
  - **Dickdarmverschluss:**
    - Stuhl- und Windverhalt
    - Meteorismus
    - Schmerz
    - Übelkeit und Erbrechen (spät)
  - **Strangulationsileus:**
    - Fieber in den ersten Stunden
    - Tachykardie
    - Leukozytose und die Zeichen der Hämokonzentration
  - **einfacher Obstruktionsileus:**
    - erst spät Fieber
    - Pulsfrequenzanstieg und Leukozytose
- **paralytischer Ileus:**
  - Singultus
  - Meteorismus
  - Stuhl- und Windverhalt
  - Völlegefühl
  - Übelkeit
  - Erbrechen
  - auskultatorisch »Grabesstille« im Abdomen
  - palpatorisch gespannte Bauchdecken

Diagnostik

- **Anamnese:**
  - Übelkeit/Erbrechen?
  - Stuhlgang?
  - obstipationsfördernde Medikamente?
  - letzte Mahlzeiten (z. B. faserreich)?
  - Voroperationen?
- **klinische Untersuchung:**
  - Inspektion (Narben, distendiertes Abdomen)
  - Auskultation
  - Perkussion
  - Palpation
  - rektal digitale Untersuchung
- **Sonographie:**
  - Pendelperistaltik, Hungerdarm (mechanischer Ileus)?
  - Atonie (paralytischer Ileus)
  - Darmdistension

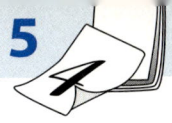

- **Radiologie:**
  - Abdomenübersicht im Stehen oder in Linksseitenlage:
    - Gas-Flüssigkeits-Spiegeln
    - Luftkontrastierung ganzer Darmschlingen (sog. stehende Schlingen)
- **Gastrografin-MDP:**
  - Lokalisation des mechanischen Hindernisses
- ggf. **Angio-CT:**
  - V.a. tumor-/gefäßbedingte Ileusformen
- **Labor:**
  - Blutbild
  - Elektrolyte
  - Nieren- und Leberfunktionswerte
  - Amylase i. S.
  - Gesamteiweiß
  - Blutgasanalyse
- ❯ **Memo** Sonographische Ileuszeichen sind meist vor einer Spiegelbildung im Röntgenbild sichtbar.

Differenzialdiagnose (nach Alter):

- **erste Lebenswochen:**
  - Mekoniumileus
  - Megacolon congenitum
  - Darmatresie, -stenosen
  - Malrotationen
- **Kindheit:**
  - Invagination
  - Volvulus
  - Inkarzeration
  - Hernien
- **Erwachsenenalter:**
  - Briden- und Adhäsionsileus
  - Volvulus
  - Invagination
  - entzündliche Prozesse (Colitis ulcerosa, Morbus Crohn, Divertikulitis)
  - inkarzerierte Hernien
  - Tumoren
  - Gallensteine
  - Mesenterialinfarkt
  - Koprostase
  - arteriomesenteriale Duodenalkompression
  - Bezoare

Therapie

- **allgemeine Maßnahmen:**
  - Magensonde: Beschwerdelinderung, Beurteilung der Drainagequalität (stuhlig?), Aspirationsprophylaxe

- ggf. Anlage eines Blasenkatheters (reflektorische Atonie bei vollem Harnverhalt)
- abführende Maßnahmen: Klistier, Hebe-Senk-Einlauf, ggf. Darmrohr zur Gasentlastung
- großlumiger venöser Zugang, Blutentnahme zur Bestimmung der Notfallparameter und der Blutgruppe inkl. Kreuzprobe für Blutprodukte, Substitution von Flüssigkeit und Elektrolyten (Ringer-Lösung)
- systemische Antibiotikatherapie: Vorbeugung möglicher Translokation/Bakteriämie (z.B. Cephalosporin der 3. Generation plus Metronidazol), Therapiedauer abhängig von der Klinik und dem mikrobiologischen Ergebnis, in der Regel 3–5 Tage
- **operative Maßnahmen:**
  - **mechanischen Ileus:**
    - Vitalität des obstruierten Darmes lässt sich nur operativ zuverlässig beurteilen (Gefahr der Darmnekrose bei verzögerter Operation)
    - Abschätzung der Darmvitalität: Farbe, Peristaltik, mesenteriale Durchblutung
    - Darmnekrose → Resektion des Darmabschnittes → Verhinderung Durchwanderungsperitonitis, ggf. Reevaluation am Folgetag (Second-Look)
    - Dekompression des gestauten Darmes nach oral (Magensonde) oder aboral (Enterotomie, Stoma) → intraluminäre Drucksenkung → Verbesserung der Durchblutung, intraabdominelle Drucksenkung (❗ **Cave** Darmödem, mögliche Darmverletzungen)
  - **Dünndarmileus:**
    - Beseitigung von Invagination oder Strangulation, Lösung eingeklemmter Hernien, Durchtrennen von Briden oder Adhäsionen, Entfernung von Fremdkörpern (z.B. Bezoare, Gallensteine), Auflösung eines Volvulus, bei Tumoren gelegentlich Schaffung einer Umgehungspassage mittels palliativer Enteroanastomosen
  - **Dickdarmileus:**
    - Darmdekompression durch Anlage von Stomata oder Fisteln
    - bei manifester Darmdistension mehrzeitiges Vorgehen
    - bei Frühformen ohne Durchblutungsstörung des Dickdarms sind einzeitige Resektionen mit intraoperativer Darmspülung angezeigt
- **spezielle Maßnahmen beim paralytischen Ileus:**
  - Ursachensanierung bei Peritonitis, Abszessen oder kombiniertem Ileus
  - bei allen anderen paralytischen Ileusformen Peristaltik anregen mit: Laxanzien, Metoclopramid (Paspertin) i.v. Ceruletid (Takus®) i.v., Parasympathomimetika (Prostigmin, Mestinon) i.v., Sympatholytika i.v., ggf. Sympathikolyse mittels Periduralkatheter
- ❗ **Memo** Die frühzeitige operative Therapie ist die einzige Möglichkeit zur Ursachenbehebung und zur Beendigung des fatalen Kreislaufs der Ileuskrankheit.

5.8.4   Gastrointestinale Blutung

Obere gastrointestinale Blutung
Definition
- Blutung zwischen Nasopharynx und tiefem Duodenum
- 9 von 10 Blutungen liegen oberhalb des Treitz-Bandes (Letalität 10%)

Ätiologie
- häufigsten Ursachen:
  - peptische Ulzera (38%)
  - erosive Ösophagitis (13%)
  - maligne Ulzerationen (10%)
- weitere Ursachen:
  - Speiseröhre:
    - Varizen
    - Mallory-Weiss-Syndrom
    - Barrett-Ulkus
    - gutartige Tumore (Neurinome, Hämangiome)
  - Magen:
    - erosive Gastritis
    - arteriovenöse Malformationen wie Angiodysplasie oder das Ulcus Dieulafoy (arrodierte, meist subkardial an der kleinen Kurvatur, abnorm oberflächlich gelegene Arterie)
    - Fundusvarizen
    - Tumore (Neurinome, Sarkome, Adenome)
    - Teleangiektasien (Morbus Osler)
  - Duodenum:
    - Divertikel
    - Adenom
    - Duodenitis
    - Hämobilie bei Lebertrauma
    - Haemosuccus pancreaticus bei Pankreatitis mit arteriell kommunizierenden Pseudozysten
    - seltener Pankreaskarzinom oder Papillenkarzinom
  - sonstige:
    - erosive hämorrhagische Schleimhautschäden bei Infektionskrankheiten wie Cholera, Malaria, Pocken, Gelbfieber, Salmonellosen, Campylobacterinfektion
    - aorto- bzw. arteriointestinale Fisteln
- fördernde Faktoren:
  - Gerinnungsstörungen
  - NSAR
  - Marcumar
  - Kortikoide
  - Helicobacterinfektion
  - Stress
  - Z.n. Duodenalulkus

Diagnostik

- **Vorgehen in der Klinik:**
  - je nach Blutverluste und Kreislaufsituation sollten Kreislaufstabilisierung und Bluttransfusion vor endoskopischer Intervention erfolgen
  - bei massiver Blutung Spiegelung unter Intubationsnarkose (Aspirationsgefahr)
  - Spiegelung des oberen Gastrointenstinaltrakts in jedem Fall:
    - Diagnostik
    - Lokalisation der Blutungsursache
    - therapeutische Intervention
- **Anamnese und Voruntersuchung:**
  - **Anamnese:** Vorerkrankungen, Medikamente, Bluterbrechen (Blutungsquelle meist proximal des Pylorus), Teer- bzw. Blutstuhl (Blutungsquelle meist distal des Pylorus) oder beides (rezidivierende oder anhaltende obere GI-Blutung)?
  - **Inspektion:** Zeichen der portalen Hypertension, Kachexie (Neoplasma)?
  - **Palpation und Perkussion:** Aszites, Meteorismus, Leber-/Milzgröße, Resistenzen?
  - **rektal-digitale Untersuchung:** Teerstuhl, Blutauflagerungen, Tumor?
  - **Labor:** Blutbild, Gerinnungsstatus, Blutgruppenbestimmung, Kreuzblut, bei V.a. Organerkrankungen erfolgt die Bestimmung organspezifischer Enzyme
- **Endoskopie:**
  - Magensondierung (Spülung, Verlaufsbeobachtung)
  - Ösophago-Gastro-Duodenoskopie (ÖGD) zur Blutungslokalisation und Beurteilung der Blutungsaktivität, ggf. mit Biopsie (bei V.a. Neoplasie)
  - ERCP bei V.a. Hämobilie oder Hämosuccus pancreaticus und therapeutischer Blutstillung
  - Blutungen des oberen GIT: Blutungsgastroskopie mit großlumigem Saug-Spül-Kanal, Absaugen vorhandener Koagel, darunterliegende Stigmata können so behandelt werden, dadurch Senkung der Nachblutungsrate
  - wird keine Blutungsquelle gefunden, erfolgt eine Koloskopie zum Ausschluss einer unteren GI-Blutung nach orthograder Darmspülung

Therapie

- **Operationsindikation:**
  - endoskopische Therapie führt in 70–100% der GI-Blutungen zum Stillstand
  - Operationsindikation bei Massenblutungen, endoskopischen Therapieversagen, hohes Nachblutungsrisiko
  - ❗ **Cave** Eine notfallmäßige Operation im Kreislaufschock (Letalität 50%) sollte zugunsten eines frühelektiven Eingriffs nach Stabilisierung des Patienten vermieden werden

— **weitere Operationsindikationen:**
  – aortoduodenale Fistel
  – rezidivierende starke Blutung
  – Ulcus duodeni an der Hinterwand (A. gastroduodenalis)
  – Ulcus ventriculi >2 cm an der kleinen Kurvatur (A. gastrica sinistra) oder proximal hinterwandseitig
  – Ulcera ventriculi mit Malignitätsverdacht
  – andere Tumorblutungen
— ❯ **Memo** Letalität steigt exponentiell mit der Anzahl der verbrauchten Blutkonserven.
— **Vorgehen bei speziellen Blutungsquellen:**
  – **Ösophagusvarizen:**
    • in 12–16% Ursache einer oberen GI-Blutung
    • bis 30% der OGIB durch portale Hypertension
    • Bei Leberzirrhose kommt es in 25–40% der Fälle zur Varizenblutung
    • Mortalität bei 30–60%, 70% Rezidivblutung, 40% innerhalb von 6 Wochen, davon in 75% innerhalb von 6 Tagen
    • akute Blutung: Kompression mit Sengstaken-Blakemore-Sonde (Ösophagus), Linton-Nachlas-Sonde (Fundusvarizen) für 24–48 Stunden
    • initial oder nach Sondenentblockung erfolgt endoskopische Varizensklerosierung
    • im blutungsfreien Intervall Elektivsklerosierung, TIPPS (transjugulärer intrahepatischer portosystemischer Shunt), elektive Shunt-Operation, medikamentöse Rezidivprophylaxe zur Senkung des portalvenösen Drucks (Vasopressin, Terlipressin)
  – **Fundusvarizen:**
    • proximaler Magen analog zu Ösophagusvarizen endoskopische Sklerosierung
    • ggf. Kompression mittels Linton-Nachlas-Sonde
  – **Ulkuskrankheit:**
    • Ulkusblutungen verursachen ca. 38% der OGIB
    • Eradikationstherapie
    • in 30–50% der Fälle Blutung als Erstsymptom
    • in 70–80% der Fälle sistiert die Blutung spontan
    • in 20% kommt es innerhalb von 3 Tagen zur Rezidivblutung
  – **Rezidivblutung:**
    • rezidivblutungsgefährdet sind Duodenalulkus (31%), an der kleinen Kurvatur gelegene Magenulzera (27%), Forrest-Typen Ia und IIa (50–100%)
    • bei Verzicht auf operative Sanierung → engmaschige endoskopische Kontrollen unter maximaler medikamentöser Ulkustherapie (Omeprazol-Hochdosistherapie: initial 1×80 mg i.v., danach 3×40 mg/d)
  – **Ösophagitis:**
    • Blutung steht meist spontan unter Spülung und Gabe von H_2-Antagonisten oder Protonenpumpenblockern

- ggf. Sengstaken-Sonde
- ggf. Fundoplicatio im Verlauf zur Refluxprävention
- **Hämobilie:**
  - Blutung aus den Gallenwegen über die Papilla duodeni major
  - meist Tumor- oder Traumafolge
  - seltene und unregelmäßig rezidivierende Blutung
  - angiographische Lokalisation
  - Teilresektion der Leber
  - ggf. angiographische Embolisation

Untere gastrointestinale Blutung

Definition
- Blutung aus dem Darmtrakt aboral des Treitz-Bandes

Epidemiologie
- nur jede 10. gastrointestinale Blutung stammt aus diesen Bereich
- Dünndarm: 10%
- Dickdarm: 90%

Ätiologie
- häufigste untere gastrointestinale Blutung:
  - Hämorrhoidalblutung
  - wichtigste: Divertikuloseblutung (30–50%)
- weitere Ursachen:
  - **Dünndarm:**
    - Tumore (Angiome, Leiomyome, Neurinome, Karzinoide, Sarkome, selten Karzinome)
    - Ulkus
    - Enteritis (Salmonellosen)
    - Invagination
    - Meckel-Divertikel
    - Morbus Crohn
    - Teleangiektasien
    - Mesenterialinfarkt
    - postoperative Nachblutung
    - Divertikel
    - Polyposis intestinalis
    - Ileus
  - **Dickdarm:**
    - Angiodysplasie
    - Colitis ulcerosa
    - Morbus Crohn
    - Polypen
    - Adenome Tumoren
    - ischämische Kolitis
  - **Rektum:**
    - Rektumprolaps
    - Proktitis

- Adenom
- Karzinom
- **Analregion:**
  - Hämorrhoiden
  - Analfissur
- **❯ Memo** Im jungen Erwachsenenalter überwiegen, abgesehen von den Hämorrhoiden, die entzündlichen Veränderungen, ab dem 50 Lebensjahr die Divertikulose und die Angiodysplasie. Häufigste Quelle okkulter Blutungen ist das Karzinom.

Klinik

- schwache Blutungen → Melaena (Teerstuhl)
- stärkere Blutungen → Hämatochezie (Blutstuhl)
- tief sitzende, rektale und anale Blutungen → Blutauflagerungen
- **❯ Memo** Hämatochezie (Blutstuhl): dunkel- bis hellroter Blutabgang, meist bei unterer GI-Blutung, nur bei massiver Blutung auch bei oberer GI-Blutungsquelle möglich.

Vorgehen in der Klinik

- Anamnese:
  - Vorerkrankungen
  - Blutungsanamnese
  - Begleiterkrankungen
  - familiäre Disposition
  - Medikamente
- klinische Untersuchung:
  - abdominelle Resistenzen
  - Aszites
  - Meteorismus?
- rektal-digitale Untersuchung:
  - Teerstuhl
  - Blutauflagerungen
  - Tumor?
- Labor:
  - Blutbild
  - Gerinnungsstatus
  - Blutgruppenbestimmung
  - Kreuzblut
  - bei V.a. Organerkrankungen Bestimmung organspezifischer Enzyme
- weiteres Vorgehen:
  - bei massiver Blutung (Hämatochezie) und unklarer Lokalisation:
    - zügige orthograde Darmspülung, primäre ÖGD zum Ausschluss von OGIB
    - zunächst Prokto- und Rektoskopie, dann Koloskopie
  - untere GI-Blutung:
    - zuerst Proktoskopie!
  - Dünndarmblutung:

- bei Ausschluss einer Kolonblutung und anhaltender Dünndarmblutung selektive Angiographie (Blutungsnachweis nur bei Austritt >2 ml/min)
- ggf. mit Embolisation oder ein Angio-CT

Therapie

- **Operationsindikation:**
  - bei persistierender Blutung sollte die Laparotomie und Exploration des gesamten Dünndarms mit Diaphanoskopie, ggf. Enterotomie, Resektion verdächtiger Areale erfolgen
  - bei sistierender Blutung Elektivdiagnostik und -operation im Intervall
  - weitere Nachweisverfahren:
    - ^{99m}Tc-Kolloid-Szintigramm: Blutungsnachweis ab einer Blutungsintensität von ca. 0,1 ml/min bei schlechter räumlicher Auflösung
    - ^{99m}Tc-Erythrozyten-Szintigramm: Blutungsnachweis ab einer Blutungsintensität von 0,05 ml/min; Langzeituntersuchung über 24 Stunden zum Nachweis von bis zu 5 ml/24 h, für stärkere Blutungen nicht geeignet
- **Vorgehen bei speziellen Blutungsquellen:**
  - **Hämorrhoiden:**
    - Sklerosierung, Umstechung, Tamponade, falls erfolglos → Hämorrhoidektomie
  - **Divertikel:**
    - 70–80% der Divertikuloseblutungen sistieren spontan, dennoch i.d.R. Intensivtherapie notwendig, endoskopische Lokalisation des blutenden Divertikels, Blutstillung durch Unterspritzung, Argon-Plasma-Koagulation oder Clipp-Applikation
    - häufig atypische Lokalisation im Kolon ascendens!
    - bei anhaltender Blutung oder bei Blutungsrezidiv Resektion des blutenden Darmabschnitts
    - Blutungsquelle präoperativ markieren
  - **Angiodysplasie:**
    - endoskopische Blutstillung, ggf. Resektion des angiographisch nachgewiesenen blutenden Abschnitts (meist Colon ascendens und Zäkum)
  - **Invagination:**
    - Versuch der Reposition durch Kolonkontrasteinlauf, bei peranalen Blutabgängen meist Darmresektion erforderlich
  - **Meckel-Divertikel:**
    - Resektion, da fast immer heterotope Magenschleimhaut mit einem Ulcus pepticum vorliegt
  - **Morbus Crohn**
    - ggf. Resektion des betroffenen Darmabschnitts
  - **Colitis ulcerosa:**
    - ggf. Resektion (Proktokolektomie) und Ileumpouch-anale Anastomose (evtl. zweizeitig)

Klassifizierung der Blutungsaktivität (nach Forrest)		
Blutungsaktivität	**Stadium (Forrest-Typ)**	**Definition**
Aktive Blutung	Ia	spritzende, arterielle Blutung
	Ib	Sickerblutung
Keine aktive Blutung	IIa	sichtbarer Gefäßstumpf (»visible vessel«)
	IIb	Ulkus mit haftendem Koagel
ohne Blutungszeichen	IIc	dunkler Ulkusgrund mit Hämatin
	III	Ulkus (Cave: »invisible vessel«)

5.9   Leber

M. Schmeding

- die häufigsten Indikationen zur chirurgischen Therapie von Leberläsionen sind:
  - chirurgische Versorgung von traumatischen Leberläsionen
  - gut- und bösartige primäre und sekundäre Lebertumore

5.9.1   Traumatische Leberläsionen

Einteilung
- nach Moore (▸ Tabelle)

Moore-Klassifikation		
I	Hämatom	subkapsulär, nicht zunehmend, <10% der Oberfläche
	Lazeration	oberflächliche Kapselrisse, keine aktive Blutung, <1 cm tief
II	Hämatom	subkapsulär, 10–50% der Oberfläche, intraparenchymatös
	Lazeration	Kapselriss, blutend, 1–3 cm tief, <10 cm lang
III	Hämatom	subkapsulär, >50% Oberfläche, Blutung intraparenchymatös >2 cm
	Lazeration	>3 cm parenchymatös tief, zentrale Penetration, aktive Blutung
IV	Hämatom	intrahepatische Ruptur, aktiv blutend
	Lazeration	ausgedehnte Parenchymdestruktion 25–50% eines Leber-lappens
V	Lazeration	Parenchymdestruktion >50% eines Leberlappens
	Gefäße	juxtahepatische Venenverletzung, Verletzung der retrohepatischen V. cava bzw. Lebervenen
VI	Gefäße	Leberabriss

meist re.
Leberlappen

Ätiologie

- meist im Rahmen von Be- und Entschleunigungstraumata (Verkehrs-unfälle), bei denen die Leber an ihren eigenen Haltebändern reißt → Kapselverletzungen
- stumpfe Bauchtraumata im Sinne von Schlägen oder Tritten in das Abdomen, die Leberhämatome oder Parenchymeinrisse nach sich ziehen
- scharfe Bauchtraumata (Stich- oder Schussverletzung) können ebenfalls zur relevanten Leberläsion mit konsekutiver Blutung führen

Leberhämatom

- kleinere Leberhämatome bedürfen in der Regel keiner chirurgischen Therapie
- zum Ausschluss eines Progresses des intrahepatischen Hämatoms mit möglicher konsekutiver Leberischämie, Cholestase oder sekundärer Hämatominfektion:
  - Verlaufskontrollen mittels Sonographie
  - Kontrolle der Leberenzyme
  - ggf. eine Verlaufs-Schnittbildgebung unbedingt
- größere Hämatome ohne Kapselverletzung können bei fehlender Ver-letzung großer intrahepatischer Gefäße oder Gallengänge meist konser-vativ behandelt werden (engmaschige bildgebende und laborchemische Überwachung ist erforderlich)
- bei Kapselläsion und aktiver hämodynamisch relevanter Blutung ist die sofortige operative Therapie indiziert (s.u.).

Leberruptur
Therapie

- **konservativ:**
  - kleinere, oft gedeckte Leberrupturen ggf. unter engmaschiger sono-graphischer und hämodynamischer Kontrolle
- **operativ:** bei manifester Kapselruptur mit intraabdominellem Blutaus-tritt (meist bei Moore >3)
  - Leberkompression/-Packing mittels Bauchtüchern:
    - immer Mobilisation der Leber erforderlich
    - ggf. »Pringle-Mannöver« = temporäre Leberhilus-Okklusion (❗ **Cave** Zusätzliche Leberischämie)
  - Blutstillung durch Koagulation/Hämostyptika/Fibrin
  - Kapselnaht, Aufnähen einer Omentum-majus-Plombe
  - Lebersegmentresektion/Hemihepatektomie
  - Drainage eines Biliomes und Optimierung der Galleableitung (T-Drainage/endoskopische Papillotomie, ggf. Stent-Einlage DHC)
  - Lebertransplantation
  - **begleitend:**
    - invasives Kreislaufmonitoring
    - großvolumige Venenzugänge (Shaldon)
    - frühzeitiges Bereitstellen von Blutkonserven + Frischplasmen

- **postoperative Kontrolle:**
  - Leberenzyme (Ischämie?)
  - Kontrollsonographie mit Duplex der Leberperfusion (Ausfälle?)
  - der Hämodynamik/des Hb
  - der abdominellen Drainagen:
    - Sekret blutig/gallig?
    - Sekretmenge?
  - ggf. Verlaufs-Schnittbildgebung (CT/MRT)
- **Komplikationen:**
  - Nachblutung
  - Galleleckage
  - Leberischämie durch zu starke Kompression (bei Packing)
  - Kollateralverletzungen (z.B. Pankreasfistel) bei unübersichtlichem intraoperativem Situs
  - Gerinnungsversagen
  - Leberversagen

5.9.2 Benigne Lebertumore

- grundsätzlich gilt für benigne Lebertumore, dass diese bei Beschwerdefreiheit und sicherer Dignität nicht reseziert werden müssen
- eine Ausnahme bilden die Leberadenome, die im Sinne der auch aus der Kolonchirurgie bekannten Adenom-Karzinom-Sequenz ein Entartungsrisiko aufweisen und somit eine absolute Indikation zur Resektion darstellen (lebenslanges Entartungsrisiko ca. 15%)
- besteht jedoch Größenprogredienz oder/und Beschwerdesymptomatik, so wird auch bei benignen Leberläsionen die Indikation zur operativen Versorgung gestellt

Leberzysten
Unkomplizierte Leberzysten

- Leberzysten bleiben meist asymptomatisch, können jedoch aufgrund ihrer Größe erhebliche Oberbauchbeschwerden verursachen. In solchen Fällen kann die operative Resektion, meist mittels laparoskopischer Zystenentdeckelung und Omentum-Plastik erfolgen.
- Eine Ausnahme bilden die Patienten mit polyzystischer Leber- und (meist auch) Nierenerkrankung, hier ist die Lebertransplantation bzw. die kombinierte Leber-Nieren-Transplantation das einzige kurative Verfahren (s.u.).

Echinokokkuszysten

- Im Gegensatz zu den unkomplizierten Leberzysten, die klares und seröses Sekret enthalten, dürfen Echinokokkuszysten nicht eröffnet werden, da es dann zu einer Keimverschleppung und ggf. sogar septisch-anaphylaktischen Schockreaktion kommen kann.
- Bei Vorliegen gesicherter Echinokokkuszysten besteht die Indikation

5

- zur prä- und postoperativen Mebendazol-/Albendazol-Therapie und
- zur Perizystektomie bzw. Lebersegmentresektion bzw. Hemi-hepatektomie.

Leberabszesse
Ätiologie und Pathogenese

- Leberabszesse fallen meist durch unklares Fieber und Entzündungs-symptomatik auf
- Sie entstehen häufig auf dem Boden einer Cholangitis, so dass die Ab-klärung der Gallenwege und ihres adäquaten Abflusses von Bedeutung ist (ggf. ERC).
- Eine weitere häufige Ursache ist die Keimverschleppung über die Pfort-ader bei bestehender oder statt gehabter Sigmadivertikulitis. Diese gilt es auszuschließen (Koloskopie/Kolon-Kontrasteinlauf).

Therapie

- Meist können Leberabszesse erfolgreich drainiert werden (Sonogra-phie- bzw. CT-gesteuert): Es wird eine Saug-Spüldrainage eingelegt und die Läsion über mehrere Tage sauber gespült.
- Eine adäquate Therapie der Ursache (Cholangitis/Divertikulitis) ist je-doch zwingend erforderlich, ebenso die antibiotische Abschirmung.
- Bleibt die konservative Therapie erfolglos, so kann der Abszess meist lokal reseziert werden (Enukleation/Segmentresektion), nur selten ist eine Hemihepatektomie erforderlich.

Leberadenome

- Leberadenome weisen eine Entartungstendenz im Sinne der Adenom-Karzinom-Sequenz auf und stellen somit eine Indikation zur chirur-gischen Entfernung dar.

Therapie

- Aufgrund des häufig multilokulären Auftretens und des benignen Cha-rakters der Läsionen ist hier meist eien sparsame Resektion im Sinne von Enukleationen oder Wedge-Resektionen möglich.

Leberhämangiome
Diagnostik

- intrahepatische Hämangiome lassen sich meist radiologisch sehr gut charakterisieren und können so sicher als nichtmaligne Läsionen einge-stuft werden (CT, Kontrastmittel-Sonographie)

Therapie

- intrahepatische Hämangiome sind in der Regel nicht therapiebedürftig
- in seltenen Fällen liegt jedoch ein ausgeprägtes Wachstum des Häman-gioms mit Ruptur- bzw. Einblutungsgefahr vor, so dass in einem solchen Falle die chirurgische Resektion empfohlen werden muss
- extrem große Hämangiome können einen Leberkapseldehnungsschmerz verursachen und eine Indikation zur chirurgischen Entfernung sein

Fokal-noduläre Hyperplasie (FNH)

Ätiologie

- in >90% der Fälle bei Frauen oder Mädchen im gebährfähigen Alter
- ein Zusammenhang mit oraler Kontrazeption wird hinsichtlich der Genes vermutet

Therapie

- Diese benigne Läsion stellt per se keine Indikation zur chirurgischen Entfernung dar.
- Liegt jedoch in fortlaufenden Kontrolluntersuchungen ein deutliches Größenwachstum vor, so ist die Indikation zur Resektion gegeben.
- In einigen Fällen bereitet auch die exakte radiologische Diagnose Schwierigkeiten, so dass die Läsion nicht sicher von z.B. einem hepatozellulären Karzinom unterschieden werden kann. Hieraus ergibt sich ebenfalls die Indikation zur chirurgischen Resektion.
- Eine perkutane Gewebebiopsie sollte aufgrund der potenziellen Tumorzellverschleppung bei tatsächlich vorliegender Malignität vermieden werden.

5.9.3 Maligne Lebertumore

Hepatozelluläres Karzinom

Epidemiologie

- von den primär malignen Lebertumoren stellt das Hepatozelluläre Karzinom (HCC) die mit Abstand häufigste Entität dar
- Inzidenz:
  - liegt bei 1–4/100.000
  - in einigen Teilen Südost-Asiens bei bis zu 20/100.000

Ätiologie

- meist entsteht das HCC auf dem Boden einer chronischen Leberzirrhose unterschiedlichster Genese, in parenchymgesunden Lebern sind sehr selten

Therapie

- die resezierende chirurgische Therapie des HCC ist limitiert, da bei Vorliegen einer Zirrhose die Regenerationskapazität der Leber massiv eingeschränkt ist, kann bereits eine relativ begrenzte Resektion diese vorgeschädigte Leber aus ihrem vulnerablen Gleichgewicht bringen und ein Leberversagen induzieren
- lediglich kleine und anatomisch günstig, d.h. relativ oberflächlich gelegene HCC-Knoten werden chirurgisch entfernt
- weiterhin existiert bei vorliegender Zirrhose ein hohes Risiko für die Ausbildung weiterer HCC-Knoten, so dass als kurative Therapieoption die Lebertransplantation favorisiert wird (s.u.)
- im Falle eines in gesundem Leberparenchym entstandenen HCC ist die chirurgische Leberteilresektion möglich und indiziert

Cholangiozelluläres Karzinom (CCC)

- Das cholangiozelluläre Karzinom hat seinen Ursprung in den Gallengangsepithelien.
- Untescheidung zwischen den intrahepatischen CCCs und den extrahepatischen Gallengangskarzinomen mit der Sonderform der in der Hepatikusgabel sitzenden Klatskin-Tumore (s.u.)
- Das intrahepatische CCC bleibt meist relativ lange asymptomatisch und metastasiert im Gegensatz zum HCC früher in extrahepatische Lymphknoten.
- Die Zirrhose ist kein Risikofaktor für die Ausbildung eines CCC, so dass diese Tumore meist in parenchymgesunden Lebern auftreten. Dies ermöglicht ausgedehnte Leberteilresektionen bis hin zur Trisektorektomie (s.u.).
- Die Rezidivrate ist beim CCC leider trotz R0-Resektion relativ hoch, somit stellt das CCC auch aktuell keine Indikation zur Lebertransplantation dar, da das Rezidivrisiko unter der postoperativen Immunsuppression noch erheblich steigen würde.

Klatskin-Tumor

Der Klatskin-Tumor ist eine Sonderform des CCC mit Sitz in der Hepatikusgabel. Er wird hier im Kapitel »Gallenwegschirurgie« abgehandelt (s.u.).

Hepatoblastom

- Das Hepatoblastom ist ein seltener maligner Tumor des Kleinkindesalters.
- Oft wird das Hepatoblastom erst spät diagnostiziert, so dass eine kurative Resektion aufgrund des ausgedehnten Leberbefalls unmöglich ist. In einem solchen Falle besteht die Indikation zur Lebertransplantation (s.u.), ggf. als Leberlebendspende durch einen Elternteil.
- Erfolgt die Diagnose frühzeitig, so kann der Tumor großzügig reseziert werden, da die Parenchymqualität der gesunden Restleber intakt ist und Kinder ein hohes hepatisches Regenerationspotential aufweisen.

Hämangioendotheliom

- Das Hämangioendotheliom ist ein maligner Lebertumor, der von den intrahepatischen Endothelzellen ausgeht und ein rasch progredientes Wachstum aufweist.
- Bei rechtzeitiger Diagnose kann auch hier die großvolumige Resektion erfolgen.
- Ist dies anatomisch nicht möglich und liegt kein extrahepatisches Tumorwachstum vor, so bleibt die Lebertransplantation als kurative Option.

Kolorektale Lebermetastasen

- Eine primäre operative Entfernung von Lebermetastasen beim kolorektalen Karzinom ist nur bei 10–25% der Patienten möglich. Dabei stellt die komplette Resektion der Metastasen die einzige kurative Chance dar.

- Infolge der inzwischen sehr hohen Ansprechraten auf eine Chemotherapie durch Einführung neuer Substanzen wird häufiger jedoch eine sekundäre Metastasenresektion möglich. Der früher rein palliative Charakter einer Chemotherapie wandelt sich zu einem wesentlichen Faktor in einem multidisziplinären, potenziell kurativen Konzept. In neueren Serien liegt das 5-Jahresüberleben nach Resektion von Lebermetastasen bei bis zu 48%.

- Grundsätzlich muss bei jedem Patienten mit metastasiertem kolorektalen Karzinom die Frage gestellt werden, ob die Metastasen primär resektabel sind und wenn nicht, ob bei guter Remission eventuell eine sekundäre Metastasenresektion möglich werden kann.

- Voraussetzung ist die allgemeine Operabilität des Patienten sowie die Erreichbarkeit einer R0-Situation. Darüber hinaus muss nach ausgedehnter Leberteilresektion eine ausreichend große funktionelle Leberparenchym-Reserve verbleiben. Hier muss u.a. auch die hepatotoxische Wirkung verschiedenster Chemotherapeutika einkalkuliert werden, die die Leberfunktion und die Regenerationskapazität ggf. negativ beeinflussen können. So sind in der Regel bei einer funktionell gesunden Leber 20–25% des Gesamtvolumens nach einer Resektion ausreichend, nach einer Chemotherapie erhöht sich diese Minimalgröße auf 35–40%.

- Aufgrund der Hepatotoxizität sollte die neoadjuvante Therapie zum »Downsizing« der Lebermetastasen auf maximal 3 Monate beschränkt werden.

- Eine Steigerung der Resektabilität ist durch verschiedene neue Therapieverfahren möglich:
  - Tumorverkleinerung durch neoadjuvante Chemotherapie
  - Vergrößerung der Leberfunktionsreserve, z.B. durch Pfortaderembolisation, zweizeitige Resektion. Bei nicht vorgeschädigtem Lebergewebe sollte das zu erwartende Restparenchym >20% betragen, nach Vorschädigung durch Chemotherapie >35–40%.
  - Kombination verschiedener Verfahren z.B. Resektion + Radiofrequenzablation.

Lebermetastasen nichtkolorektalen Ursprungs

- Lebermetastasen nichtkolorektalen Ursprunges müssen differenziert betrachtet werden. Prinzipiell gilt die Devise, dass hier eine enge interdisziplinäre Zusammenarbeit mit den behandelnden Onkologen bzw. anderen Fachdisziplinen (z.B. Urologie, Gynäkologie, Dermatologie) erforderlich ist:
  - Die Indikation zur chirurgischen Resektion von Lebermetastasen eines Mammakarzinoms zum Beispiel ist häufig nicht gegeben, da es sich hier um eine Systemerkrankung mit weiteren extrahepatischen Manifestationen handelt.
  - Liegt allerdings eine solitäre Lebermetastase vor, der Primarius wurde kurativ therapiert, und die Tumorerkrankung ist unter entsprechender Therapie gut kontrolliert, so besteht durchaus eine Indikation zur Leberteilresektion in kurativer Intention.

5

— Ähnliche Abhängigkeiten von der Tumorbiologie des Primarius ergeben sich für das Nierenzellkarzinom, das maligne Melanom und das Magenkarzinom.
- In ausgewählten Fällen kann sogar die Resektion einer solitären Metastase eines Pankreaskarzinoms sinnvoll sein, wenn z.B. eine längere Latenz seit operativer Entfernung des Primarius besteht.

5.9.4 Chirurgische Verfahren und Techniken

- Zu den im Rahmen der Leberchirurgie zur Verfügung stehenden resezierenden Verfahren zählen:
  - Hemihepatektomie rechts/links
  - erweiterte Hemihepatektomie rechts/links
  - Trisektorektomie rechts/links
  - Lebersegmentresektion bzw. atypische Resektion
  - Leberenukleation
- Die Wahl des operativen Verfahrens bei der zu resezierenden Läsion bzw. den Läsionen ergibt sich aus:
  - Größe
  - anatomischer Lage
- zum Beispiel:
  - bei mehreren kolorektale Metasttasen im rechten Leberlappen, der linke Leberlappen ist aber frei von Läsionen:
    • Indikation zur Hemihepatektomie rechts
  - bei zusätzlichem Befall des Lebersegmentes IV:
    • muss die erweitere Hemihepatektomie bzw. sogar die Trisektorektomie (mit Entfernung des Lobus caudatus = Segment I) erfolgen
  - bei relativ oberflächlich gelegenen Herden:
    • genügt häufig die parenchymsparende Enukleation
    • in jedem Falle muss aber ein Mindestabstand von 10 mm gesundem Lebergewebe zwischen Läsion und Resektionsrand gewährleistet sein
    • bei sehr ausgedehnten und anatomisch komplexen Resektionen mit aufwendiger Gallengangsrekonstruktion kann dieser Mindestabstand auf 5 mm reduziert werden
  - nicht selten können auch unterschiedliche Techniken kombiniert werden:
    • liegen im oben beschriebenen Falle zusätzlich zu den rechts gelegenen Metastasen noch zwei kleine oberflächliche Herde im Segment II und III vor, so können diese ggf. simultan parenchymsparend enukleiert werden
    • limitierend ist hier grundsätzlich das Volumen des verbleibenden Leberparenchyms bzw. die funktionelle Qualität des Lebergewebes (Vorschädigung durch Chemotherapie/Fibrose/Steatose)
- Die in den letzten Jahren entwickelten multimodalen Therapiekonzepte, z.B. die radiologische Portalvenenastembolisation, haben hier zu einer erheblichen Ausweitung des Indikationsspektrums beigetragen.

- Die Techniken der chirurgischen Parenchymdurchtrennung sind vielfältig: Neben der traditionellen »Finger-fracture«-Technik, bei der das Parenchym mittels dosierten Druckes zwischen zwei Fingern und der Schere sowie Clipping der tubulären Strukturen durchtrennt wird, kommen moderne apparative Verfahren wie das Ultraschall-Skalpell (CUSA) oder der Waterjet zum Einsatz.
- Im Vordergrund steht bei allen eingesetzten Verfahren die blutsparende Durchtrennung des Parenchyms unter Darstellung und Ligatur bzw. Clipping der Blutgefäß- und Gallengangsstrukturen.
- Aufgrund der exzellenten Perfusion der Leber trägt sowohl das Respektieren der anatomischen Segmentgrenzen als auch das Senken des zentralvenösen Druckes (Reduktion des venösen Rückstroms) zur blutsparenden Resektion bei.
- Bei ausgeprägter Blutungstendenz kann das temporäre Okkludieren des Bluteinstroms im Leberhilus den Blutverlust minimieren (Pringle-Manöver). Hierbei ist allerdings darauf zu achten, die antegrade Ischämie der Leber möglichst kurz, keinesfalls aber länger als 30 Minuten einzusetzen.
- Zusätzlich steht eine breite Palette von lokal abladierenden Verfahren für einzelne Läsionen überschaubarer Größe zur Verfügung. Diese kommen vor allem dann zum Einsatz, wenn eine chirurgische Resektion zu risikoreich erscheint (z.B. Zirrhose) oder anatomisch nicht möglich ist (z.B. sehr tief gelegene Rezidivtumore nach Hemihepatektomie):
  - Radiofrequenzablation (RFA)
  - Thermoablation
  - Transarterielle Chemoembolisation (TACE)
  - Selektive intraarterielle Radiotherapie (SIRT)
  - Kryoablation

5.9.5 Lebertransplantation

Grundlagen

- Die Lebertransplantation (LTX) stellt für eine Vielzahl von fortgeschrittenen Lebererkrankungen heute das einzige zur Verfügung stehende kurative Verfahren dar. Mit mittlerweile über 1000 Lebertransplantationen pro Jahr in Deutschland ist die LTX ein etabliertes Standardverfahren, das exzellente kurz- und langfristige Ergebnisse generiert.
- Die Organallokation erfolgt in Deutschland seit 2006 nach dem sog. MELD-Score (**m**odel of **e**nd stage **l**iver **d**isease), d.h.
  - der am schwersten erkrankte Patient auf der Warteliste bekommt als erster ein Organ (Dauer der Wartezeit ist kein Kriterium mehr!)
  - diese Umstellung der Organzuteilung hat, neben der insgesamt abnehmenden Qualität der Spenderorgane, zur spürbaren Beeinträchtigung des Outcomes in den letzten Jahren geführt, da nunmehr vermehrt sehr kranke Patienten mit qualitativ mäßigen Organen versorgt werden.

5

- Bei einer Lebertransplantation als großem viszeralchirurgischem Eingriff bestehen zahlreiche Risiken und eine signifikante perioperative Morbidität. Neben den intraoperativen Komplikationen wie großem Blutverlust, Gerinnungsversagen und hämodynamischer Instabilität stellt die früh-postoperative Phase besondere Herausforderungen an den Chirurgen und Intensivmediziner. Eine adäquate und stabile Transplantatfunktion steht im Mittelpunkt der interdisziplinären Therapie.
- Mittel- und langfristig spielt vor allem die adäquate Immunsuppression eine entscheidende Rolle für die Transplantatfunktion. Hier gilt es, nicht nur das Risiko für Abstoßungsepisoden zu minimieren, sondern auch das breite Nebenwirkungsspektrum der potenten Immunsuppressiva zu reduzieren (z.B. Nephro- und Neurotoxizität, Diabetes-Entwicklung, arterieller Hypertonus etc.). Dies gelingt zum einen durch eine schrittweise Reduktion der Medikationsdosis unter kontinuierlicher Kontrolle der Laborparameter, zum anderen durch den Einsatz unterschiedlicher Substanzklassen, die synergistisch wirken und sich so das jeweilige toxische Potenzial durch Dosisreduktion minimieren lässt.

Indikationen

- Die mit weitem Abstand häufigste Indikation zur Lebertransplantation stellt die **Leberzirrhose** dar, die auf dem Boden einer chronischen Lebererkrankung entstanden ist, führende Ursachen sind:
    - in unserem Kulturkreis die alkoholtoxisch bedingte Zirrhose und
    - Hepatitis-C- und Hepatitis-B-bedingte Zirrhose
- cholestatische Erkrankungen wie die PSC und die PBC stellen neben der Autoimmunhepatitis eine weitere häufige Grunderkrankung dar
- seltener sind metabolische Erkrankungen wie der Morbus Wilson, der α-1-Antitrypsinmangel oder die Hämochromatose
- das Budd-Chiari-Syndrom, die Oxalose, polyzystische Leber- und Nierendegeneration, Caroli-Syndrom oder die Amyloidose sind nur einige von zahlreichen relativ exotischen Indikationen zur Lebertransplantation
- nicht wenige Patienten entwickeln in ihrer chronischen Leberzirrhose ein hepatozelluläres Karzinom, das bis zu einer bestimmten Größe (Mailand-Kriterien, s.u.) ebenfalls eine Indikation zur LTX darstellt und im Rahmen des MELD-Allokationssystems besonders berücksichtigt wird
- circa 10% aller Lebertransplantationen in Deutschland werden aufgrund eines akuten Leberversagens durchgeführt. Hier stellen die akuten viralen Hepatitiden sowie die Paracetamol-Intoxikation, meist in suizidaler Absicht, neben anderen toxischen Leberschädigungen die Hauptursachen dar.

Kontraindikationen

- aktiver Alkoholkonsum innerhalb der letzten 6 Monate bei Patienten mit ethyltoxisch-bedingter Zirrhose
- schwere aktive Infektionserkrankungen
- Alter >70 Jahre

- nicht kurativ behandelte maligne extrahepatische Erkrankungen
- schwerwiegende kardiovaskuläre Erkrankungen
- anatomische Probleme
- mangelnde Patienten-Compliance

Wartezeit und Organallokation

- Nach ausgiebiger medizinischer Evaluation hinsichtlich der Eignung zur LTX wird der Transplantationskandidat auf der Warteliste bei Eurotransplant (zentrale Koordinationsstelle für Deutschland, Niederlande, Belgien, Österreich, Luxemburg, Slowenien, Kroatien) mit einem entsprechenden MELD-Score gelistet (s.u.). Je höher dieser Punktwert, umso eher erhält der Patient ein Organ.
- Die Organallokation erfolgt blutgruppenkompatibel im ABO-System, das HLA- oder Rhesus-System spielt hierbei keine Rolle.
- Patienten mit einem akuten Leberversagen werden auf der höchsten Dringlichkeitsstufe gemeldet (»high urgency«) und erhalten in aller Regel innerhalb der ersten 48 Stunden nach Meldung ein Organ.
- Alternativ zum Verfahren der Leichenspender-Lebertransplantation kann die Lebertransplantation auch als Lebendspende-Transplantation einer Teilleber durchgeführt werden. Hierzu ist eine strenge Indikationsstellung ebenso wie eine minutiöse Auswahl von Leberlebend-Spender und Empfänger erforderlich. Jede Lebendspende-Prozedur muss durch die zuständige Ethik-Kommission der Landesärztekammer genehmigt werden, nur engste Angehörige kommen in der Regel als potentielle Spender in Betracht.
- MELD-Score:
- Formel: $10 \times [0,957 \times \ln(\text{Kreatinin in mg/dl}) + 0,378 \times \ln(\text{Bilirubin in mg/dl}) + 1,12 \times \ln(\text{INR}) + 0,643]$
- maximaler Kreatinin-Wert: 4,0 mg/dl
- Rundung auf ganze Zahlen, maximaler Gesamtwert: 40

Durchführung der Transplantation

- Bei Vorliegen eines adäquaten Spenderorgans wird dieses zunächst dem Organspender entnommen, mit einer Konservierungslösung perfundiert und gekühlt bei ca. 4 °C schnellstmöglich zum Transplantationszentrum transportiert.
- Kalte Ischämiezeiten von 12–16 Stunden sind für die Transplantatleber akzeptabel, bei nicht vorgeschädigten jungen Organen können bis zu 20 Stunden toleriert werden.
- Das Ausmaß der ischämischen Schädigung korreliert mit der Länge der Ischämiezeit und beeinflusst das kurz- und langfristige Empfänger-Outcome signifikant.
- Die Empfänger-Operation beginnt mit der Hepatektomie der erkrankten Eigenleber, an ihrer Stelle wird orthotop die Spenderleber implantiert.
- Aufgrund des oft schlechten Allgemeinzustandes und deutlich eingeschränkter Blutgerinnungsfunktion besteht ein signifikantes intraoperatives Risiko mit oftmals relevantem Transfusionsbedarf.

Eigene Notizen

5

— Nach Anschluss des Spenderorgans an den Empfänger-Kreislauf kommt es zur im Rahmen der Reperfusionsphase zur Wiedererwärmung der gekühlten Spenderleber und zur Ausschüttung zahlreicher Zytokine und Toxine. Diese Phase der Operation ist häufig die kritischste und geprägt durch Kreislaufdepression und erhöhten Katecholamin-Bedarf.

— Bereits intraoperativ nimmt die Spenderleber im Idealfall ihre Funktion auf, synthetisiert Gerinnungsfaktoren und scheidet Galleflüssigkeit aus.

Immunsuppression

— Bereits intraoperativ und früh postoperativ erfolgt umgehend die Immunsuppression des Empfängers, um eine Abstoßungsreaktion gegenüber der »fremden« Transplantatleber zu vermeiden.

— Das größte Risiko einer Abstoßungsreaktion besteht in aller Regel ca. ab dem 4.–5. postoperativen Tag, frühere hyperakute Abstoßungen sind sehr selten. Über 95% der mittels Leberbiopsie nachgewiesenen Abstoßungsreaktionen lassen sich medikamentös sehr gut behandeln (Hochdosis-Steroide, ggf. spezielle Antikörper).

— Mittel-und langfristig stehen die Vermeidung von Infektionen und die Beherrschung von durch die Immunsuppression hervorgerufenen Nebenwirkungen wie Nephrotoxizität oder Diabetes-Entwicklung im Fokus.

— Grundsätzlich gilt das Ziel, dem Patienten ein – bis auf die verpflichtende tägliche Einnahme der Immunsuppressiva – völlig normales Leben nach der LTX zu ermöglichen.

Prognose

— Die mittel- und langfristige Prognose für Patienten nach Lebertransplantation ist mit folgenden mittleren Überlebensraten exzellent:
  — >90% nach einem Jahr
  — 80–85% nach 5 Jahren
  — bis zu 75% nach 10 Jahren

— Die individuelle Prognose ist abhängig von der Grunderkrankung und den Komorbiditäten.

— Das **HCC** weist eine deutlich reduzierte 5-Jahresüberlebensrate von ca. 55% auf (ursächlich hierfür ist die Tumorrekurrenz):
  — Mailand-Kriterien für Transplantationsindikation bei HCC:
    ● eine Läsion <5 cm
    ● bis zu 3 Tumorknoten <3 cm
    ● keine Makroangioinvasion
    ● kein extrahepatischer Tumor

5.10 Gallenblase und Gallenwege

Ch. Heidenhain

Eigene Notizen

5.10.1 Angeborenen Erkrankungen

Gallengangatresie
Definition
- Fehlen der intrahepatischen und extrahepatischen Gallengänge, große Variabilität im Schweregrad der Erkrankung

Klinik
- Kinder werden gesund geboren, entwickeln rasch einen persistierenden Ikterus
- Urin ist dunkel
- Stuhl ist hell (achol)
- bereits nach 1 Monat entwickelt sich eine Hepatomegalie
- Aszites und portale Hypertension treten meist erst nach ca. 6 Monaten auf

Diagnostik
- Sonographie:
  - meist keine Gallenblase und keine intrahepatischen Gallenwege darstellbar
- Leberbiospie:
  - zur Differenzierung einer neonatalen Hepatitis

Therapie
- operative Gallenwegsdarstellung
- bei bestätigter Atresie der Gallenwege Durchführung einer Portoenterostomie (Kasai-Operation):
  - eine Roux-Y-Schlinge wird tief in die Leberpforte eingenäht
  - 1/3 der Patienten entwickeln einen guten Galleabfluss nach der Kasai-OP
  - 1/3 der Patienten muss nach OP-Misserfolg unverzüglich einer Lebertransplantation zugeführt werden
  - 1/3 der Patienten entwickeln nach initialem OP-Erfolg erneut einen Ikterus mit Ausbildung einer biliären Zirrhose, im Verlauf wird eine Lebertranspalantation erforderlich

Gallengangszysten
Definition
- seltene Anomalie der intra- oder extrahepatischen Gallenwege
- es können sowohl intra- als auch extrahepatisch Strukturen befallen sein

Inzidenz

- variiert zwischen 1:15.000 und 1:2.000.000
- große geografische Unterschiede in der Verteilung:
  - bevorzugt Asiaten, Israelis und native Nordamerikaner
- circa 80% der Patienten sind weiblich

Pathogenese

- ein autosomal-rezessiver Vererbungsmodus wird angenommen
- Patienten werden typischerweise in der Jugend klinisch auffällig (Ausnahme: Typ 5 = Caroli-Krankheit, kann in jeder Altersstufe auftreten)
- 70/100 der Patienten weisen eine frühe Vereinigung von D. choledochus und D. Wirsingianus auf:
  - daduch liegt der Sphinkter Oddi außerhalb der Gabelung und Pankreassekret kann sich retrograd in den Gallenwegen aufstauen und das Gallengangsepithel schädigen
  - wird als eine mögliche Ursache für Gallengangszysten diskutiert (Common-channel-Theorie)

Klassifikation

- nach **Todani:**
  - Typ 1: zystische erweiterung des extrahepatischen Gallengangs (ca. 65/100)
    - A: gewöhnliche Gallengangszyste
    - B: segmentale Dilatation
    - C: diffuse Dilatation
  - Typ 2: exraheptisches Gallengangsdivertikel (ca. 3/100)
  - Typ 3: Divertikel oder Dilatation des intraduodenalen Ductus choledochus
  - Typ 4: multiple Zysten
    - A: intra- und extrahepatisch
    - B: ausschließlich extrahepatisch
  - Typ 5:intrahepatische Zysten (Caroli-Krankheit)
    - A: unilobulär (90/100)
    - B: bilobulär/diffus

Klinik

- unspezifische Beschwerdesymptomatik, oft symptomlos
- Trias: Juckreiz, Fieber, palpable Resistenz im rechten oberen Quadranten
- Komplikationen in Sinne von:
  - Cholangitis
  - Lithiasis
  - sekundärer biliärer Zirrhose
  - Ruptur
  - maligne Entartung

Diagnostik

- Ultraschall
- CT
- ERC (Diagnostikum der Wahl)
- ggf. Endosonographie

Therapie

- **operativ:**
  - komplette operative Resektion der Zysten, gefolgt von einer biliodigestiven Rekonstruktion
  - in seltenen Fällen kann eine Lebertransplantation erwogen werden
- ist eine komplette Resektion nicht möglich → erhöhtes Risiko für ein cholangiozelluläres Karzinom

5.10.2 Steinleiden

Epidemiologie

- Prävalenz in Mitteleuropa zwischen 10/100 und 20/100
- Frauen sind doppelt so häufig betroffen als Männer

Pathologie

- grundsätzlich 2 Steinarten unterscheidbar:
  - Cholesterinsteine (70/100)
  - Pigmentsteine (30/100)

Risikofaktoren

- Multiparität
- Übergewicht
- familiäre Belastung
- Diabetes mellitus
- Hyperlipoproteinämie
- langzeitiges Fasten
- Kurzdarmsyndrom
- Morbus Crohn
- Hämolyse

Komplikationen

- 2/100 bis 6/100 der Steinträger werden pro Jahr wegen Komplikationen des Steinleidens behandlungsbedürftig
- Komplikationen des Steinleidens sind:
  - Gallenkolik
  - Gallenblasenhydrops
  - Gallenblasenempyem
  - Choledocholithiasis
  - Cholangitis
  - sekundär biliäre Zirrhose
  - biliäre Pankreatitis

[handschriftliche Notizen:]
1) Steinwanderung → Cholangitis, Kolik, Empyem
2) Wanderklose → Ileus, Perforation
3) chron. Wandirritation → CA

Eigene Notizen

- Gallensteinileus
- Mirizzi-Syndrom

Cholezystolithiasis
Klinik
- minuten- bis stundenlanger stechender, kolikartiger Schmerz in der rechten Flanke bis in die rechte Schulter ausstrahlend typischerweise nach einer fettreichen Mahlzeit
- Druckdolenz im rechten Oberbauch, ohne peritonitische Zeichen
- Beschwerden sind häufig nicht eindeutig von funktionellen Oberbauchbeschwerden abzugrenzen
- zwischen 20/100 und 80/100 der Steinträger sind lebenslang asymptomatisch
- *70 % ohne Symp.*

Diagnostik
- Sonographie:
  - einfach, meist verfügbar, kostengünstig
  - Sensitivität annähernd 100/100
  - Steine stellen sich als echoreiche Strukturen mit dorsalem Schallschatten dar
  - reine Cholesterinsteine sind echogen und zeigen keinen Schallschatten
- Magnetresonanzcholangiographie (MRC):
  - Sensitivität sehr hoch
  - kostenintensiv
  - 3D-Rekonstruktion der extrahepatischen und intrahepatischen Gallenwege möglich
- intravenöse Cholangiographie: hat heute keinen nennenswerten klinischen Stellenwert
- CT
  - Gallenkonkremente sind nur in ca. 50/100 so röntgendicht, dass sie sicher im CT nachweisbar sind
  - Indikation für CT besonders bei Tumor-, Perforations- oder Abszessverdacht
- endoskopische retrograde Cholangiographie
  - als reines Diagnostikum von der MRC abgelöst
  - Pankreatitisrisiko
  - Goldstandard bei bestätigter Choledocholithiasis zur interventionellen Therapie mit Erfolgsquoten von 70/100 bis 97/100

Therapie
- **operativ:** Indikation:
  - bei **asymptomatischer Cholezystolithiasis:**
    - Nachweis multipler kleiner Steine
    - junges Alter
    - Steinträger, die häufig in Länder ohne medizinische Versorgung reisen

Handwritten margin notes:
- Cholezystitis: Dreischicht-Phänomen (>6mm)
- akute Cholezystitis <72h CHE (da noch ∅ Ödem) oder Bons (>72h) + CHE im Intervall

- bei **symptomatischer Cholezystolithiasis:**
  - Verfahren der Wahl ist die **laparoskopische Cholezystektomie** ohne Revision der Gallengänge
  - bei unklarer Anatomie sollte zeitgerecht auf die offene Cholezystektomie umgestiegen werden; die Konversionsrate liegt in erfahrenen Kliniken bei 1/100 bis 5/100
  - **Komplikationen:**
    - Verletzung des DHC (0,3/100)
    - Verletzungen der rechten A. hepatica
    - Cholangitis
    - Nachblutung aus dem Gallenblasenbett
    - Cholaskos (Luschka-Gang)
    - Zystikusstumpfinsuffizienz
- **offene Cholezystektomie:** primär nur bei wenigen Indikationen:
  - im Rahmen einer anderer Operation
  - bei Karzinomverdacht
  - Mirizzi-Syndrom (1948 beschriebenes Syndrom): Inkarzeration eines Gallenblasenkonkrements in die Gallenblasenwand führt zur chronischen Entzündung mit Stenose oder Fistel des DHC oberhalb der Mündung des D. cysticus
  - bei Choledocholithiasis nach erfolgloser ERC

Choledocholithiasis
Klinik
- unspezifische Oberbauchbeschwerden
- kolikartige Schmerzen
- Ikterus
- Sepsis
- zu Beginn:
  - funktionelle Phase mit erhöhten Leber- und Gallenenzymen (AST, ALT, GGT, AP) ohne Dilatation der Gallenwege
- anschließend anatomische Phase mit:
  - Dilatation der intra- und extrahepatischen Gallenwege
  - Cholestase
  - obstruktiver Ikterus

Diagnostik
- je nach Lokalisation der Obstruktion ist die Sensitivität von Sonographie, MRC, CT eingeschränkt
- Goldstandard ist die ERC mit gleichzeitiger endoskopischer Papillotomie (EPT) und Steinextraktion

Therapie
- **Steinextration:**
  - via ERC mit Ballon, Dormiakörbchen o.ä. (Erfolgsrate: bis 97/100)
- **extrakorporale Stoßwellenlithotripsie (ESWL) oder Laserlithotripsie:**
  - zur Verkleinerung von impaktierten Konkrementen in Kombination mit ERC (Erfolgsrate: 100/100)

- frühzeitige Extraktion geht mit geringerer Morbidität einher
- besonders bei Cholangitis kein Zeitverzug
- **nasobiliäre Sonde** ist bei verbleibenden Steinen oder Cholangitis indiziert:
    - der Galleabfluss wird damit sichergestellt und überwacht
    - gleichzeitig ist eine Spülung der Gallenwege durchführbar
- bei frustraner ERC ist in der Notfallsituation eine **perkutane Galleableitung (PTC)** anzustreben; die Notfallchirurgie hat heute kaum einen Stellenwert, aufgrund hoher Invasivität und hoher Morbidität

T-Drain nach Choledochusrevision (damit er offen bleibt)

5.10.3 Akalkulöse Cholezystitis

Klinik

- insgesamt findet sich bei ca. 5/100 aller akuten Cholezystitiden kein Steinleiden
- Beschwerden wie bei sonstiger Cholezystitis

Diagnostik

- siehe Cholezystolithiasis
- Nachweis von Salmonellen (Dauerausscheider)

Therapie

- bei blandem Verlauf konservativ:
    - Eisblase
    - Antibiotika
    - Antiphlogistika

Prognose

- gut
- bei Rezidiv Cholezystektomie
- ❗ **Cave** Bei Empyem, Schocknekrose, Intensivgallenblase oder V.a. Perforation sollte die sofortige Cholezystektomie erfolgen

5.10.4 Rekurrente pyogene Cholangitis

Synonyme

- orientalische Cholangiohepatitis

Pathophysiologie

- endemisch in Südostasien
- multiple intra- und extrahepatische Pigmentsteine bei fehlender Cholezystolithiasis
- Pathogenese unbekannt

Klinik

- Fieber
- Cholestase
- Schmerzen im rechten Oberbauch

Diagnostik

- Sonographie, ERC:
  - multiple, segmentale duktale Ektasien

Therapie

- ERC mit EPT und Extraktion von so vielen Steinen, wie technisch möglich

Prognose

- Ausbildung einer sekundären sklerosierenden Cholangitis und Leberzirrhose möglich
- als Ultima ratio: Indikation zur Lebertransplantation

5.10.5 Tumore

- Tumore der Gallenwege stellen das fünfthäufigste Malignom des Gastrointestinaltraktes dar
- es werden 4 Typen von Gallenwegskarzinomen unterschieden:
  - Gallenblasenkarzinom (67/100)
  - hiläre Gallengangskarzinome (20/100)
  - exrahepatische Gallenwegskarzinome (8/100, ▶ Pankreaskopfkarzinom)
  - intrahepatische Gallengangskarzinome (3/100, ▶ cholangiozelluläres Karzinom: CCC)
- fortgeschrittene, inoperable Befunde werden einer palliativen Chemotherapie mit Gemcitabin und ggf. Cisplatin zugeführt
- begleitend steht der Erhalt des Galleabflusses mittels ERC und Stent (Metallstent) an
- mittleres Überleben 11,7 Monate

Gallenblasenpolypen

Klinik

- meist Zufallsbefund im Rahmen einer Routinesonographie
- keine spezifischen Symptome

Diagnostik

- Sonographie
- MRC

Therapie

- laparoskopische Cholezystektomie, da Polypen ein Entartungsrisiko aufweisen

5

Gallenblasenkarzinom
Pathophysiologie

- Korrelation mit Steinleiden (80/100 bis 90/100)
- mehrheitlich Frauen
- Porzellangallenblase gilt als Präkanzerose

Klinik

- unspezifisch
- meist keine Koliken
- im fortgeschrittenen Stadium Ikterus bei Ummauerung des DHC oder D. choledochus

Diagnostik

- Sonographie
- CT
- MRC
- ERC

Therapie

- bei **Tis- und T1-Tumoren:**
  - einfache Cholezystektomie
  - in allen Fällen ist eine R0-Resektion anzustreben
  - **OP-Verfahren:** *CHE + Lebersegment-Presektion*
    - die Resektion umfasst eine Gallenblasenbettresektion (ca. 3 cm breiter Parenchymsaum der Lebersegmente IVa und V) mit systematischer Lymphadenektomie des Lig. hepatoduodenale bis zum Truncus coeliacus
    - bei Infiltration des DHC kann eine Trisektorektomie rechts (Lebersegmente IV–VIII) mit Resektion der extrahepatischen Gallenwege und Anlage einer Hepatikojejunostomie indiziert sein, evtl. mit einer präoperativen Pfortaderembolisation rechts

Prognose

- 5-Jahresüberlebensrate (JÜLR) von 10/100 bis 60/100 bei R0-Resektion
- durch radikale operative Vorgehensweise mit Lymphadenektomie sind 5-JÜLR bis 90/100 erreichbar

Klatskin-Tumor
Definition

- Tumor der Hepatikusgabel (Erstbeschreibung von Klatskin 1965)

Einteilung

- nach Bismuth in 5 Typen klassifiziert:
  - Typ 1: proximaler DHC ohne Beteiligung der Hepatikusgabel
  - Typ 2: Tumor der Hepatikusgabel ohne Beteiligung des rechten oder linken Hepatikus
  - Typ 3a, Beteiligung des rechten D. hepaticus

- Typ 3b: Beteiligung des linken D. hepaticus
- Typ 4: Beteiligung beider D. hepatici und Segmentgallengänge

Klinik
- plötzlich auftretender schmerzloser Ikterus
- Gallenblasenhydrops
- tastbare prallgefüllte Gallenblase (Courvoisier-Zeichen)

Diagnostik
- Sonographie
- CT
- ERC
- PTCD
- 3D-CT-ERC-Rekonstruktion
- bei geplanter Hemihepatektomie sollte nur der zu erhaltende Leberlappen mittels Stent oder PCTD entlastet werden
- nur bei cholangiogener Sepsis sollten alle Lebersegmente drainiert werden
- in allen Fällen Vorstellung des Patienten in eine spezialisierten Zentrum

Therapie
- nur bei R0-Resektion Heilung erzielbar
- bei **Typ 1**:
  - Resektion des extrahepatischen Gallenwegssystems samt kompletter Lymphadenektomie des Lig. hepatoduodenale bis zum Truncus coeliacus
  - die Rekonstruktion erfolgt mit einer Hepatikojejunostomie auf die Hepatikusgabel

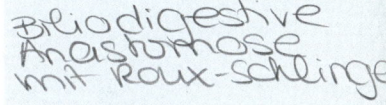

- **Typ 2 und 3a:**
  - erfordern eine Trisektorektomie rechts (Segmente I, IV–VIII) mit Pfortadergabelresektion, da die rechte Leberarterie den Gallengang gabelnah unterkreuzt, ist diese meist vom Tumor infiltriert, nur dadurch kann eine R0-Resektion erzielt werden; in diesen Fällen hat sich eine Galleableitung des linken Systems in Kombination mit einer Embolisation des rechten Pfortaderastes etabliert
  - diese Intervention sollte 3–6 Wochen vor der Leberresektion erfolgen → präoperative Hypertrophie der linken Leber und Anpassung der portalvenösen Hämodynamik
  - die verbleibende Leberfunktion stellt das Hauptproblem der Therapie dar (5-JÜLR beträgt bei R0-Resektionen 27/100 bis 52/100)
- **Typ 3b:**
  - erfordert eine Hemihepatektomie links mit Resektion der Hepatikusgabel und des extrahepatischen Gallengangsystems mit Lymphadenektomie
  - eine präoperative Galleableitung sollte bei ausgeprägtem Ikterus erfolgen
  - die verbleibende Lebermasse ist in fast allen Fällen ausreichend

— **Typ 4:**
  — nur in Ausnahmefällen R0-Resektion
  — in Einzelfällen ist eine Lebertransplantation in Erwägung zu ziehen (5-JÜLR nach LTX von 17/100 bis 36/100)

5.10.6 Verletzungen der Gallenwege

Ätiologie

— meist iatrogen im Rahmen einer ERC oder Cholezystektomie
— das Risiko bei laparoskopischer Cholezystektomie liegt bei 0,3/100 bis 2/100

Klinik

— bei freier Perforation Ausbildung einer galligen Peritonitis mit akutem Abdomen
— bei retroperitonealer Perforation Ausbildung von Abszessen

Diagnostik

— ❶ **Cave** Von fundamentaler Wichtigkeit ist die sofortige eindeutige Darstellung der Läsion mittels ERC oder PTC und hat ohne Zeitverzögerung zu erfolgen
— KM-CT zum Ausschluss von Verletzung der A. hepatica dextra/communis

Klassifikation und Therapie

— Klassifikation nach Neuhaus (Typ A–E) und therapeutische Maßnahmen:
  — **Typ A:** periphere Gallenwegsleckage
  — Therapie:
    • Papillotomie (EPT)
    • Drainage
    • ggf. Stent
  — **Typ B:** Okklusion des DHC ohne Verletzung
  — Therapie:
    • Clipentfernung
    • Stent für 12 Monate
  — **Typ C:** tangentiale Verletzung des DHC
  — Therapie:
    • kleine Läsion: EPT und Stent
    • >5 mm: Revison, T-Drain, Stent nach 14 Tagen für 12 Monate
  — **Typ D:** Durchtrennung des DHC
  — Therapie:
    • nur in Ausnahmefällen bei frischer Läsion End-zu-End Anastomose
    • als Standard sollte eine Hepatikojejunostomie mit Drainage durchgeführt werden

- **Typ E:** Stenosen
- Therapie:
  - primär endoskopische Therapie mit Stent für 6–12 Monate
  - bei Therapieversagen Anlage einer Hepatikojejunostomie
  - bei Ausbildung einer sekundär biliären Zirrhose ist eine Leber-transplantation zu erwägen
- Durchführung der Therapiemaßnahmen:
  - möglichst rasche Verlegung in ein Zentrum für hepatobiliäre Chirurgie
  - je nach Typ und Alter der Läsion primär operative oder endoskopische Therapie (s.o.)

Prognose

- Langzeitergebnisse sind insgesamt schlecht
- je später die Diagnose gestellt wird, desto schlechter die Therapiemöglichkeiten
- großzügiger Einsatz von Drainagen ist gerechtfertigt

5.11 Pankreas

K. Junge

5.11.1 Pankreastrauma

Epidemiologie

- mehrheitlich Folge einer massiven Gewalteinwirkung im Oberbauch
  - 1–5% der Fälle bei stumpfem Abdominaltrauma
  - 0,4% aller Traumafälle in großen Traumazentren
- angloamerikanisch überwiegen penetrierende Schuss- und Stichverletzungen
- in Mitteleuropa v.a. stumpfe Verletzungsmechanismen
- Begleitverletzungen in 60–90%
- Letalität: 2–18% je nach Verletzungsschwere und zeitgerechter Diagnose

Klassifikation

Organ Injury Scale der American Association for the Surgery of Trauma (AAST)		
Grad		**Verletzungsmuster**
I	Hämatom	geringe Kontusion ohne Gangbeteiligung
	Lazeration	oberflächlicher Organeinriss ohne Gangbeteiligung
II	Hämatom	höhergradige Kontusion ohne Gangbeteiligung oder Gewebeverlust
▼	Lazeration	tiefe Rissverletzung ohne Gangbeteiligung oder Gewebeverlust

Eigene Notizen

[Handschriftliche Notiz: Bei stumpfem Bauchtrauma immer Exploration der Pankreaslage!]

Organ Injury Scale der American Association for the Surgery of Trauma (AAST) (Fortsetzung)		
Grad		**Verletzungsmuster**
III	Lazeration	distale Organruptur oder Parenchymdestruktion mit Gangbeteiligung
IV	Lazeration	proximale Organruptur oder Parenchymdestruktion mit Beteiligung der Ampulla Vateri
V	Lazeration	massive Pankreaskopfdestruktion

Diagnostik
- steigende oder erhöhte Amylasewerte
- Sonographie (Pankreasödem, Inhanogenität)
- Computertomographie (geringe Sensitivität)
- ggf. MRP/ERP zum Nachweis Integrität Pankreasgang

Therapie *[handschriftlich: — Ind.: Durchtrennung des Pankreasganges]*
- Prinzip: *[handschriftlich: Parenchyms]*
    - Blutstillung und Débridement avitaler Drüsenabschnitte und Identifikation respektive Versorgung von Gangläsionen, Drainage
- je nach Schweregrad und Lokalisation:
    - Drainageoperationen (meist Grad I/II) *[handschriftlich: ggf. Pankreatiko-jejunostomie]*
    - rekonstruktive oder resezierende Verfahren (z.B. Grad III Pankreaslinksresektion, Grad IV/V Pankreaskopfresektion)

Komplikationen
- Blutungen
- Abszesse
- Pankreasfisteln
- posttraumatische Pankreatitis
- Pseudozysten
- selten endo-/exokrine Insuffizienz

5.11.2 Pankreatitis

Akute Pankreatitis
Definition
- Entzündung der Bauchspeicheldrüse mit gestörter exokriner und evtl. endokriner Funktion

Pathogenese
- häufige Ursachen:
    - 45% biliär
    - 35% ethyltoxisch
    - 15% idiopathisch

- seltene Ursachen:
  - medikamentös-toxisch (z.B. Glukokortikosteroide, Thiazide, Azathioprin)
  - viral (z.B. Mumps, Coxsackie)
  - weitere Ursachen:
    - bei juxtapapillärem Duodenaldivertikel
    - Hypertriglyzeridämie
    - primärem HPT
    - posttraumatisch
    - iatrogen nach ERCP
    - bei Pancreas divisum
    - nach Transplantation postischämisch oder durch Abstoßung
    - hereditär
- Schweregrade:
  - 80% leicht (ödematös)
  - 20% schwer (nekrotisierend)

Klinik

- epigastrische Schmerzen mit Ausstrahlung in den Rücken (gürtelförmig), meist 8–12 h Latenz nach alimentärem oder Alkoholexzess
- Übelkeit, Erbrechen, Meteorismus
- ggf. Fieber
- Ikterus
- Cullen-Zeichen (periumbilikale bläuliche Flecken) oder Grey-Turner-Zeichen (bläuliche Flecken im Flankenbereich) bei schwerer nekrotisierender Pankreatitis

Komplikationen

- paralytischer Ileus
- bakterielle Superinfektion der Nekrosen
- Abszess-/Pseudozystenbildung
- Milzvenen-/Pfortaderthrombose
- Arrosionsblutungen
- Sepsis
- Schock
- DIC
- ARDS
- ANV

Diagnostik

- klinisch:
  - Gummibauch (palpatorisch prallelastische Bauchdeckenspannung)
  - Pleuraerguss
- laborchemisch: Entzündungszeichen
- Sonographie:
  - unscharf begrenzte Pankreasloge
  - hypodense Organstruktur

- ggf. Abszesse
- Pseudozysten
- ggf. Aszites
- Röntgen: Abdomenübersicht
  - dilatierte Darmschlingen bei paralytischem Ileus
- Thoraxröntgen:
  - Pleuraerguss
  - basale Atelektasen
- Angio-CT:
  - Beurteilung von Ausmaß und Schweregrad der Pankreatitis
- ERCP:
  - therapeutisch mit Papillotomie bei biliärer Pankreatitis

Therapie

- überwiegend **intensivmedizinisch-konservative Therapie:**
  - Nahrungskarenz bis Schmerzfreiheit
  - Volumen-/Elektrolytsubstitution
  - Analgesie
  - Stressulkusprophylaxe
  - Thromboembolieprophylaxe
  - Antibiose
- **ERCP:**
  - endoskopische Papillotomie mit Steinextraktion
- **operativ:**
  - Ziele der chirurgischen Therapie sind:
    - Ausräumung von infizierten Nekrosen und/oder Abszessen (wenn transkutan nicht drainierbar)
    - Gallengangsanierung (wenn ERCP versagt)
    - Behandlung von Komplikationen an Umgebungsorganen
    - Cholezystektomie im Intervall

Chronische Pankreatitis
Definition

- chronische, meist progressive Veränderung des Pankreasparenchyms mit fokalen Nekrosen, segmentaler oder diffuser Fibrose und Kalzifikationen
- **Sonderform:** obstruktive chronische Pankreatitis (Obstruktion des Gangsystems mit Atrophie)

Pathogenese

- 70–90% chronischer Alkoholabusus
- 15% idiopathisch
- selten hereditär
- medikamentös-toxisch
- bei primärem HPT
- Hyperlipoproteinämie
- zystischer Fibrose
- Pancreas divisum

Klinik

- rezidivierende Oberbauchschmerzen mit Ausstrahlung in den Rücken (gürtelförmig)
- Übelkeit
- Erbrechen
- ggf. rezidivierende Ikterus
- evtl. Zeichen endokriner Pankreasinsuffizienz (latenter Diabetes mellitus) und exokriner Pankreasinsuffizienz (Maldigestion mit Gewichtsverlust, Diarrhö, Steatorrhö, Meteorismus, Ödem, selten Nachtblindheit, Gerinnungsstörungen, Osteomalazie)

Komplikationen

- Pseudozysten
- Abszesse
- Milzvenen-/Pfortaderthrombose
- Stenose des Pankreasgangsystems und des Ductus choledochus
- Pankreaskarzinom

Diagnostik

- bei entzündlichem Schub evtl. Pankreasenzyme ↑
- Sekretin-Pankreozymin-Test, Pankreolauryl-Test
- Chymotrypsin- und Elastase-1-Konzentration im Stuhl ↓
- Sonographie (Verkalkungen, Pseudozysten)
- ERCP/MRCP (Kaliberunregelmäßigkeiten, evtl. Pankreasgangsteine)
- CT (detaillierter Nachweis morphologischer Veränderungen)

Therapie

- primär konservativ:
  - absolute Alkoholkarenz
  - Ernährung
  - Enzymsubstitution
  - Insulintherapie
  - Schmerztherapie
- **interventionell:**
  - endoskopische Papillotomie
  - Extraktion von Pankreasgangsteinen
  - Ballondilatation von Gangstenosen
  - Stenteinlage
  - Pseudozystendrainage
- **operativ:**
  - **Kopfresektion, Drainage oder Resektion der Pseudozysten** (▶ Pankreaspseudozysten) bei therapieresistenten Schmerzen durch:
    - Minderung des lokalisierten viszeralen Kompartmentsyndroms (Druckerhöhung intraparenchymatös und in den Gängen durch entzündlich bedingte Abflussbehinderung)
    - Minderung der entzündungsbedingten Ausschüttung toxischer Substanzen mit Wirkung auf intra- und peripankreatische Nerven sowie

- Resektion von Parenchymanteilen des Kopfes, die als Schrittmacher für den Verlauf einer chronischen Pankreatitis wirksam sind
- **Drainageoperationen:**
  - laterolaterale Pankreatojejunostomie nach Partington-Rochelle ohne Teilresektion
  - limitierte distale Resektion mit terminoterminaler Pankreatojejunostomie nach DuVal
  - limitierte distale Resektion mit Längseröffnung des Pankreasganges und Drainage beider Flächen über eine Roux-Y Schlinge nach Puestow-Gillesby
- **resezierende Operationen:**
  - klassische Duodenopankreatektomie nach Kausch-Whipple
  - pyloruserhaltende Duodenopankreatektomie nach Traverso-Longmire
  - duodenumerhaltende Pankreaskopfresektion nach Beger, als Berner-Modifikation oder nach Frey
  - weiterhin Pankreaslinksresektion
  - totale Pankreatektomie

Pankreaspseudozysten

Epidemiologie

- Pankreaspseudozysten (im Gegensatz zu echten Zysten ohne Epithelauskleidung) sind die weitaus häufigste Entität unter den zystischen Pankreasläsionen

Ätiologie

- Entstehen als Folge von akuten und chronischen Pankreatitiden:
  - >70% mit alkoholinduzierter Pankreatitis assoziiert
  - anderweitig biliäre Pankreatitis
  - postinterventionelle und posttraumatische Pankreatitis)
- 8–70% der akuten Zysten bilden sich zurück

Klassifikation

Atlanta-Klassifikation der Pseudozysten	
Akute Flüssigkeitskollektion	Folge akuter Pankreatitis als peripankreatische Flüssigkeitsansammlung ohne Kapsel
Akute Pseudozysten	Folge akuter Pankreatitis oder eines Traumas und benötigen zur Ausbildung mehrere Wochen, amylasehaltige Flüssigkeit mit Kapsel aus Granulations- und Bindegewebe
Chronische Pseudozysten	Folge chronischer Pankreatitis oder »Acute-on-chronic«-Pankreatitis, amylasehaltige Flüssigkeit mit Kapsel aus Granulations- und Bindegewebe
Pankreatischer Abszess	intraabdominelle Eiterkollektion in anatomischer Beziehung zum Pankreas

Klinik

- unspezifische Symptome wie Oberbauchschmerzen, Übelkeit, Erbrechen
- ggf. Gallengangs- oder Duodenalkompression mit Ikterus und postprandialem Erbrechen

Diagnostik

- CT
- ERCP
- MR/-CP
- differenzialdiagnostisch sind zystische Neoplasien abzugrenzen

Therapie

- **konservativ und interventionell:**
  - perkutane Drainage (einmalige Punktion hat hohe Rezidivraten)
  - endoskopische Drainage (Pseudozysto-Gastrostomie, Pseudozysto-Duodenostomie oder transpapilläre Drainage)
- **operativ:**
  - innere Zystendrainage: Standardverfahren bei unkomplizierten Pseudozysten als:
    - Pseudozysto-Gastrostomie
    - Pseudozysto-Duodenostomie
    - Pseudozysto-Jejunostomie mit nach Roux-Y ausgeschalteter Jejunumschlinge
  - Resektion (selten bei Zysten im Schwanzbereich als milzerhaltende Pankreaslinksresektion)

5.11.3 Pankreastumore

Benigne Tumore des exokrinen Pankreas

- selten (Lipome, Teratome, Zystadenome)
- Therapie richtet sich nach klinischer Symptomatik
- operative Exploration und Resektion oftmals nicht zu vermeiden, da diagnostisch Karzinomausschluss schwierig

Neuroendokrine Tumore des Pankreas

- selten, Ursprung meist Langerhans-Zellen (außer Gastrinom), solitär oder multipel, ca. 50% hormonaktiv
- 50% der malignen Tumore sind hormoninaktiv und ca. 90% der hormoninaktiven sind maligne
- Abgrenzung gegenüber exokrinen Tumoren gelegentlich schwierig, aber klinisch wichtig, da sich die Therapie und Prognose von denen exokriner Tumoren unterscheidet
- neben sporadisch auftretenden Tumoren erblich im Rahmen der multiplen endokrinen Neoplasien (MEN I)

5

Neuroendokrine Tumoren des Pankreas						
Tumor	Hormon	Syndrom	Symptome	Lokali- sation	Malig- nität	Therapie
Insulinom	Insulin	Hypo- glykämie	Spontan- hypogly- kämie, adrenerge und neuro- glyko- penische Symptome	99% Pankreas	<10%	Resektion, ggf. Dia- zoxid, Octreotid
Gastri- nom	Gastrin	Zollinger- Ellison- Syndrom	rezidivieren- de, therapie- resistente Magen- und Duodenal- ulzera, atypische Je- junalulzera	70% Duode- num, 25% Pankreas	60– 90%	Resektion inkl. Lympha- denekto- mie, hoch- dosiert PPI, Octreotid
VIPom (Verner- Morrison- Syndrom)	vasoakti- ves intes- tinales Peptid	WDHA (water diarrhea hyokale- miaachlor- hydria)	wässrige Diarrhö, Hypo- kaliämie, Achlorhydrie	90% Pankreas	40– 70%	Pankreas- teil- resektion
Glukago- nom	Glukagon		Diabetes mellitus, Dermatitis	Pankreas	50– 80%	Pankreas- teil- resektion
Somatos- tatinom	Somatos- tatin		Steatorrhö, milder Diabetes	55% Pankreas	> 70 %	Pankreas- teil- resektion

Pankreaskarzinom
Epidemiologie
- Inzidenz ca. 10/100.000 Einwohner/Jahr
- an vierter Stelle der Krebstodesfälle bei Männern und Frauen
- Erkrankung des höheren Lebensalters (altersspezifische Inzidenz steigt ab dem 45. Lebensjahr an und erreicht ab dem 75. Lebensjahr Werte von 80 bis >100/100.000/Jahr)
- das duktale Adenokarzinom und seine Varianten machen 85–90% aller Pankreasneoplasien aus, Inzidenz und Mortalität sind praktisch iden- tisch, das abzugrenzende Karzinom der Ampulla Vateri ist selten (er- heblich bessere Langzeitprognose durch früher auftretende Symptoma- tik, schneller gestellte Diagnose)

Risikofaktoren
- Rauchen
- Diabetes mellitus
- chronische Pankreatitis

— **Präkanzerosen:**
  — muzinös-zystische Neoplasie (MCN)
  — intraduktale papilläre muzinöse Neoplasien (IPMN)
  — pankreatische intraepitheliale Neoplasien (PanIN):
    • PanIN-IA (muzinöse Zellhypertrophie)
    • PanIN-IB (duktale papilläre Hyperplasie und adenomatoide duktale Hyperplasie)
    • PanIN-II (Läsionen mit mittelgradiger Dysplasie)
    • PanIN-III (hochgradige duktale Dysplasie bzw. Carcinoma in situ)
  — molekulargenetisch nachweisebare Onkogenaktivierung (K-ras) und Tumorsuppressorgeninaktivierung (p53, p16, DPC4)
  — Adenome der Papilla Vateri (sporadisch oder im Rahmen familiärer Polyposis-Syndrome wie FAP, Gardner-Syndrom)
  — hereditäre Faktoren (genetische Prädisposition wird bei etwa 5% aller Pankreaskarzinome gefunden)
    • familiäres Pankreaskarzinom (FPC)
    • hereditäre Pankreatitis (seltene autosomal dominante Erkrankung mit hoher Penetranz und wechselnder Expressivität)
    • familiäre Krebssyndrome (Familial atypical multiple mole-melanoma Syndrom, HNPCC-Syndrom, Brust- und Ovarial-Krebs-Syndrom mit BRCA2-Mutation, Peutz-Jeghers-Syndrom, FAP-Syndrom, hereditäre Ataxia teleangiectatica)

Klassifikation
— nach WHO (▶ Tabelle)

WHO-Klassifikation des Pankreaskarzinoms		
Klassifikation		**Häufigkeit (%)**
Duktales Karzinom	Adenokarzinom	75
	Riesenzellkarzinom	4
	Adenosquamöses Karzinom	4
	Mikroadenokarzinom	3
	Muzinöses Karzinom	3
	Zystadenokarzinom	1
Karzinom der azinären Zellen	Adenokarzinom der azinären Zellen	1
	Zystadenokarzinom der azinären Zellen	<1
Gemischter Zelltyp	Azinäres duktales und Inselzellkarzinom	<1
Unbestimmter Zelltyp	Papillär-zystischer Tumor	<1
	Pankreatikoblastom	<1
Unklassifizierter Zelltyp	Riesenzelltyp	8
	Kleinzelliger Typ	1
	Klarzelliger Typ	<1

— TNM-Klassifikation (▶ Tabelle)

TNM-Klassifikation des Pankreas- und Papillenkarzinoms		
Pankreaskarzinom		
T		Primärtumor
	Tis	Carcinoma in situ
	T1	Tumor begrenzt auf Pankreas, 2 cm oder weniger in größter Ausdehnung
	T2	Tumor begrenzt auf Pankreas, mehr als 2 cm in größter Ausdehnung
	T3	Tumor breitet sich jenseits des Pankreas aus, jedoch ohne Infiltration des Truncus coeliacus oder der A. mesenterica superior
	T4	Tumor infiltriert Truncus coeliacus oder A. mesenterica superior
N		**Regionäre Lymphknoten**
	N0	keine regionären Lymphknotenmetastasen
	N1	regionäre Lymphknotenmetastasen
M		**Fernmetastasen**
	M0	keine Fernmetastasen
	M1	Fernmetastasen
Papillenkarzinom		
T		Primärtumor
	Tis	Carcinoma in situ
	T1	Tumor begrenzt auf Ampulla Vateri oder Sphincter Odii
	T2	Tumor infiltriert Duodenalwand
	T3	Tumor infiltriert Pankreas
	T4	Tumor infiltriert das peripankreatische Weichteilgewebe oder angrenzende Strukturen
N		**Regionäre Lymphknoten**
	N0	keine regionären Lymphknotenmetastasen
	N1	regionäre Lymphknotenmetastasen
M		**Fernmetastasen**
	M0	keine Fernmetastasen
	M1	Fernmetastasen

5

- Stadieneinteilung nach UICC (▶ Tabelle)

Stadieneinteilung des Pankreaskarzinoms			
Stadium	Primärtumor	Regionäre Lymphknoten	Fernmetastasen
0	Tis	N0	M0
IA	T1	N0	M0
IB	T2	N0	M0
IIA	T3	N0	M0
IIB	T1, T2, T3	N1	M0
III	T4	Jedes N	M0
IV	Jedes T	Jedes N	M1

- Lokalisation:
  - Pankreaskopfbereich: 65%
  - Korpus- und Schwanzbereich: 15%
  - gesamtes Pankreas: 20%

Klinik

- keine Frühsymptome
- unspezifische Oberbauchschmerzen
- Übelkeit, Erbrechen, Appetitlosigkeit, Gewichtsverlust
- Ikterus (bei Papillenkarzinomen frühzeitiger cholestatischer Ikterus)
- Rückenschmerzen
- rezidivierende Thrombophlebitiden (Thrombophlebitis migrans)

Diagnostik

- palpatorisch prallelastische, schmerzlose Gallenblase (in Kombination mit Verschlussikterus positives Courvoisier-Zeichen)
- evtl. Lipase ↑ bei Begleitpankreatitis
- Abdomensonographie (unregelmäßige Organbegrenzung, inhomogene Schallechos, Cholestase, Aufweitung des Ductus Wirsungianus)
- Endosonographie (Darstellung Raumforderung etc.)
- ERCP/MRCP (Gangabbrüche, prästenotische Dilatation, »double-duct-sign«, Gefäßabbrüche)
- CT
- Tumormarker: CA 19-9 und CEA zur Verlaufskontrolle
- eine präoperative histologische Sicherung ist nicht notwendig

Therapie

- **kurativ:**
  - bei fehlenden Alternativen stellt die komplette Resektion inkl. systematischer Lymphadenektomie die einzige Heilungschance dar

5

— die Entscheidung zur Resektion (präoperativ unklare Raumforderung, unsichere Gefäßinfiltration der V. porta, des Truncus coeliacus oder der A. mesenterica superior) kann oftmals erst intraoperativ gestellt werden, wobei eine Gefäßinfiltration per se keine Kontraindikation zur Resektion mehr darstellt

— je nach Lokalisation:
   - **Tumore im Kopfbereich:** partielle Duodenopankreatektomie nach Kausch-Whipple oder pyloruserhalten nach Longmire-Traverso
   - **Pankreasschwanztumore:** Hemipankreatektomie links mit Splenektomie
   - **bei ausgedehnteren Befunden:** totale Pankreatektomie

— eine vorliegende Gefäßinfiltration besonders der V. porta kann durch kurzstreckige Segmentresektion einer R0-Resektion zugeführt werden

— **adjuvant:**
   — postoperativ mit Gemcitabin, ggf. als Kombinationschemotherapie

— **palliativ:**
   — bei nicht komplett resezierbaren Befunden oder hepatischer Filialisierung
      - ggf. lediglich Anlage einer biliodigestiven Anastomose zur Galleableitung
      - interventionelle Stenteinlage
      - transhepatische PTCD-Anlage
   — Anlage einer Gastroenterostomie bei vorliegender Magenausgangsstenose
   — palliative Chemotherapie
   — ggf. Radiochemotherapie

Komplikationen

— Pankreasfistel (10%)
— verzögerte Magenentleerung (10%)
— Blutung (5%)
— Wundinfekt (5%)
— Abszess (4%)

Prognose

— aufgrund der späten Diagnosestellung kommen lediglich ca. 25% der Patienten für eine potenziell kurative Resektion in Frage
— 5-Jahresüberlebensrate nach R0-Resektion:
   — stadienabhängig zwischen 12,3 und 41%
— ohne Resektion:
   — medianes Überleben 3–9 Monate

5.12 **Milz**

D. Kämmer

5.12.1 **Anatomie und Physiologie**

- die gesunde Milz:
  - liegt links subphrenisch und intraperitoneal in Höhe der 9.–11. Rippe und wird von diesen überdeckt
  - erreicht eine Größe von 4×7×11 cm
  - das Gewicht beträgt 100–200 g
  - topografische Beziehungen bestehen zu linker Zwerchfellkuppel, Niere, Magen, linker Kolonflexur und Pankreasschwanz
  - in ihrer Lage gehalten durch 4 Ligamente (Ligg. phrenicolienale, gastrolienale, colicolienale und phrenicocolicum) in Verbindung mit der Bindegewebekapsel
  - die Milz hat in bis zu 30% Nebenmilzen
  - die Blutversorgung erfolgt aus der A. lienalis aus dem Truncus coeliacus, sie zweigt sich im Hilus in 2–3 Segmentarterien auf
  - das venöse Blut wird über die V. lienalis abgeleitet, fließt mit der V. mesenterica inferior und superior in der V. portae zusammen
- die Milz entsteht aus dem Mesenchym des dorsalen Mesogastriums
- während der Embryonalzeit erfolgt in der Milz die Hämatopoese
- im Erwachsenalter ist sie:
  - ein Reservoir von Thrombozyten, Lymphozyten und Monozyten
  - dient sie der Phagozytose von alten Erythrozyten und Zellfragmenten sowie der Entfernung von Zelleinschlüssen
- besteht aus dem Trabekelnetzwerk mit roter (80%) und weißer (20%) Pulpa
- die Milz kann Antigene filtern und ist Hauptquelle der Antikörperbildung, in ihr reifen Lymphozyten und Plasmazellen
- in der Milz können Fremdkörper und Bakterien ohne Opsonisierung phagozytiert werden
- ein Teil dieser Funktionen wird nach Splenektomie von der Leber übernommen

5.12.2 **Verletzungen**

Ätiologie

- durch Bauchtraumen (stumpf/penetrierend): Hochrasanz- aber auch Bagatelltraumen
- einzeitige (Parenchym + Kapsel)- oder zweizeitige Ruptur (Parenchymverletzung und spätere Kapselruptur) können auftreten
- Personen mit vergrößerter Milz haben ein erhöhtes Risiko

5

Klinik

- Druckschmerz im linken Oberbauch mit Ausstrahlung in die linke Schulterregion bei Palpation *Kehr-zeichen*
- evtl. tastbare Vergrößerung
- Zeichen des hämorrhagischen Schocks
- bei zweizeitiger Ruptur Symptome evtl. erst bei Kapselruptur

Diagnostik

- **im Notfall:**
  - Sonographie:
    - Parenchymverletzungen
    - freie Flüssigkeit
  - CT: im Rahmen der Traumaspirale
  - Labor: Hämoglobin im Serum initial nur unverlässlich
- **elektiv/bei hämatologischen Erkrankungen:**
  - Differenzialblutbild
  - Knochenmarkpunktion
  - Sonographie:
    - Größe, Lage, Struktur
    - Raumforderungen, Infarzierungen
  - CT:
    - zur Ausbreitungsdiagnostik
    - Primariussuche
  - Angiographie bei elektiver Teilresektion

Therapie

- **konservativ:**
  - nur bei kleinen Verletzungen ohne aktive Blutung
  - engmaschige intensivmedizinische Kontrolle der Hämodynamik:
    - Hb
    - regelmäßige Sonographie
  - ❗ **Cave** Bei Instabilität, Hb-Abfall, Transfusionsbedarf >2 EK, Peritonismus: sofortige Operation
- **operativ:**
  - primär indiziert bei:
    - aktiven Blutungen
    - hämodynamischem Schock
  - milzerhaltende Therapie (Teilresektion/Splenorraphie) ist immer wünschenswert aber selten machbar, dann Splenektomie *Kompl.*

SKO: Verhalt / subphren. Abszess opsi BB-verand.

5.12.3 Erkrankungen

- **häufig:**
  - traumatische/iatrogene Milzläsionen
  - radikale onkologische Tumorresektionen
  - Therapieversagen bei Morbus Werlhoff (idiopathische thrombozytopenische Purpura)
  - posttraumatische Pseudozysten

- **selten:**
  - sekundäre Veränderungen in der Milz bei hämatologischen Erkrankungen
  - noch seltener primäre Malignome der Milz (Hämangiosarkom, Non-Hodgkin-Lymphom, Hodgkin-Lymphom)
  - Kugelzellanämie (hereditäre Sphärozytose)
  - echte Zysten (parasitäre Zysten, Dermoidzysten)
  - Hämangiome und Hamartome ab 4 cm Durchmesser
  - Abszesse der Milz nach Bakteriämie
  - Aneurysma der A. lienalis
  - Milzvenenthrombose
  - Metastasen

Therapie

- **operativ:**
  - die Indikation bei hämatologischen Erkrankungen sollte zusammen mit dem behandelnden Onkologen bei Versagen der konservativen Therapie gestellt werden
- **Zugänge:**
  - **Notfall:** mediane Laparotomie (60% Begleitverletzungen bei Traumen)
  - **elektiv:**
    - linksseitiger Rippenbogenrandschnitt
    - Laparoskopie mit/ohne Minilaparotomie (Morcellement: intraabdominelle Verkleinerung; Autotransfusion bei Riesenmilzen: zuerst Ligatur A. lienalis)
- **Mobilisation:**
  - Durchtrennung und Ligatur der Ligamente
  - Luxation nach ventral
  - Ligatur der Gefäße
    - bei Teilresektion Ligatur der Segmentgefäße im Hilus nach Darstellung
    - Splenorraphie (Umlegen mit Netz und Kompression)
  - Schonung des Pankreas und große Kurvatur
  - ggf. Suche nach Nebenmilzen
  - ggf. Einlage einer Drainage
- **Staging-Laparotomie bei Lymphomen:**
  - hängen vom diagnostischen und therapeutischen Behandlungskonzept ab
  - im Kindesalter möglichst Milzerhalt
  - Biopsien: Leber, paraaortal, parailiakal, mesenteriale LK

Komplikationen

- (Nach-)Blutung
- Pankreatitis und Pankreasfisteln
- subphrenische Abszesse
- linksseitige Pleuraergüsse
- Verletzungen des Magens

— Kolonfistel
— Mesenterial- und Pfortaderthrombose
— Letalität:
  — elektiv: 1–5%
  — bei Traumen: bis zu 15%
— OPSI-Syndrom (s.u.)

Postsplenektomiesyndrom

— Veränderungen des Blutbildes
— Thrombozytose
— (passagere) Leukozytose
— (passagere) Lymphozytopenie, dann Lymphozytose
— vermehrte Einschlusskörper, Retikulozyten, Siderozyten und Target-Zellen

OPSI-Syndrom (»overwhelming post-splenectomy infection«)
Inzidenz

— bei Kindern: bis zu 5%
— bei Erwachsenen: 2,5%
— Letalität bei Kindern bis 50%

Erreger

— auslösende Keime:
  — Pneumokokken
  — Haemophilus influenzae
  — Meningokokken
  — Staphylokokken

Therapie

— Impfung mit polyvalenter Vakzine gegen Pneumokokken, Haemophilus influenzae und Meningokokken
— bei elektiver Splenektomie:
  — bis 10 Tage vor OP
  — nach OP ab 10 Tage danach (bei Notfall-Splenektomie vor Entlassung planen/durchführen)
— **postoperative Maßnahmen:**
  — Entfernung Blutungsdrainage am 1. Tag
  — Hautnahtentfernung 12. Tag
  — Trinken nach 24 Std.
  — ab 2. Tag leichte Kost
  — laborchemisch:
    • Pankreaswerte
  — sonographisch:
    • subphrenischer Verhalt
    • Pleuraerguss
  — ggf. ASS 100 mg bei Thrombozyen >1000 G/l

5.13 Retroperitoneum und Nebennieren

A. Mossdorf

5.13.1 Erkrankungen des Retroperitoneums

Anatomie

- das Retroperitoneum schließt sich nach dorsal an den Peritonealraum an
- begrenzt wird es nach:
  - kranial durch das Zwerchfell
  - kaudal durch den Bindegeweberaum des kleinen Beckens
  - dorsal durch die Wirbelsäule
- Organe mit retroperitonealer Lage sind:
  - Nieren
  - Nebennieren
  - Ureteren
- sekundär retroperitoneal liegen:
  - Teile des Pankreas
  - Teile des Kolons
  - Teile des Doudenums
- im Retroperitoneum liegen außerdem:
  - Aorta
  - V. cava inferior
  - Anteile des Grenzstrangs

Blutungen

Ätiologie

- häufigste Ursachen für ein retroperitoneales Hämatom sind:
  - spontane Blutungen unter Antikoagulation
  - Traumata mit Verletzung der Wirbelsäule, des Beckens, der großen Gefäße oder der Nieren und Ureteren
- seltener sind:
  - Tumorblutungen
  - Hämatome durch gedeckt perforierte Aortenaneurysmen
  - iatrogen verursachte Blutungen (z.B. nach Gefäßpunktionen)

Klinik

- retroperitoneale Hämatome sind meist relativ symptomarm
- häufig unklarer Hämoglobinabfall
- evtl. Flankenschmerzen oder abdominelle Schmerzen
- seltener sind neurologische Ausfälle (z.B. Beinheberparesen durch Kompression von Nerven)
- bei fulminanten Verläufen:
  - Kreislaufinstabilität und
  - hämorrhagischem Schock

Diagnostik

- Mittel der Wahl ist die Computertomographie mit Kontrastmittel (Darstellung der Blutungsquelle?)
- Sonographie (untergeordneter Stellenwert)

Therapie

- stark abhängig von der Ursache der Blutung
- bei schweren Traumata mit Becken- oder Wirbelsäulenfrakturen und Verletzungen der großen Gefäße steht die operative Stabilisierung der Frakturen im Vordergrund
- ansonsten möglichst konservativ durch:
  - Gerinnungsoptimierung (Pausieren von Heparin, Clexane oder Marcumar, Substitution von Gerinnungsfaktoren, engmaschige Gerinnungskontrollen)
  - Substitution von Erythrozytenkonzentraten
  - Monitoring der Vitalparameter
- bei isolierter Blutung: Gefäßembolisation
- wenn die Blutung konservativ nicht zu beherrschen ist, sollte die Indikation zur **Operation** gestellt werden
- **OP-Zugangsweg:**
  - meist ein Flankenschnitt
  - der Peritonealraum sollte dabei nicht eröffnet werden
- **operatives Vorgehen:**
  - nach Ausräumen des Hämatoms erfolgt die Blutstillung mittels Diathermie
  - bei diffusen Blutungen, die mittels Diathermie nicht zu stillen sind, empfiehlt sich ein zweizeitiges Vorgehen:
    - Blutstillung durch Tamponade mit Bauchtüchern oder Streifen
    - am Folgetag Entpackung und Kontrolle auf Bluttrockenheit

Tumore
Epidemiologie

- nichtorganbezogene Tumore des Retroperitoneums sind selten im Vergleich zu anderen Tumoren
- Inzidenz: ca. 1/100.000
- Männer sind seltener betroffen als Frauen
- Altersgipfel: um das 7. Lebensjahrzehnt

Ätiologie

- größtenteils sind die Tumore mesenchymaler Herkunft, z.B. Lipom, Fibrom, Leiomyom und die malignen Entitäten wie Liposarkom, Rhabdomyosarkom oder Leiomyosarkom
- neurogene Tumore sind wesentlich seltener
- ca. 70% der retroperitonealen Tumoren sind primär maligne, wobei die Sarkome den größten Anteil ausmachen
- Entstehung von retroperitonealen Tumoren gehäuft beobachtet bei Patienten mit:
  - familiärer adenomatöser Polyposis (FAP)

- Neurofibromatose
- Li-Fraumeni-Syndrom
- ein größeres Risiko der Entwicklung eines retroperitonealen Tumor besteht auch bei Patienten mit stattgehabter Strahlentherapie

Klinik

- häufig erst sehr spät symptomatisch, so dass die retroperitonealen Tumore bei Diagnosestellung meist bereits eine Größe von >10 cm haben und palpabel sind
- Symptome:
  - eher unspezifisch
  - durch die Infiltration oder Kompression von Nachbarorganen bedingt (z. B. Nierenstau bei Kompression der Ureteren)
  - Flanken- und abdominelle Schmerzen (wie beim retroperitonealen Hämatom)
  - neurologische Ausfälle
- B-Symptomatik (Fieber, Nachtschweiß, Gewichtsverlust)

Diagnostik

- CT oder MRT des Abdomens und Retroperitoneums: Standard
- die Metastasierung erfolgt meist hämatogen in die Lunge und die Leber, so dass zur Komplettierung des Stagings eine Bildgebung des Thorax notwendig ist
- bei Nierenbeteiligung und geplanter Nephrektomie: präoperativ seitengetrennte Nierenclearance

Therapie

- primär operativ:
  - Zugangsweg für die Tumorexstirpation: meist die mediane Laparotomie
  - häufig sind multiviszerale Resektionen notwendig, um eine R0-Situation zu erreichen
  - eine radikale Lymphadenektomie ist bei fehlender lymphogener Metastasierung nicht notwendig
  - eine intraoperative Strahlentherapie (IORT) kann die Operation ergänzen
  - bei Patienten mit nicht resektablen Tumoren: adjuvanten Radiochemotherapie
  - Lokalrezidive:
    - 50–80%
    - Therapie der Wahl: erneute Tumorresektion

Entzündungen
Ätiologie

- Hauptursache: Entzündungen von benachbarten Organen, die auf das Retroperitoneum übergreifen, z.B.:
  - perforierte Appendizitis
  - Morbus Crohn

5

- Spondylodiszitis
- Psoasabszess bei Tuberkulose, Pankreatitis
- seltene Ursache: d hämatogene Streuung, z.B. bei der bakteriellen Endokarditis

Klinik

- typisches Bild einer Entzündung mit Fieber, Schüttelfrost und laborchemisch erhöhten Infektparameter (Leukozytose, CRP- und BSG-Erhöhung)
- häufig Flankenschmerzen, ggf. einhergehend mit einer Rötung und Schwellung

Diagnostik

- Sonographie
- CT

Therapie

- im Vordergrund steht die Sanierung des Infektfokus, z.B. die Appendektomie
- zusätzlich kann sonographisch oder CT-gesteuert eine Drainageanlage erfolgen (ggf. Spüldrainage)
- bei Notwendigkeit einer operativen Entlastung: retroperitonealen Zugang

Retroperitoneale Fibrose
Definition

- Erkrankung, die zur Bindegewebeproliferation mit Ummauerung der Ureteren, der großen Gefäße (Aorta, meist infrarenal und Iliakalgefäße) und den retroperitonealen Anteilen des Gastrointestinaltrakts führt

Pathogenese

- Unterscheidung zwischen:
  - primärer (idiopathischen) Form (Morbus Ormond), deren Ursache am ehesten ein Autoimmunprozess ist
  - sekundärer Form, bei der es durch Bestrahlung, Traumata oder Voroperationen zur Bindegewebeproliferation kommt
- die Fibrose kann ein- oder beidseitig auftreten

Klinik

- Symptome sind sehr uncharakteristisch
- häufig Zeichen einer chronischen unspezifischen Entzündung mit Fieber und erhöhtem Infektlabor (besonders eine BSG-Erhöhung)
- Rücken-, Flanken-, oder abdominelle Schmerzen
- erhöhte Retentionsparameter und Harnstau bei Ummauerung der Ureteren
- bei Fibrosierung des Duodenums rezidivierendes postprandiales Erbrechen

- Beinvenenthrombosen und -ödeme entstehen, wenn es zu einer Ummauerung der Iliakalgefäße kommt

Eigene Notizen

Diagnostik

- Sonographie:
  - Nachweis von unspezifischer Bindegewebevermehrung
  - ggf. Harnstau mit Erweiterung des Nierenbeckenkelchsystems
- CT und MRT:
  - zum Nachweis der genauen Ausprägung der retroperitonealen Fibrose mit eventueller Gefäßbeteiligung
- Diagnosesicherung:
  - histologisch durch die Entnahme von Gewebeproben
- Nierenfunktionsszintigraphie:
  - Abklärung der Nierenfunktion

Therapie

- **idiopathischen Form:**
  - Gabe von Cortison in der Kombination mit Azathioprin
  - zur Sicherung der Harnableitung kann eine perkutane Nephrostomie oder ein Uretersplint angelegt werden
  - bei Nichtansprechen der Therapie alls Langzeitlösung Ureterolyse und Verlegung der Ureteren nach intraperitoneal
- **sekundäre Form:**
  - ggf. primär Ureterolyse mit intraperitonealer Verlegung der Ureteren, Duodenalbypass

5.13.2 Erkrankungen der Nebennieren

Anatomie

- Nebennieren:
  - werden zusammen mit den Nieren von der Nierenfettkapsel umgeben und liegen dem oberen Pol der Nieren an
  - bestehen aus dem Nebennierenmark und der Nebennierenrinde
- Nebennierenrinde:
  - wird von außen nach innen in 3 Schichten unterteilt:
    - Zona glomerulosa (Mineralokortikoidproduktion)
    - Zona fasciculata (Glukokortikoidproduktion)
    - Zona reticularis (Produktion von Geschlechtshormonen)
- im Nebennierenmark:
  - Bildung von Adrenalin (20%) und Noradrenalin (80%)
- arterielle Versorgung über die:
  - A. suprarenalis superior aus der A. phrenica inferior
  - A. suprarenalis media aus der Aorta
  - A. suprarenalis inferior aus der A. renalis
- der venöse Abfluss führt über die V. suprarenalis rechts direkt in die V. cava inferior, links in die V. renalis
- die Lymphe wird in die Trunci lumbales drainiert

Erkrankungen der Nebennierenrinde

- leiten sich von den 3 unterschiedlichen Rindenzonen und der jeweiligen Hormonproduktion ab.

Primärer Hyperaldosteronismus (Conn-Syndrom)
Ätiologie

- in ca. 70% der Fälle ist die Ursache ein einseitiges Nebennierenrindenadenom
- die bilaterale Nebennierenrindenhyperplasie ist für ca. 20% des Conn-Syndroms verantwortlich

Epidemiologie

- betroffen sind doppelt soviel Frauen wie Männer
- das Haupterkrankungsalter liegt zwischen dem 4. und 6. Lebensjahrzehnt

Pathophysiologie und Klinik

- die Aldosteronsekretion wird über das Renin-Angiotensin-System reguliert
- eine vermehrte Aldosteronsekretion führt zur:
    - Natriumretention mit konsekutiver Blutvolumenzunahme und Blutdruckerhöhung
    - vermehrten Kaliumausscheidung und dem Risiko einer metabolischen Alkalose
    - verminderten Reninkonzentration im Plasma
- daraus resultieren die klassischen Symptome des Conn-Syndroms:
    - Hypertonie, die häufig mit Kopfschmerzen einhergeht
    - Hypokaliämie, ggf. mit Muskelschwäche, Polyurie und Polydipsie

Diagnostik

- Primär sollten Kalium und Aldosteron im Serum und im 24-h-Sammelurin, sowie die Reninaktivität im Plasma bestimmt werden.
- 4 Wochen vorher müssen Betablocker, ACE-Hemmer, AT-II-Hemmer und Diuretika abgesetzt werden. Die Blutdruckeinstellung kann in dieser Zeit mit Calciumantagonisten und Alphablockern erfolgen.
- Erhöhte Aldosteronwerte im Serum und Urin in Kombination mit einer geringen Reninaktivität im Plasma sind beweisend für den primären Hyperaldosteronismus (Aldosteron/Renin-Quotient >300).
- Wenn die Diagnose eines primären Hyperaldosteronismus gestellt wurde, muss zwischen einem Nebennierenadenom und einer bilateralen Nebennierenrindenhyperplasie als Ursache unterschieden werden.
- Die Differenzierung gelingt häufig mittels CT oder MRT.
- Wenn in der Schnittbildgebung eine Unterscheidung nicht möglich ist, kann die lageabhängige Aldosteronsekretion im Orthostase-Test bestimmt werden.
- Bei der Nebennierenrindenhyperplasie kommt es zum Anstieg der Aldosteronsekretion, die bei dem Nebennierenrindenadenom ausbleibt.

- Differenzialdiagnostisch muss an den sekundären Hyperaldosteronismus gedacht werden. Er tritt z.B. bei Nierenarterienstenosen, Leberzirrhose und Herzinsuffizienz auf. Im Plasma sind hierbei sowohl die Aldosteron- als auch die Reninaktivität erhöht.

Therapie

- Die Therapie des **einseitigen Nebennierenadenoms** ist chirurgisch. Die betroffene Nebenniere kann laparoskopisch oder offen entfernt werden.
- Bei der **beidseitigen Nebennierenhyperplasie** ist die subtotale Adrenalektomie beidseits indiziert. Nach einer totalen bilateralen Adrenalektomie ist die lebenslange Substitution von Glukokortikoiden und Mineralokortikoiden notwendig.
- Der sekundäre Hyperaldosteronismus wird neben der Therapie der Grunderkrankung medikamentös mit Spironolacton behandelt.

Cushing-Syndrom
Ätiologie

- Die Überproduktion von Glukokortikoiden ist meist iatrogen durch eine Langzeittherapie mit Cortisonpräparaten verursacht (Cushing-Schwellendosis: 7,5 mg Prednisolonäquivalent/Tag).
- Weitere Ursachen sind:
  - Nebennierenrindenadenome, seltener -karzinome
  - paraneoplastische ACTH-Produktion, z.B. bei einem kleinzelligen Bronchialkarzinom mit konsekutiver bilateraler Nebennierenrindenhyperplasie
- Als **Morbus Cushing** bezeichnet man eine Überproduktion von ACTH durch ein Adenom im Hypophysenvorderlappen, welches ebenfalls zur bilateralen Nebennierenrindenhypertrophie führt.

Pathophysiologie und Klinik

- Die Glukokortikoidsynthese in der Nebennierenrinde unterliegt einem zentralen Regelmechanismus. Im Hypothalamus wird CRF gebildet und ausgeschüttet, dadurch kommt es zur Stimulation der ACTH-Produktion im Hypophysenvorderlappen. ACTH wiederum stimuliert die Glukokortikoidsynthese in der Nebennierenrinde.
- Erhöhte Cortisolspiegel im Blut geben ein negatives Feedback an den Hypothalamus und die Hypophyse.
- Frauen sind 4-mal häufiger betroffen als Männer, die Erkrankung manifestiert sich meist zwischen dem 3.–5. Lebensjahrzehnt.
- Der Habitus von Patienten mit Cushing-Syndrom ist gekennzeichnet durch:
  - Stammfettsucht
  - Vollmondgesicht
  - Stiernacken
  - typische breite, rötliche Striae
- Neben der Hypertonie kommt es zu Osteoporose, Pergamenthaut, Diabetes mellitus und Plethora.

- Frauen können zusätzlich Menstruationsstörungen und Hirsutismus entwickeln.
- Bei Männern kommt es zum Libidoverlust und zur Impotenz.

Diagnostik

- Zunächst muss über die Bestimmung des Kortisoltagesprofils das Vorliegen einer Glukokortikoidüberproduktion geklärt werden.
- Ist der zirkardiane Rhythmus mit einem Maximum morgens und einem Minimum um Mitternacht aufgehoben, ist das Vorliegen eines Cushing-Syndroms wahrscheinlich.
- Anschließend wird der ACTH-Spiegel im Plasma bestimmt, um zwischen einem ACTH-abhängigen und unabhängigen Cushing-Syndrom zu unterscheiden. Ist die ACTH-Konzentration im Plama verringert, liegt mit hoher Wahrscheinlichkeit ein Nebennierenrindenadenom als Ursache vor.
- Zur Unterscheidung zwischen dem Morbus Cushing und einer paraneoplatischen ACTH-Erhöhung wird der CRH-Test durchgeführt.
- Ein fehlender Anstieg von ACTH nach der Gabe von CRH spricht für ein paraneoplastisches Geschehen.
- Die Schnittbilddiagnostik wird im Anschluss an die laborchemischen Tests durchgeführt.
- Beim V.a. ein Hypophysenadenom ist die Magnetresonanztomographie Mittel der Wahl.
- Zur Darstellung eines Nebennierenrindenadenoms sind CT und MRT nahezu gleichwertig.
- Bei einer paraneoplastischen Genese steht die Suche des Primärtumors im Vordergrund.

Therapie

- Morbus Cushing:
  - transsphenoidale Entfernung des Hypophysenadenoms
  - bei nichtresektablen Tumor ist die subtotale Adrenalektomie beidseits indiziert
- Nebennierenrindenadenom:
  - laparoskopische oder offene Nebennierenresektion
- Nebennierenrindenkarzinom:
  - offene Adrenalektomie
- paraneoplastisch bedingtes Cushing-Syndrom:
  - Tumorsuche und entsprechende Therapie
  - wenn eine vollständige Tumorentfernung nicht möglich ist, kann eine bilaterale Adrenalektomie notwendig sein
- Nach bilateraler Adrenalektomie ist die lebenslange Substitution von Mineralo- und Glukokortikoiden notwendig (sekundäre Nebennierenrindeninsuffizienz).
- Die zeitweise Substitution von Glukokortikoiden ist nach einseitiger Adrenalektomie bei einem Nebennierenrindenadenom notwendig, da die Funktion der zweiten Nebenniere vorübergehend supprimiert ist.

Adrenogenitales Syndrom (AGS)
Ätiologie
— Das AGS beruht meist auf einem angeborenen Enzymdefekt der mit einer verminderten Glukokortikoidbildung und einer erhöhten Androgenproduktion einhergeht.
— Im Erwachsenenalter handelt es sich häufig um Karzinome die durch Androgen- und Östrogenproduktion auffallen.

Klinik
— Mädchen verlieren ihre Kopfbehaarung und entwickeln eine Amenorrhoe und einen Hirsutismus.
— Bei Jungen kommt es zur Pseodopupertas praecox, Hodenatrophie, Impotenz und Infertilität.
— Kinder fallen durch ein beschleunigtes Längenwachstum mit vorzeitigem Epiphysenfugenschluss auf (kleine Erwachsene).
— Im Falle einer Östrogenproduktion entwickeln Männer eine beidseitige Gynäkomastie.

Diagnostik
— Bestimmung der Serumkonzentration von Dehydroepiandrostendion-Sulfat (DHEA-S).
— Bei V.a. einen östrogenproduzierenden Tumor sollte die Konzentration von Östradiol im Serum gemessen werden.
— CT oder MRT zur Tumordarstellung.

Therapie
— Das angeborene AGS wird mit Kortisol bzw. Fluorokortisol therapiert.
— Im Falle eines Nebennierenrindenkarzinoms ist die offene Adrenalektomie indiziert. Adenome können laparoskopisch reseziert werden.

Morbus Addison
Definition
— beim Morbus Addison kommt es zur funktionellen Zerstörung der Nebennierenrinde

Ätiologie
— am häufigsten Autoimmunprozesse
— Meningokokkensepsis (Waterhouse-Friderichsen-Syndrom)
— Tuberkulose
— nach bilateraler Adrenalektomie

Klinik
— chronische und akute Verlaufsformen
— die Symptome entstehen durch den Mangel an Mineralo- und Glukokortikoiden:
— Hypotonie, Adynamie, Hyponatriämie und Hypoglykämie
— typisch ist die Hyperpigmentierung der Haut durch die gesteigerte ACTH- und MSH-Freisetzung

— **Addison-Krise:** fulminater Verlauf mit Hypotonie bis hin zum Schock und unklaren abdominellen Beschwerden → sofortige Substitution von Glukokortikoiden ohne vorherige Diagnostik.

Diagnostik
— Nach ACTH-Gabe erfolgt die Bestimmung des Plamakortisolspiegels, welcher beim Morbus Addison stark erniedrigt ist.
— Differenzialdiagnostisch muss die sekundäre Nebennniereninsuffizienz, die durch eine Langzeittherapie mit Glukokortikoiden entsteht, unterschieden werden (Hyperpigmentierung der Haut und die Symptome des Mineralokortikoidmangels fehlen).

Therapie
— Substitution von Gluko- und Mineralokortikoiden

Phäochromozytom
Definition
— Phäochromozytome sind Tumore, die vom Nebennierenmark ausgehen und Noradrenalin und Adrenalin bilden

Pathologie
— 10% der Phäochromozytome sind maligne
— 10% treten bilateral auf
— 10% liegen extraadrenal entlang des Grenzstranges und bilden nur Noradrenalin
— 10% treten familiär gehäuft im Rahmen des MEN-II-Syndroms oder des von-Hippel-Lindau-Syndroms auf
— 10% manifestieren sich bereit im Kindesalter

Pathophysiologie und Klinik
— Noradrenalin führt im Wesentlichen zur Erhöhung des peripheren Wiederstandes
— Adrenalin steigert das Herzvolumenminuten
— häufig: therapierefraktäre Hypertonie
— zusätzlich
    — Kopfschmerzen
    — Blässe
    — Tachykardie
    — Hypoglykämie

Diagnostik
— Labor:
    — Im 24-h-Sammelurin: Bestimmung der Abbauprodukte des Adrenalins und Noradrenalins (Metanephrin, Normetanephrin und Vanillinmandelsäure)
— Lokalisationsdiagnostik: CT oder MRT
— wenn in der Schnittbildgebung kein Tumornachweis gelingt, kann eine [131]Jod-Metajodbenzylguanidin-(^{131}I-MIBG-)Szintigraphie durch-

geführt werden (besonders bei extrarenaler Tumormanifestation hilfreich)

Therapie
- präoperative Alphablockade
- bei ausgeprägter Tachykardie zusätzlich Gabe von Betablockern
- laparoskopische Adrenalektomie

5.14 Hernien

J. Conze

5.14.1 Allgemeines

Entstehung von Hernien
- Hernie leitet sich aus dem griechischen »**hernios**« = **Knospe** ab und definiert eine Ausstülpung des parietalen Bauchfells durch eine präformierte oder sekundär entstandene Faszienlücke.
- Dabei handelt es sich um eine der häufigsten chirurgischen Krankheitsbilder, welche an unterschiedlichen Lokalisationen auftreten können.
- Man unterscheidet:
  - **äußere Hernien** mit Ausstülpung des Peritoneums durch die Bauchwand nach außen (z.B. Leistenhernien)
  - **inneren Hernien,** die innerhalb der Bauchhöhle und nicht äußerlich in Erscheinung treten (z.B. Ileozökalhernien)
- Hernien können zum einen durch einen unvollständigen pränatalen Verschluss **angeborenen** sein (z.B. offener Proc. vaginalis peritonei bei der indirekten Leistenhernie) oder durch Verlust der Bauchwandfestigkeit oder unvollständiger Narbenbildung **erworben** sein.
- Pathogenetisch ursächlich scheint der Hernienbildung eine Störung des Kollagenstoffwechsels zugrunde zu liegen. Als begünstigende Faktoren gelten intraabdominelle Druckerhöhung (z.B. chronische Obstipation, COPD, Aszitis), Schwangerschaft, intraabdominelle Tumoren und Adipositas.
- **anatomische Aufbau:**
  - Bruchpforte: Lücke in den Schichten der Bauchdecke, Beckenboden, Zwerchfell oder Rückenmuskulatur
  - Bruchsack: Auskleidung der Hernie
  - Bruchinhalt: nahezu sämtliche Bestandteile des Bauchraumes
  - Bruchhüllen: den Bruchsack umgebene Gewebeschichten
- Je nach Beschaffenheit des Bruchsacks unterscheidet man:
  - **komplette Hernien:** der Bruchinhalt ist allseits von viszeralem Bauchfell überzogen
  - **Gleithernien:** das vorgefallene Organ ist Bestandteil der Bruchsackwand (in 2–5% aller Leistenhernien)

- Es werden **3 typische, hernienspezifische Komplikationen** unterschieden:
    - **Darminkarzeration:**
        - häufigste Komplikation
        - Patient wird symptomatisch mit starke Schmerzhaftigkeit, tastbarem prall elastischen Tumor, lokaler Umgebungsirritation, kaum tastbarem Bruchring, Irreponibilität, Größenzunahme, Erbrechen, Ileus, Darmperforation, Peritonitis
        - es handelt sich hierbei um eine Notfallsituation welche sofortiges Handeln erfordert:

            ❗ **Cave** Über einem eingeklemmten Bruch darf die Sonne weder auf- noch untergehen
    - **Bruchentzündung:**
        - Patient wird symptomatisch mit Schwellung, Rötung, Überwärmung, Schmerzhaftigkeit und Gefahr der Spontanperforation hervorgerufen durch eitrige Veränderung des Bauchraums und Reizzustände des Bruchinhalts, die zu entzündlichen Reaktionen im Bruchsack führen können
    - **Netzeinklemmung:**
        - Patient wird symptomatisch mit einer häufig druckschmerzhaften, nicht reponiblen Bruchgeschwulst bei geringer Beeinträchtigung des Allgemeinzustands ohne Übelkeit, Erbrechen oder Ileus, hervorgerufen durch vorgefallene Teile des Omentum majus, die im Bruchring inkarzerieren können
- Die Inzidenz für die Ausbildung einer Hernie liegt in der Bevölkerung bei 2–4%, im höheren Lebensalter kann dies auf 20% ansteigen.
- Anteil an äußeren Hernien: bei 95%
- Anteil für innere Hernien bei 5%
- äußere Hernien teilen sich wie folgt auf:
    - Leistenhernien (75%)
    - Narbenhernien (10%)
    - Nabelhernien, Schenkelhernien und seltene Hernienformen (je 5–7%)

Diagnostik

- Äußere Hernien sind fast immer im Rahmen der klinischen Untersuchung zu erfassen.
- Dabei gilt es, die Bruchpforte auszutasten sowie ggf. den Bruchsackinhalt zu palpieren.
- Je nach Lokalisation ist die Untersuchung am stehenden Patienten und unter Bauchpresse durchzuführen.
    - Dabei ist die Beurteilung der **Reponibilität** für die Dringlichkeit der Behandlung von entscheidender Bedeutung.
    - Reponible Hernien lassen sich problemlos in den Bauchraum zurückdrängen, bei irreponiblen Hernien ist dies aufgrund von Verwachsungen oder durch das Ausmaß der Hernie nicht mehr möglich.
    - Abzugrenzen davon sind akut eintretende Irreponibilität bei Inkarzeration.

- Bei unklaren klinischen Befunden ist die Sonographie das wichtigste Hilfsmittel zum Nachweis der Bruchpforte, Bruchinhalt und genauen Größenangabe.
- Weiterführende Untersuchungen werden nur bei entsprechender Symptomatik durchgeführt:
  - Abdomenübersichtsaufnahme bei V.a. Ileus bei Inkarzeration
  - MRT/CT: bei unklaren Befunden, v.a. bei Patienten mit Beschwerden nach vorangegangener Hernienreparation

Hernienreposition

- Bei Vorliegen einer akuten Inkarzeration sollte eine manuelle Reposition der Bruchgeschwulst versucht werden.
- Um keine Darmperforation oder die Reposition von gangränösem Darm dabei durchzuführen, sollte dies aber nur innerhalb der ersten Stunden nach Inkarzeration erfolgen.
- Wichtig bei der Durchführung ist die genaue Kenntnis der anatomischen Verhältnisse mit Lokalisation der Bruchlücke.
- Die Bruchgeschwulst wird dann bimanuell in diese Richtung mit massierenden Bewegungen ausgemolken, wobei keinerlei Krafteinwirkung dabei erfolgen soll.
- Nach gelungener Reposition ist eine stationäre Überwachung und operative Reparation der Bruchpforte während des gleichen Aufenthaltes indiziert.
- Sollte eine manuelle Reposition nicht erfolgreich sein, muss eine Operation so schnell wie möglich erfolgen. Hierbei ist es vor allem wichtig die Vitalität des Bruchinhalts zu beurteilen.

5.14.2 Leistenhernie

Anatomie

- der **Leistenkanal** zieht vom inneren, lateralen Leistenring zum äußeren, medialen Leistenring und führt:
  - beim Mann den Samenstrang und die hodenversorgenden Gefäße
  - bei der Frau das Lig. rotundum
- der Leistenkanal selbst wird von folgenden Strukturen gebildet:
  - Vorderwand = Aponeurose des M. obliquus externus
  - Hinterwand = Fascia transversalis und Peritoneum
  - Oberrand = Unterrand des M. obliquus internus und transversus
  - Unterrand = Lig. inguinale
- abhängig von der Lagebeziehung der Bruchpforte zu den epigastrischen Gefäßen wird zwischen **medialen** und **lateralen Leistenhernien** unterschieden:
  - **mediale Leistenhernien:** auch als **direkte Leistenhernien** bezeichnet, da sie durch die Fossa inguinalis medialis auf direktem Wege senkrecht durch die Bauchdecke treten (30–40% aller Leistenhernien), sie sind immer erworbene Hernien
  - **laterale Leistenhernien:** auch als **indirekte Leistenhernien** bezeichnet, da sie durch den Anulus inguinalis internus den Weg

5

durch den Leistenkanal nehmen, sind meist angeboren bei partiell oder komplett offenen Proc. vaginalis peritonei, können aber auch erworben sein

Epidemiologie

- häufigste operationspflichtige Erkrankungen (Anteil von 10–15% aller chirurgischen Eingriffe und ca. 20 Millionen Eingriffen weltweit pro Jahr)
- mit dem Auftreten einer Leistenhernie müssen 25% aller Männer und 2% aller Frauen rechnen
- Altersverteilung: neben der Manifestation im Kindes- und Jugendalter liegt der Gipfel im höheren Erwachsenenalter (>40 Jahre)
- bilaterale Befunde in 15–30% der Fälle

Klassifikation

- auf europäischer Ebene wurde 2007 durch die European Hernia Society (EHS) eine neue Klassifikation vereinbart, es handelt sich um eine intraoperative Klassifikation die einen Vergleich der verschiedenen Operationstechniken und Ergebnisse ermöglichen soll
- Ziel der **EHS-Klassifikation**: Beurteilung der Leistenhernie nach:
  - **Häufigkeit** (primär und rezidivierend)
  - **Lokalisation** (**m**edial, **l**ateral, **f**emoral, **k**ombiniert)
  - **Größe der Bruchpforte** (1 = 1,5 cm entsprechend ≤1 Finger, 2 = 1,5–3 cm entsprechend 1–2 Finger, 3 ≥3 cm entsprechend 3 Finger und mehr)

Therapie

- **operativ:**
  - **Ziel:** Verstärkung der Hinterwand des Leistenkanals
  - unter diesem Aspekt zunehmend von Bedeutung ist der sog. »tailored approach«, bei dem neben lokalen anatomischen Begebenheiten auch die systemischen, sog. patientenbezogenen Risikofaktoren Berücksichtigung finden
- **Operationsverfahren:**
  - bei allen Verfahren **Phase der Präparation** mit Darstellung der Bruchlücke und Versorgung des Bruchsacks
- **Techniken:**
  - **offene Nahtverfahren:** Bei den Nahtverfahren werden heute vor allem 2 Methoden eingesetzt:
    - Bei kleinen lateralen Leistenhernien (= L1) ohne wesentliche Risikokonstellation, kann eine Einengung des inneren Leistenrings nach **Zimmermann** erfolgen.
    - **Standardverfahren** der netzfreien Techniken ist hingegen die **Leistenhernienreparation nach Shouldice**: zweireihige Doppelung der Fascia transversalis gefolgt von einer weiteren zweireihigen Naht des M. obliquus internus und M. transversus abdominis an das Leistenband. Dieses Verfahren hat sich besonders bei jungen Männern und Frauen mit kleiner Bruchpforte bewährt.

Handschriftliche Notizen am linken Rand:

- Reposition <5 Min CAVE bei Nekrose
- Ind. shouldice bei prim. Hernien; bei RF zur Rezidiventw. Lichtenstein; >2 RF, >50J TAPP/TEP

Dieser Eingriff ist auch bei entsprechender Expertise problemlos in Lokalanästhesie durchführbar.

- **offene Netzverfahren:**
  - Bei medialen Hernien und Hernien mit größeren Bruchlücken und entsprechender Risikokonstellation sollte eine Verstärkung mittels eines alloplastischen Kunststoffnetzes erfolgen. Beim offenen, anterioren Zugang wird in der **Operationstechnik nach Lichtenstein** ein flaches nichtresorbierbares Netz (8×12 cm) zwischen Externusaponeurose und Internus- bzw. Transversusmuskulatur platziert, welches beim Mann im lateralen Anteil geschlitzt den Samenstrang und Hodengefäße umfasst und so einen neuen inneren Leistenring schafft. Der untere Netzrand wird an das Leistenband fortlaufend genäht.
- **Plug- und Patch-Technik nach Rutkow** (ein kontrovers diskutiertes Verfahren):
  - Es ist ein technisch einfaches und schnelles Verfahren, da es auf eine ausgedehntere Präparation der Leistenkanalstrukturen verzichtet. Die Bruchpforte wird dargestellt und ein mit einer konusförmigen Plombe aus alloplastischem Netzmaterial ausgefüllt. Darüber wird zur Verstärkung ein zusätzliches flaches Netz auf die Hinterwand des Leistenkanals gelegt.
- **Vorteile der offenen Techniken:**
  - Eingriff ist problemlos in Lokalanästhesie durchzuführen.
  - Die Netzentscheidung kann vom intraoperativen Situs abhängig gemacht werden: Bei **großen beidseitigen oder rezidivierenden Leistenhernien** kann eine große Netzprothese auch offen über einen medianen Unterbauchzugang in den präperitonealen Raum eingebracht werden (die Operationsmethode wurde nach dem Franzosen Rene **Stoppa** benannt).
- **Laparoskopisch/endoskopische Verfahren:** Ende der 1980er Jahre wurden auch minimal-invasive Verfahren für die Leistenhernienchirurgie entwickelt:

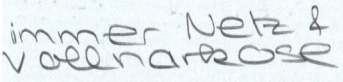

  - **TAPP** (= transabdominelle praeperitonelae Netzplastik): Nach Anlage eines Pneumoperitoneums wird das Peritoneum im Unterbauch inzidiert und die präperitoneale Leistenregion dargestellt. Nach Präparation der Bruchpforte wird eine nichtresorbierbare Netzprothese eingebracht und mit Gewebekleber oder Tackern fixiert. Darüber erfolgt der Verschluss des Peritoneums.
  - **TEP** (= totale extraperitoneale Netzplastik): Über einen umbilikalen Zugang wird der präperitoneale Raum eröffnet und nach entsprechender Präparation und Befreiung der Bruchpforte eine nichtresorbierbare Netzprothese eingebracht.
- **Rezidivleistenhernie:**
  - Der chirurgische Zugang bei der Versorgung von Rezidivleistenhernien sollte vom initialen Zugang abhängig gemacht werden. So sollte das Rezidiv einer offenen, anterioren Hernienreparation durch einen laparoskopischen oder offenen, posterioren Zugang

versorgt werden und umgekehrt. Dies ermöglicht die Präparation in einem unvernarbten Operationsgebiet ohne Gefährdung der Leistenkanalstrukturen.

5.14.3 Schenkelhernie

Pathophysiologie

- Die Schenkelhernie ist mit einer Inzidenz von 5–7% aller Hernien deutlich seltener als die Leistenhernie.
- Sie tritt vor allem bei Frauen im fortgeschrittenen Lebensalter auf (75%) und ist hier in bis zu 9% und bei Männern in bis zu 50% mit einer gleichzeitigen Leistenhernie vergesellschaftet.
- Die Bruchpforte der Schenkelhernie ist die Lacuna vasorum, wo der Bruchsack medial der V. femoralis verläuft.
- Schenkelhernien sind immer erworben!
- Typischerweise tritt die Bruchgeschwulst unterhalb des Leistenbandes hervor. Hier werden Sie meist mit einem unspezifischen Druckgefühl oder gleich mit Zeichen einer Inkarzeration symptomatisch.
- Die weitere Abklärung erfolgt durch die Sonographie zum Ausschluss möglicher Differenzialdiagnosen (Lypmphandenopathie, Senkungsabszess, Lymphknoten, Lipome etc.).

Therapie

- Eine operative Reparation kann zum einen über einen inguinalen oder aber femoralen/kruralen Zugang erfolgen:
    - nach Versorgung des Bruchsacks wird die Bruchlücke durch Naht des Leistenbandes an die Fascia pectinea des Os pubis fixiert
- Auch bei der Schenkelhernie hat sich die Verwendung von alloplastischen Kunststoffnetzen zunehmend etabliert.
- Dabei bieten die laparoskopischen Techniken übersichtliche Zugangswege, ein Netz faltenfrei mit breiter Überlappung zu platzieren.

5.14.4 Narbenhernie

Definition

- Narbenhernien sind postoperativ auftretende Fasziendefekte im Bereich einer Fasziennarbe
- sie haben eine Bruchpforte und einen Bruchsack, wodurch sie sich von der Rektusdiastase (Auseinanderweichen der Rektusmuskulatur mit Verbreiterung der Linea alba) und einem Platzbauch (abdominelle Wundruptur meist innerhalb von 5–8 Tagen nach Bauchdeckenverschluss) unterscheiden.

Inzidenz

- sie liegt je nach Untersuchungszeitraum bei bis zu 18% nach Laparotomien (häufigste postoperative Komplikation)

Ätiologie

- Neben einem mechanisch-technischen Ansatz der Hernienäthiologie ist heute vor allem ein **gestörter Kollagenmetabolismus,** der die Ausbildung einer stabilen Narbe beeinträchtigt, belegt. Dies könnte erklären, warum die Inzidenzkurve der Narbenhernie einen linearen Verlauf nimmt und nicht nach einem initialen raschen Anstieg eine Plateauphase erreicht, wie es sich bei einem rein technischen Versagen darstellen müsste.

Risikofaktoren

- bei der Suche nach dem Risikoprofil für die Ausbildung von Narbenhernien wird immer die multifaktorielle Genese hervorgehoben
- als **typische Risikofaktoren** gelten:
  - Adipositas
  - Rezidivinzision
  - Wundkontamination
  - männliches Geschlecht
  - Lebensalter >45 Jahre
  - konsumierende Grunderkrankungen
  - Anämie mit Hb-Werten <10g/dl
  - Nikotinkonsum

Klinik

- Narbenhernien sind in den allermeisten Fällen gut sichtbar und die Bruchpforte gut tastbar.
- Meist sind sie asymptomatisch und fallen nur durch ihre Größenzunahme auf.
- In bis zu 15% kann es zu Einklemmungserscheinungen kommen, die in bis zu 2% mit Darmstrangulation einhergehen können.

Diagnostik

- Klinik
- Sonographie oder MRT:
  - vor allem bei unklaren Befunden, stattgehabter Hernienreparation mit Netzmaterialien
  - bei ausgeprägter Adipositas

Therapie

- Nahtverfahren sind heute bei der Versorgung von Narbenhernien nur noch bei kleinen Trokarhernien mit unklarem Initialverschluss indiziert.
- Standardversorgung ist die Narbenhernienreparation unter Verwendung von Kunststoffnetzen zur Bauchdeckenverstärkung in der retromuskulären Position = Sublay-Technik.
- Vorteil der offenen retromuskulären Netzplastik ist die extraperitoneale Position der eingebrachten Netzprothese mit einem Verschluss/Rekonstruktion der Linea alba vor dem Netz.
- Ist ein Faszienverschluss aufgrund der Größe der Bruchpforte nicht möglich kann alternativ eine Defektüberbrückung mit einem entspre-

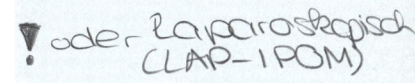
oder laparoskopisch (LAP-IPOM)

5

chenden Kunststoffnetz durchgeführt werden, wobei auch hier auf eine ausreichend weite Überlappung von mindestens 5 cm in alle Richtungen zwischen Netzprothese und Gewebe geachtet werden muss.

▬ In den letzten Jahren haben sich auch alternative Operationstechniken entwickelt. Neue beschichtete Netze zur Adhäsionsprophylaxe und optimierte Fixierungsstapler/Tacker ermöglichen heute auch die laparoskopische intraperitoneale Positionierung von alloplastischen Kunststoffnetzen mit bislang vergleichbaren niedrigen Rezidivraten von unter 10% wie bei der offenen Technik.

5.14.5 Nabelhernie

Definition

▬ Nabelhernien beschreiben Vorwölbungen von Baucheingeweiden durch eine angeborene oder erworbene Faszienlücke unter Einbeziehung des Nabelbereichs.

Klinik

▬ Die meisten Nabelhernien sind asymptomatisch oder machen unspezifische abdominelle Symptomatik durch passagere Netzeinklemmungen.

▬ Je nach Größe der Bruchpforte kann es aber auch zu Darmeinklemmung mit Ileus und/oder Strangulation kommen.

Therapie

▬ Früher war für viele Chirurgen der Nachweis einer Nabelhernie bereits eine Operationsindikation. Heute wird auch bei der Nabelhernie im Sinne des »tailored approach«, d.h. des patientenindividualisierten Konzepts eine differenzierte Therapie durchgeführt.

▬ Kleine asymptomatische Hernien bedürfen zunächst keiner Reparation und sollten engmaschig beobachtet werden.

▬ Erst wenn die Nabelhernie symptomatisch wird, d.h. wenn eine Größenzunahme, Einklemmungen oder auch unspezifische Bauchschmerzen auftreten, sollte eine operative Sanierung erfolgen.

▬ Kleine umbilikale Fasziendefekte können meist mit einer einfachen Nahtreparation (nichtresorbierbare, fortlaufende Naht) versorgt werden. *└ OP n. Spitzy*

▬ Bei einem Fasziendefekt von >3 cm und/oder einem BMI von >30 ist die zusätzliche Verwendung von alloplastischen Netzmaterialien zur Bauchdecken-Augmentation indiziert.

▬ Der Faszienverschluss sollte wenn möglich immer querverlaufend angestrebt werden, um ein besseres Nahtlager sicherzustellen.

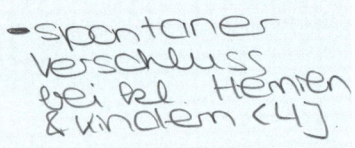

- spontaner Verschluss bei bei Hernien & Kindern <4]

5.14.6 Epigastrische Hernie

Definition
- Präformierte Fasziendefekte in der Linea alba zwischen Xyphoid und Nabel, durch die sich je nach Größe praeperitoneales Fettgewebe und Peritoneum vorwölben.

Klinik
- Bereits kleine Faszienlücken von wenigen Millimetern Durchmesser können zu unspezifischen Bauchschmerzen führen.
- Streckung der Bauchwand oder auch Anspannen der Bauchwandmuskulatur können Beschwerden auslösen bzw. verstärken.

Diagnostik
- Die Diagnostik und Indikationsstellung zur Operation ist ähnlich wie bei der Nabelhernie.

Therapie
- Kleine Defekte können mit einfacher fortlaufender Naht adaptiert werden
- bei entsprechender Größe sollte die Verwendung von alloplastischen Kunststoffnetzen erwogen werden

5.14.7 Sonstige, seltene Hernien

- **Spieghel-Hernie (Hernia lineae semilunaris):**
    - seltene Hernienform im unteren Mittelbauch, mit Austrittspforte im muskelschwachen Bereich zwischen der Aponeurose des M.obliquus internus und dem Außenrand der Rektusscheide
- **Hernia obturatoria:**
    - eine äußerlich nicht sichtbare Hernie des Beckenbodens mit einer Bruchlücke in das Foramen obturatoria, entlang der Vasa obturatoria und N. obturatorius
    - treten vor allem bei älteren Frauen auf, typischerweise mit Unterbauchschmerz und Ausstrahlung Oberschenkelinnenseite (Romberg-Zeichen)
- **Hernia ischiadica:**
    - Bruchpforte ist das Formane ischiadicum im Bereich de M.gluteus maximus
- **Hernia perinealis:**
    - diese seltene Hernie zieht durch die Fossa ischiorectalis und gelangt so zum Damm (Perineum) oder in die großen Schamlippen
- **Hernia lumbalis:**
    - sehr seltene Hernienform im Bereich des oberen oder unteren Lendendreiecks

5.14.8 Biomaterialien

- Wurden bis Mitte des vorletzten Jahrhunderts noch Netze aus Metall, Silber und Gold in der Hernienchirurgie eingesetzt, gibt es seit den 1960er Jahren alloplastische, synthetische Kunststoffnetze.
- Ziel aller implantierten Fremdkörper ist die Induktion einer narbigen Reaktion, welche zu einer breitflächigen Bauchdeckenverstärkung führt.
- Heute steht den Chirurgen eine fast unüberschaubare Vielfalt an unterschiedlichen Biomaterialien zur Verfügung, sie unterscheiden sich durch:
    - das verwandte Polymer (z.B. Polypropylen, Polyester, ePTFE oder PVDF) und
    - die Struktur (Porengröße, Fadenstärke, Oberfläche, etc.)
- Moderne Netze zeichnen sich durch an die Physiologie der Bauchdecke angepasste Parameter aus. Ziel ist eine breite Unterfütterung des Defektes mit Sicherstellung einer flächigen Kontaktebene zwischen der Netzprothese und dem körpereigenem Gewebe.
- Bei Positionierung der Netze innerhalb der Bauchhöhle, mit direktem Kontakt zum Darm, sollten antiadhäsiv beschichtete Kunststoffnetze zum Einsatz kommen. Auch hierfür gibt es inzwischen eine Vielzahl von sog. Barrier-Meshes mit Beschichtung oder Einwirkung von Kollagen, Monocryl oder PVDF.

5.15   Kinderchirurgie

G. Steinau

5.15.1 Fetalchirurgie

- Fehlbildungen werden in der Embryonalzeit in utero korrigiert
- laparoskopische und offene Operationen
- Behandlung in speziellen Zentren

Klinik
- Nachweis der Fehlbildungen bei Routineultraschall in der Schwangerschaft
- keine spezielle klinische Auffälligkeit bei der Mutter

Diagnostik
- regelhaft Sonographie
- MRT bei speziellen Fragestellungen

Therapie
- Minimierung der durch Fehlbildungen verursachten Organschäden
- Lungenhypoplasie bei Zwerchfellhernie
- kongenitale zystische adenoide Malformation der Lunge
- sakrokokzygeale Teratome

— obstruktive Uropathie

— Myelomeningozele

5.15.2 Kinderchirurgische Erkrankungen

Zystisches Lymphangiom

Definition

— gutartige multilobuläre Fehlbildung des Lymphsystems

Epidemiologie

— Häufigkeit 1:12.000

Pathophysiologie

— häufigste Lokalisation: Hals, kann jedoch überall vorkommen

— in 2/3 der Fälle Lymphangiom bei Geburt vorhanden

— Unterscheidung von:
  — kapillären, kavernösen, zystischen Lymphangiomen
  — lymphangiöser Gigantismus

— keine spontane Rückbildungstendenz

Klinik

— große zystische Lymphangiome sind inspektorisch sichtbar

— imponiert als weicher Tumor

— inspiratorischer Stridor bei Kompression der Trachea

Diagnostik

— klinische Untersuchung: Inspektion

— Sonographie und MRT zur Tiefenausdehnung

Therapie

— chirurgische Exstirpation

— hohes Rezidivrisiko

Zystisch-adenoide Malformation

Definition

— multizystische Veränderung des Lungengewebes

— ungeordnete Proliferation von Bronchialstrukturen

— betrifft bevorzugt den Lungenunterlappen

Klinik

— zunehmende Dyspnoe und Tachypnoe bis zum Lungenversagen

— rezidivierender Husten

— Pneumonien

Diagnostik

— Röntgen-Thorax a.-p.

— CT zur Diagnosesicherung

Therapie

- Antibiotika
- Resektion des befallenen Lungenlappens

Lungensequestration
Definition

- akzessorischer Lungenlappen ohne Kontakt zum Bronchialbaum
- arterielle Versorgung aus atypischer Aorta abdominalis

Klinik

- rezidivierende pulmonale Infekte
- Hämoptysis
- Hämatothorax

Diagnostik

- Röntgen-Thorax
- Darstellung der Gefäße durch:
  - Sonographie
  - Angiographie oder Angio-CT
- evtl. Bronchoskopie
- MRT

Therapie

- asymptomatische Lungensequestration (LS) ohne Raumforderung können belassen werden
- symptomatische LS werden reseziert

Spontanpneumothorax
Pathophysiologie

- tritt typischerweise bei männlichen Adoleszenten auf
- ursächlich sind meist subpleurale Bullae an der Lungenspitze

Klinik

- Atemnot, Husten Tachypnoe
- Schmerzen

Diagnostik

- Röntgen-Thorax a.-p.
- CT zum Nachweis von Bullae

Therapie

- kleiner asymptomatischer Pneumothrax: keine Therapie
- Bülau-Drainage:
  - bei Atemnot
  - Nachweis eines Pneumothorax
- Rezidiv des Pneumothorax: Indikation zur thorakoskopischen Bullaeabtragung und partieller Pleurektomie

Zwerchfellhernie
Epidemiologie
- Häufigkeit 1:2100 bis 1:5000

Ätiologie
- durch einen Nichtverschluss der pleuroperitonealen Lücke (Bochdalek-Hernie)
- unterschiedlich stark ausgeprägte gleichseitige Lungenhypoplasie
- Zwerchfellhernie: pleuroperitonealer Bruchsack
- Zwerchfelldefekt: kein Bruchsack vorhanden
- Letalität abhängig von Begleitfehlbildungen

Klinik
- linke Zwerchfellseite bevorzugt (87%)
- Dyspnoe
- Zyanose
- paradoxe Atmung
- kein Atemgeräusch auf betroffener Seite
- Abdomen eingefallen

Diagnostik
- pränatal sonographisch nachweisbar
- postpartal Röntgen-Thorax

Therapie
– auf betroffene seite lagern
- postpartal sofortige Intubation
- nach Stabilisierung Verschluss der Zwerchfelllücke
- bei großem Defekt Implantation von Fremdgewebe

Zwerchfellrelaxatio
Epidemiologie
- Häufigkeit 1:8500

Pathologie
- Schädigung des N. phrenicus
- Störung der Zwerchfellmuskelentwicklung

Klinik
- wie bei Zwerchfellhernie
- Atemnot bei Anstrengung
- rezidivierende pulmonale Infekte

Diagnostik
- Röntgenaufnahme des Thorax
- Sonographie des Zwerchfells
- Durchleuchtung

Eigene Notizen

Therapie

- Zwerchfellraffung

Ösophagusatresie
Epidemiologie

- Häufigkeit 1:3000–4000

Pathologie

- Störung der Septierung des embryonalen Vorderdarms um den 26. Gestationstag
- Klassifizierung: nach Vogt:
  - häufigster Typ IIIb mit ösophagotrachealer Fistel und proximalem Blindsack
- zusätzliche Fehlbildungen in 50% der Fälle

Klinik

- pränatal: Polyhydramnium
- postpartal: vermehrter Speichelfluss
- Aspiration mit der Gefahr von Pneumonie und Atelektase

Diagnostik

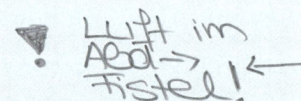 *Luft im Abd.→ Fistel!*

- Sondierung des Ösophagus noch im Kreißsaal
- Sicherung der Diagnose durch ein a.-p. Röntgen-Babygramm
- Echokardiographie zum Ausschluss kardialer Fehlbildungen und einer rechtsseitigen deszendierenden Aorta

Therapie *innerh. von 24h*

- präoperative Therapie: Einlage einer Schlürfsonde in den oberen Blindsack
- Thorakotomie (evtl. thorakoskopisch) und Durchtrennug der ösophagotrachealen Fistel
- primäre Naht der beiden Ösophagusenden

Gastroösophagealer Reflux
Pathologie

- geringes Maß an Reflux ist physiologisch
- Störung der Koordination des unteren Ösophagussphinkter
- pathologisch, wenn Magenanteile in das Mediastinum dislozieren
- erosive Ösophagitis bei permanentem Reflux

Klinik

- atonisches Erbrechen, ggf. mit Blutbeimengung *, Schluck ↓*
- Aspiration und Gedeihstörung *Bronchitis*
- Trinkunlust

Diagnostik

- Kontrastmitteldarstellung von Ösophagus und Magen
- 24-h-pH-Metrie
- Ösophagoskopie

Therapie

- konservative Behandlung
- bei Versagen laparoskopische Fundoplikatio

Hypertrophe Pylorusstenose

Epidemiologie

- Häufigkeit 2–3:1000 Geburten
- Auftreten: 3.–5. Lebenswoche
- Jungen: 80%
- Mädchen: 20%

Ätiologie

- unklar

Klinik

- schwallartiges Erbrechen postprandial, nicht gallig
- Dehydratation
- Gedeihstörung

Diagnostik

- Sonographie

— hypochlorämische Alkalose

Therapie

- Pyloromyotomie nach Weber-Ramstedt

(nur Längsschnitt)

Duodenalatresie und -stenose

Ätiologie

- Störung der Epithelproliferation
- gehäuftes Vorkommen bei Trisomie 21 (Down-Syndrom)
- Ursache durch Membran, Blindsack, segmentale Aplasie
- Stenose durch Ladd-Bänder
- Pancreas anulare

Klinik

- pränatal: Polyhydramnion
- Leitsymptom: galliges Erbrechen *, auch nicht gallig (wenn Stenose oberh. d. Papille), OB geschwollen*
- Passagebehinderung bei Stenose

Diagnostik

- pränatal: Ileus mit prästenotischer Dilatation
- postnatal: Abdomenübersichtsaufnahme (»double bubble«)

Therapie

- Duodeno-Duodenostomie
- Membranexzision
- Durchtrennung der Ladd-Bänder

Eigene Notizen

Dünndarmatresie
Epidemiologie
- Häufigkeit 1:7000
- primäre Atresie: Bildungsstörung 6.–7. Gestationswoche
- sekundäre Atresie: nach der 10. Gestationswoche

Klinik
- galliges Erbrechen innerhalb der ersten 24 Lebensstunden
- Polyhydramnion

Diagnostik
- Abdomenübersichtsaufnahme
- Sonographie

Therapie
- Resektion des präatretischen dilatierten Darmteiles
- End-zu-End-Anastomosierung

Volvulus
Epidemiologie
- Häufigkeit: 1:1000
- Auftreten bereits intrauterin möglich
- innerhalb des ersten Lebensmonats gehäuft

Ätiologie
- Ursächlich bedingt durch Drehung des Mesenterialstiels
- Prädisposition: Non- oder Malrotation des Darms

Klinik
- peritoneale Reizung
- Bauchschmerzen
- Erbrechen
- Schock
- erst mechanischer dann paralytischer Ileus

Diagnostik
- Abdomenleeraufnahme
- Sonographie
- Dopplersonographie (Darstellung A. mesenterica)

Therapie
- Magensonde
- notfallmäßige Laparotomie
- Detorquierung
- Resektion nekrotischer Anteile
- evtl. Second-Look-Operation

Nekrotisierende Enterokolitis (NEC)

Epidemiologie

- Häufigkeit: 0,2% aller Neugeborenen
- meist Neugeborene mit Gewicht <1500 g

Ätiologie

- Minderdurchblutung der Darmwand
- Gefährdung durch mögliches Kurzdarmsyndrom

Klinik

- Absetzen von schleimig-blutigen Stühlen
- geblähtes und berührungsempfindliches Abdomen
- Sepsiszeichen
- vermehrte Gefäßzeichnung der Bauchdecke
- flächenhafte Rötung der Bauchdecke

Diagnostik

- Abdomenübersichtsaufnahme (Pneumatosis intestinalis, freie Luft)
- Ultraschall des Abdomens
- häufige klinische Verlaufskontrollen

Therapie

- Stadium I und II: konservativ
- Stadium III:
    - Exploration der Bauchhöhle
    - Resektion nekrotischer Anteile
    - Second-Look-Operation

Invagination

Definition

- Einstülpung eines Darmteiles in den aboralen Darmteil
- 80% der Invaginationen vom Ileum in das Coecum oder Colon ascendens

meist 6 Monate, Auftreten 6 Mon-2.Lj

immer proximal in distal

Ätiologie

- Auslöser:
    - virale Enteritiden
    - Polypen
    - Meckel-Divertikel
    - Lymphome
    - mesenteriale Lymphknoten
- typisches Alter: das erste halbe Lebensjahr

Klinik

- aus Wohlbefinden heraus krampfartige Bauchschmerzen
- reflektorisches Erbrechen
- manchmal kann walzenförmige Resistenz getastet werden
- Spätsymptom: rektaler Blutabgang

Diagnostik

- Sonographie: ersten Wahl (Kokardenbildung)
- Abdomenübersichtsaufnahme nur bei diagnostischer Unsicherheit

Therapie

- transrektale Desinvagination mit Kontrastmittel (Erfolgsrate 50–70%)
- sonst offene Desinvagination oder Resektion des Darmes

Morbus Hirschsprung
Definition

- Störung der Einwanderung von Ganglienzellen in den Darm
- Ausbildung eines aganglionären Segments das bis zum Anus reicht
- spastische Dauerkontraktion mit Engstellung des Darmes

Klinik

- verspäteter Abgang des Mekonium
- aufgetriebenes Abdomen
- Ileussymptomatik

Diagnostik

- Abdomenübersichtsaufnahme
- Kolonkontrasteinlauf
- PE Darm (Ausschluss von Ganglienzellen)
- Analmanometrie

Differenzialdiagnose

- Hypo- bzw. Dysganglionose
- neuronale intestinale Dysplasie (NID)

Therapie

- Entfernung des aganglionären Segments
- evtl. Anlage eines Enterostoma als Erstmaßnahme
- Sphinkteromyotomie bei ultrakurzem Hirschsprung

Analatresie
Definition

- unvollständige Trennung des Septum urorektale
- Sonderform: Kloake

Epidemiologie

- Häufigkeit 1:4000

Klinik

- fehlende oder verlagerte Analöffnung
- Fistelbildung zur Haut, Vagina, Hoden

Diagnostik

- Sonographie
- Röntgenaufnahme nach Wangensteen
- Miktionszysturogramm
- Magnetresonanztomographie

Therapie

- Anoproktolastik
- posteriore sagittale Anorektoplastik
- Kolostomie und spätere Korrektur

Omphalozele
Definition

- Bauchwanddefekt der Mittellinie mit Einbeziehung des Nabels und der Nabelgefäße mit Vorfall von Eingeweiden
- Außenhülle des Bruchsacks aus Amnion, dann Wharton-Sulze und innen Peritoneum

Klinik

- Inspektion des Bruchsackes auf Intaktheit
- In 50% Begleitfehlbildungen

Diagnostik

- pränatale Diagnostik
- Blickdiagnose

Therapie

- Abdeckung mit sterilen, feuchten Tüchern
- Magensonde
- Primärverschluss kleiner Defekte
- Implantation von Fremdgewebe bei großen Defekten

Gastrochisis
Definition

- angeborener Bauchwanddefekt
- kein Bruchsack
- Nonrotation des Darms

Klinik

- Inspektion
- geringe Begleitfehlbildungen

Diagnostik

- pränatal
- Vitalität der prolabierten Eingeweide

Eigene Notizen

Handschriftliche Notizen:
Nabelschnur liegt an der Kuppe des Bruchsackes

Silo-Pauch → Darm fällt von selbst hinein

Nabelschnur immer an der Seite vom Defekt

Therapie

- Primärverschluss kleiner Defekte
- größere Defekte mit Fremdgewebe
- lange Atoniezeit des Darms

Epigastrische Hernie

Definition

- isolierte Faszienlücke oder mehrere Faszienlücken in der Linea alba
- unechte Hernien

Klinik

- tastbare Vorwölbung
- Druckschmerz

Diagnostik

- Blickdiagnose
- Tastbefund
- evtl. Ultraschall

Therapie

- Abtragung des Lipoms
- Verschluss der Lücke

Nabelhernie

Definition

- physiologischer Nabelbruch
- hohe spontane Verschlussrate

Klinik

- schmerzlose Schwellung
- gut reponibel

Diagnostik

- Tastbefund
- evtl. Sonographie

Therapie

- ab 4 Jahren operativer Verschluss

Leistenhernie

Epidemiologie

- bei 1–2% aller Termingeborenen
- häufigster kinderchirurgischer Eingriff

Pathologie

- fast immer indirekte Hernie
- bevorzugt Jungen und rechte Seite
- häufig Zufallsbefund

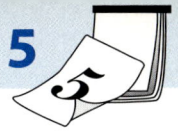

Differenzialdiagnose
- Funikulozele
- Hydrozele
- Lymphknoten

Klinik
- inguinale Vorwölbung beim Schreien
- »silk glove sign«

Diagnostik
- Tastbefund
- Sonographie

Therapie
- Herniotomie und Verschluss des Bruchsacks
- konventionelle und laparoskopische OP-Technik

Maldescensus testis
Synonyme
- Retentio testis
- Hodenektopie
- Kryptorchismus
- Gleithoden
- Pendelhoden

Klinik
- »leeres Hodenfach«
- Schwellung im Leistenbereich

Diagnostik
- Tastuntersuchung
- Sonographie
- MET
- HCG-Test
- Laparoskopie

Therapie
- konservativ:
  - GnRH-HCG-Behandlung
- operativ:
  - Orchidopexie

Stichwortverzeichnis

M

V

W

T

U

Y

Printing and Binding: Stürtz GmbH, Würzburg